护理心理学

（第2版）

（供护理、助产、检验、医学影像、医学美容技术等专业用）

主　编　钟志兵

副主编　李晓敏　刘　洁　杨顺才　罗　岚

编　委　（以姓氏笔画为序）

王　垚（河北中医学院）

石小盼（湖北文理学院）

冯　梅（四川省中医药科学院中医研究所）

刘　洁（贵州中医药大学）

杜夏华（内蒙古医科大学）

杨顺才（深圳市康宁医院）

李晓敏（承德医学院）

吴海英（南京中医药大学）

汪　枭（西南医科大学）

张　瑜（滨州医学院）

张凤凤（安徽医科大学）

罗　岚（江西中医药大学）

钟志兵（江西中医药大学）

洪菲菲（天津中医药大学）

贺利平（长治医学院）

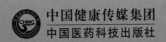

中国健康传媒集团

中国医药科技出版社

内 容 提 要

本教材为"普通高等医学院校护理学类专业第二轮教材"之一。本教材共 13 章，内容主要包括绪论、心理学基础、人际关系与沟通、心理卫生、心理应激、心身疾病、异常心理与不良行为、临床心理评估、心理咨询与心理治疗、患者心理、临床心理护理程序、临床心理护理应用、护士职业心理的形成与维护等。并在各章设有"学习目标""案例引导""知识链接""考点提示""本章小结""目标检测"等模块。同时配套有"医学大学堂"在线学习平台（包括电子教材、视频、课件、题库等），从而使教材内容立体化、生动化、易教易学。

本教材可供全国普通高等医学院校护理、助产、检验、医学影像、医学美容技术等专业师生使用。

图书在版编目（CIP）数据

护理心理学/钟志兵主编. —2 版. —北京：中国医药科技出版社，2022.8

普通高等医学院校护理学类专业第二轮教材

ISBN 978 - 7 - 5214 - 3203 - 9

Ⅰ.①护⋯　Ⅱ.①钟⋯　Ⅲ.①护理学 - 医学心理学 - 医学院校 - 教材　Ⅳ.①R471

中国版本图书馆 CIP 数据核字（2022）第 081568 号

美术编辑　陈君杞

版式设计　友全图文

出版　**中国健康传媒集团** | 中国医药科技出版社

地址　北京市海淀区文慧园北路甲 22 号

邮编　100082

电话　发行：010 - 62227427　邮购：010 - 62236938

网址　www. cmstp. com

规格　889mm × 1194mm $\frac{1}{16}$

印张　16 $\frac{1}{2}$

字数　466 千字

初版　2016 年 8 月第 1 版

版次　2022 年 8 月第 2 版

印次　2024 年 1 月第 2 次印刷

印刷　三河市万龙印装有限公司

经销　全国各地新华书店

书号　ISBN 978 - 7 - 5214 - 3203 - 9

定价　**45.00 元**

获取新书信息、投稿、为图书纠错，请扫码联系我们。

出版说明

为了贯彻《中共中央、国务院中国教育现代化2035》"加强创新型、应用型、技能型人才培养规模"的战略任务要求,落实《国务院办公厅关于加快医学教育创新发展的指导意见》,紧密对接新医科建设对医学教育改革的新要求,满足新时代医疗卫生事业对人才培养的新需求,中国医药科技出版社在教育部、国家药品监督管理局的领导下,通过走访主要院校对2016年出版的全国普通高等医学院校护理学类专业"十三五"规划教材进行了广泛征求意见,有针对性地制定了第2版教材的出版方案,旨在赋予再版教材以下特点。

1.立德树人,融入课程思政

把立德树人贯穿、落实到教材建设全过程的各方面、各环节。课程思政建设应体现在知识技能传授中厚植爱国主义情怀,加强品德修养、增长知识见识、培养奋斗精神灌输,不断提高学生思想水平、政治觉悟、道德品质、文化素养等。医学教材着重体现加强救死扶伤的道术、心中有爱的仁术、知识扎实的学术、本领过硬的技术、方法科学的艺术的教育,培养医德高尚、医术精湛的人民健康守护者。

2.精准定位,培养应用人才

体现《国务院办公厅关于加快医学教育创新发展的指导意见》"立足基本国情,以服务需求为导向,以新医科建设为抓手,着力创新体制机制,分类培养研究型、复合型和应用型人才"的医学教育目标,结合医学教育发展"大国计、大民生、大学科、大专业"的新定位,注重人才培养应从疾病诊疗提升拓展为预防、诊疗和康养,以健康促进为中心,服务生命全周期、健康全过程的转变,精准定位教材内容和体系。教材编写应体现以医疗卫生事业需求为导向,以岗位胜任力为核心,以培养医工、医理、医文学科交叉融合的高素质、强能力、精专业、重实践的本科护理人才培养目标。

3.适应发展,优化教材内容

教材内容必须符合行业发展要求:体现医疗机构对护理人才在临床实践能力、沟通交流能力、服务意识和敬业精神等方面的要求;体现临床程序贯穿于教学的全过程,培养学生的整体临床意识;体现国家相关执业资格考试的有关新精神、新动向和新要求;注重吸收行业发展的新知识、新技术、新方法,体现学科发展前沿,并适当拓展知识面,为学生后续发展奠定必要的基础;满足以学生为中心而开展的各种教学方法的需要,充分发挥学生的主观能动性。

4.遵循规律,注重"三基""五性"

教材内容应注重"三基"(基本知识、基础理论、基本技能)、"五性"(思想性、科学性、先进性、启发性、适用性);"内容成熟、术语规范、文字精炼、逻辑清晰、图文并茂、易教易学";注意"适用性",即以普通高等学校医学教育实际和学生接受能力为基准编写教材,满足多数院校的教学需要。

5.创新模式，提升学生能力

在不影响教材主体内容的基础上要保留"案例引导""学习目标""知识链接""目标检测"模块，去掉"知识拓展"模块。进一步优化各模块的内容，培养学生理论联系实践的实际操作能力、创新思维能力和综合分析能力；增强教材的可读性和实用性，培养学生学习的自觉性和主动性。

6.丰富资源，优化增值服务内容

搭建与教材配套的中国医药科技出版社在线学习平台"医药大学堂"（数字教材、教学课件、图片、视频、动画及练习题等），实现教学信息发布、师生答疑交流、学生在线测试、教学资源拓展等功能，促进学生自主学习。

本套教材凝聚了省属院校高等教育工作者的集体智慧，体现了凝心聚力、精益求精的工作作风，谨此向有关单位和个人致以衷心的感谢！

尽管所有参与者尽心竭力、字斟句酌，教材仍然有进一步提升的空间，敬请广大师生提出宝贵意见，以便不断修订完善！

普通高等医学院校护理学类专业第二轮教材

建设指导委员会

李惠萍（安徽医科大学）　　　　　　　　杨　渊（湖南医药学院）

肖洪玲（天津中医药大学）　　　　　　　宋维芳（山西医科大学汾阳学院）

张　瑛（长治医学院）　　　　　　　　　张凤英（承德医学院）

张春玲（贵州中医药大学）　　　　　　　张银华（湖南中医药大学）

陈　廷（济宁医学院）　　　　　　　　　武志兵（长治医学院）

罗　玲（重庆医科大学）　　　　　　　　金荣疆（成都中医药大学）

周谊霞（贵州中医药大学）　　　　　　　单伟颖（承德护理职业学院）

房民琴（三峡大学第一临床医学院）　　　孟宪国（山东第一医科大学）

赵　娟（承德医学院）　　　　　　　　　赵秀芳（四川大学华西第二医院）

赵春玲（西南医科大学）　　　　　　　　柳韦华（山东第一医科大学）

钟志兵（江西中医药大学）　　　　　　　钟清玲（南昌大学）

洪静芳（安徽医科大学）　　　　　　　　徐　刚（江西中医药大学）

徐旭东（济宁医学院）　　　　　　　　　徐富翠（西南医科大学）

郭先菊（长治医学院）　　　　　　　　　黄文杰（湖南医药学院）

龚明玉（承德医学院）　　　　　　　　　章新琼（安徽医科大学）

梁　莉（承德医学院）　　　　　　　　　彭德忠（成都中医药大学）

董志恒（北华大学基础医学院）　　　　　蒋谷芬（湖南中医药大学）

雷芬芳（邵阳学院）　　　　　　　　　　潘晓彦（湖南中医药大学）

魏秀红（潍坊医学院）

数字化教材编委会

PREFACE 前 言

医学是揭示疾病的发生发展变化规律以及防治疾病、维护和增强人类健康的集自然科学、社会科学和人文科学于一体的一门综合性学科。因此，医务工作者在临床医疗活动中不能只知"治病"而不知"治人"，临床护理作为临床医疗中的一个重要组成部分更需要懂得"治人"的态度以及相关知识与技术。承载这些知识与技术的学科之一就是护理心理学。

护理心理学作为心理学与护理学相结合的一门交叉学科，其研究内容是护理情境下医疗服务对象和护理人员心理现象的发生、发展及其变化规律，目的是通过护－患互动更好地促进患者的病情朝康复方向发展。本课程是护理学科适应新的"生物－心理－社会医学模式"转变的重要体现，也是现代护理学科发展的需要。护理心理学能有效地解决护理专业中的护－患互动及临床心理护理等问题。因此，护理心理学不仅是护理专业的一门重要专业课程，也是最能体现护理教育水平的一门综合性课程。通过本门课程的学习，学生可以掌握护理心理学的基础理论及方法，养成独立分析和解决护理临床当中与心理护理相关问题的能力，为今后实施整体护理奠定坚实的理论基础。

本版教材在上一版教材的基础上进行了修订。修订时充分考虑到临床护理人才培养适应新形势的要求，按照学科的基本框架，强调基本理论、基本知识和基本能力的培养，力求突出护理心理学学科交叉和临床应用的优势，具有注重"三基"与"五性"相结合、"三基"与临床应用相结合、知识性与可读性相结合的特色。在教材的整体内容上，全书十三章的结构虽然没有改变，但更加强调疾病预防和健康促进，更加贴近学科发展前沿，精神障碍的诊断分类紧跟国际疾病分类 ICD－11 的分类标准，心理护理应用更符合临床操作需要。经过修订后，本教材更能够满足教学要求，适用于全国高等医学院校护理学专业本科学生学习使用，也可作为教师及临床护士教学与学习的参考用书。在编排体例上，教材强调知识点的关联性，设有"案例引导""知识链接"等模块。本教材还从学生的学习规律出发，在各章节中提炼出"学习目标""考点提示""本章小结""目标检测"等内容，便于学生学习和复习，以提高学习的效率。

为了保障教材的编写质量，本教材的编写团队成员均来自全国高等医学院校的教学和临床一线专家、教师，他们在教学、临床和科研方面积累了丰富的理论知识和实践经验，为本教材的编写付出了辛勤的努力。本教材各章节编写分工如下：第一章杨顺才，第二章杜夏华、冯梅，第三章张瑜、石小盼，第四章洪菲菲，第五章张凤凤，第六章汪枭，第七章吴海英，第八章李晓敏，第九章罗岚，第十章贺利平，第十一章刘洁、钟志兵，第十二章钟志兵、刘洁，第十三章王垚。本教材的编写得到了参编作者所在院校领导和专家、教师的积极支持与参与，谨此，向有关单位和个人一并致以衷心的感谢！同时，本教材尚有不足之处，希望各院校在教学使用中及时提出宝贵意见或建议，以便不断修订和完善，更好地满足教育教学的需要。

编　者
2022 年 4 月

目 录 CONTENTS

1 第一章 绪论
1 第一节 护理心理学概述
1 一、护理心理学的概念
2 二、护理心理学的研究对象和内容
3 三、护理心理学与相关学科的关系
4 第二节 护理心理学研究方法
4 一、研究的基本原则
5 二、研究的基本程序
7 三、常用的研究方法
11 第三节 护理心理学的发展
11 一、护理心理学的发展简史
12 二、护理心理学的发展现状
13 三、护理心理学的发展趋势

16 第二章 心理学基础
16 第一节 心理学概述
16 一、心理学的概念
17 二、心理的发生发展过程
18 三、心理的实质
21 第二节 认知过程
21 一、感觉
23 二、知觉
25 三、记忆
28 四、思维
30 五、想象
31 六、注意
32 第三节 情绪情感过程
32 一、情绪和情感概述
34 二、情绪和情感的种类
35 三、情绪和情感的表达
36 四、情绪和情感的作用
37 第四节 意志过程
37 一、意志的概念
38 二、意志行动的基本特征
38 三、意志行动的基本过程
39 四、意志品质

40 第五节 人格
40 一、人格概述
43 二、人格倾向性
47 三、人格心理特征
52 四、自我意识

56 第三章 人际关系与沟通
56 第一节 人际关系概述
56 一、人际关系的概念
57 二、人际关系的类型
57 三、人际关系的发展
59 四、影响人际关系的因素
60 五、护患关系
62 第二节 人际交往
63 一、人际距离
64 二、人际吸引
67 第三节 人际沟通
67 一、人际沟通的概念
68 二、沟通的基本方式
69 三、沟通中存在的问题
69 四、沟通的技巧
70 五、护患沟通

73 第四章 心理卫生
73 第一节 心理卫生概述
73 一、心理卫生的概念
74 二、心理卫生运动简史
75 三、心理健康的标准
76 四、心理卫生的工作内容及范围
76 第二节 不同年龄阶段的心理卫生
77 一、胎儿期心理卫生
77 二、婴幼儿期心理卫生
79 三、儿童心理卫生
80 四、青少年心理卫生
81 五、青年期心理卫生
81 六、中年期心理卫生

82　七、老年期心理卫生

83　第三节　不同群体的心理卫生

83　一、家庭心理卫生

84　二、学校心理卫生

84　三、工作场所心理卫生

85　四、社区心理卫生

88　第五章　心理应激

88　第一节　应激概述

88　一、应激的概念及其研究发展过程

90　二、应激的理论模型

91　三、心理应激的意义

92　第二节　应激过程

92　一、应激源

94　二、应激的中介机制

96　三、应激引起的反应

98　四、应激后果

99　第三节　应激与健康

99　一、应激对健康的影响

101　二、应激的调节

105　第六章　心身疾病

105　第一节　心身疾病概述

105　一、心身疾病的概念

106　二、心身疾病的特点

106　三、心身疾病的流行情况

106　四、心身疾病的范围

107　第二节　心身疾病的致病因素与发病机制

108　一、心身疾病的致病因素

108　二、心身疾病的发病机制

109　第三节　心身疾病的诊断、治疗、护理与
　　　　　　预防

110　一、心身疾病的诊断

110　二、心身疾病的治疗

110　三、心身疾病的护理

111　四、心身疾病的预防

112　第四节　常见的心身疾病

112　一、冠状动脉硬化性心脏病

113　二、原发性高血压

114　三、糖尿病

114　四、消化道溃疡

114　五、支气管哮喘

115　六、肿瘤

118　第七章　异常心理与不良行为

118　第一节　异常心理概述

118　一、异常心理的概念

119　二、异常心理的判别标准

120　三、异常心理的分类

120　第二节　临床常见异常心理

121　一、抑郁障碍

122　二、焦虑及相关障碍

124　三、强迫及相关障碍

127　四、喂养和进食障碍

128　五、排泄障碍

129　六、躯体痛苦或体验障碍

130　七、人格障碍或相关人格特征

132　八、睡眠障碍

133　第三节　不良行为

133　一、吸烟

135　二、酗酒

138　第八章　临床心理评估

138　第一节　临床心理评估概述

139　一、临床心理评估的概念

139　二、临床心理评估的特性

140　三、临床心理评估者的基本素质

141　第二节　临床心理评估的方法

141　一、临床心理评估的常用方法

142　二、临床心理评估的一般程序

143　三、临床心理评估报告

144　第三节　心理测验

144　一、心理测验概述

146　二、临床常用的几种心理测验

154　第四节　临床常用的心理评定量表

154　一、情绪与症状评定量表

156　二、应激及应对评定量表

157　三、疾病与创伤评估工具

160　第九章　心理咨询与心理治疗

160　第一节　心理咨询与心理治疗概述

160　一、心理咨询与心理治疗的概念

162　二、心理咨询与心理治疗的关系

163 三、心理咨询与心理治疗的有关理论
169 第二节 心理咨询应用
169 一、心理咨询的适用范围
169 二、心理咨询的基本原则
171 三、心理咨询的类型
173 四、心理咨询的程序
174 五、心理咨询的常用技术
178 第三节 心理治疗应用
178 一、心理治疗概述及适用范围
179 二、心理治疗的基本原则
180 三、心理治疗的基本过程
181 四、心理治疗的常用技术

189 第十章 患者心理
189 第一节 患者角色和患者行为
189 一、患者角色
191 二、患者行为
192 第二节 患者的心理需要和心理反应
192 一、患者的心理需要
194 二、患者常见的心理反应
197 第三节 不同年龄阶段患者的心理
197 一、儿童患者心理
199 二、青年患者心理
199 三、中年患者心理
200 四、老年患者心理

202 第十一章 临床心理护理程序
202 第一节 心理护理概述
202 一、心理护理的概念
203 二、心理护理的特点
204 三、心理护理的目标
204 四、心理护理的原则
205 五、心理护理的主要实施形式
206 六、心理护理与整体护理的关系
207 七、心理护理的基本要求
208 八、心理护理的注意事项
209 第二节 心理护理的基本要素及影响因素
209 一、心理护理的基本要素
210 二、临床患者心理护理的主要影响因素

211 第三节 心理护理程序
211 一、心理护理程序的概念
212 二、心理护理评估与诊断
215 三、心理护理计划的制定
216 四、心理护理计划的实施
217 五、心理护理的效果评价

220 第十二章 临床心理护理应用
220 第一节 急危重症患者的心理护理
221 一、概述
221 二、急危重症患者的心理特征
222 三、急危重症患者的心理护理
223 第二节 慢性病患者的心理护理
223 一、概述
223 二、慢性病患者的心理特征
224 三、慢性病患者的心理影响因素
225 四、慢性病患者的心理护理
226 第三节 手术患者的心理护理
226 一、概述
226 二、手术患者的心理特征
227 三、手术患者的心理护理
229 第四节 特殊患者的心理护理
229 一、自杀患者的心理护理
231 二、残障患者的心理护理
231 三、危机事件后创伤患者的心理护理

235 第十三章 护士职业心理的形成与维护
235 第一节 概述
235 一、角色人格与护士角色人格
236 二、护士角色人格形象的发展
238 三、护士角色人格的要素特质
240 第二节 护理职业心理素质的培养
240 一、护士职业心理素质的培养内容
242 二、护士职业心理素质的培养途径
245 第三节 护士身心健康的自我维护
245 一、影响护士身心健康的因素
246 二、护士身心健康自我维护的策略

249 参考文献

第一章　绪　论 ⓔ微课

📖 学习目标

知识要求

1. **掌握**　护理心理学的概念；整体护理的概念；常用的研究方法。
2. **熟悉**　护理心理学研究的基本原则和基本程序。
3. **了解**　护理心理学的发展历史及发展趋势。

素质要求

具有将心理学的理论和技术应用于护理领域的职业素养。

护理工作是整个医疗活动的主要组成部分，对患者的康复起着重要的作用。俗话说的"三分治疗，七分护理"，至少包含以下两方面的意思：一是护理工作贯穿从患者的入院接待、执行医嘱、监测病情变化、评估医疗效果直至办理出院手续的整个医疗过程；二是护理工作是整个医疗活动当中医－患之间接触时间最多、关系最紧密、作用最重要的一个环节。因为，不仅医师开出的医嘱需要护士去执行，而且许多患者的病情变化需要通过护士的收集获得，患者获得的绝大多数医疗服务更多的是通过护理工作得以体现。而随着生物－心理－社会医学模式的转变，护理理念也发生了重要变化，以患者为中心的整体护理理念要求护理人员在医疗活动中不仅要做好基础护理工作，更需要处理好护－患关系中的各种心理变化、心理需求及心理危机等心理护理问题，以便更有利于促进患者临床康复。学习和掌握护理心理学的相关理论知识和实践技能，应作为临床护理人员提升整体护理工作能力，尤其是提升心理护理工作能力的有效途径。

第一节　护理心理学概述

⇒ 案例引导1-1

案例：患者，男，38 岁，高三毕业班班主任，因阵发性胸闷、憋气、心悸反复发作10 余年，加重4 天入院。既往无其他重病病史，个性比较急躁、缺乏耐心、喜争强好胜，无阳性心血管疾病家族史。入院后偶感心前区憋闷、时时叹气、心事重重，不安心住院，睡眠差，夜醒3～4 次，医师入院诊断为"冠心病"。

问题：如何看待患者的个性、职业压力等心理、社会因素与冠心病反复发作的关系？

一、护理心理学的概念

（一）护理心理学的定义

护理心理学（nursing psychology）是心理学和护理学相结合的
一门交叉学科，是从护理情境和个体相互作用的观点出发，研究在护理情境下医疗服务对象和护理人员

> 🔆 **考点提示**
>
> 护理心理学的定义。

心理现象的发生、发展及其变化规律的应用心理学分支学科。

在护理心理学定义中表述的"交叉学科"是指运用心理学的理论、方法和技术解决临床护理中的心理护理问题，两门学科的内容相互结合、相互交叉。"护理情境"则是指所有护理活动涉及的环境与条件，包括医院、医疗诊所、体检中心等医疗服务机构。而医疗服务对象和护理人员是整个护理活动中的主体，这一主体中两类人员的心理活动常常互相影响而发生变化，护理心理学就是要研究这些心理活动的发生、发展变化规律并应用于护理实践，帮助护理服务对象早日康复。

（二）护理心理学的特征

1. 注重护理情境与护理活动主体之间的相互作用　护理情境与护理活动主体之间存在相互作用，比如案例引导 1－1 的患者入住的

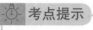
考点提示

护理心理学的特征。

是医院心血管内科，患者会因病房居住环境是否宽松、清静、舒适及医疗条件是否尖端、齐全，直接影响到能否安心、放心地接受医疗服务，也会受到医护人员服务水平、服务态度而影响其治疗依从性，进而影响疾病康复的进程。同时，患者对医护人员的评价良性与否、信任程度高低反过来又影响到医患关系和医疗环境，影响医疗业务能否顺利开展。

⊕ **知识链接1-1**

整体护理

1994 年，美国乔治梅森大学护理与健康科学学院吴袁剑云博士根据中国护理临床和教育实际，设计了系统化的整体护理模式。随后，整体护理在我国逐步普及，不断完善。整体护理是一种以人为中心，以现代护理观为指导，以护理程序为基础框架，并且把护理程序系统化地运用到临床护理和护理管理中去的护理行为的指导思想或护理观念。整体护理的目标是根据人的生理、心理、社会、文化、精神等多方面的需要，提供适合患者的最佳护理，是一种新兴的护理模式。

2. 强调护理活动主体的内在心理因素　当个体从日常角色转变为患者角色时，其内心活动会发生很多变化。患病作为一个应激性的生活事件可以引起患者忧虑、紧张、恐惧等心理变化，进而影响疾病的演变，甚至恶化。反过来，护理人员适时、恰当的心理护理能够促进病情更快地朝康复方向发展。

3. 强调护理心理学的学科性质是交叉的应用性学科　护理心理学研究的是临床护理中的心理现象，是用心理学的理论和技术解决临床护理工作当中的心理问题，既需要运用心理学和护理学中的知识和内容，但又区别于其他心理学和护理学，是心理学和护理学相结合的一门交叉学科。因其解决临床护理当中的心理问题，为心理护理提供理论依据和方法，是作为整体护理的重要部分，因而又是一门应用性的学科。

二、护理心理学的研究对象和内容

（一）护理心理学的研究对象

1. 护理服务对象

（1）患者　当个体出现躯体不适后到医院寻求医疗帮助时，该个体的角色就由健康人转变为患者，并成为医疗护理活动的主体之一。多数的患者都愿意首先选择到医院尤其是医疗环境和条件好的大医院去就医，他们相信在这里能得到更好的诊断、治疗与服务。因此，患者是护理心理学的主要研究对象。

（2）社区医疗服务对象　社区医疗服务中心是为社区人群提供医疗保健服务的机构，医疗保健服务包括预防、医疗、康复和健康促进等内容。所以，社区医疗服务对象多为正在患病且病情比较轻或经过

大医院诊治后病情得到一定控制的患者、慢性病康复阶段的患者，还包括身体处于健康状态或亚健康状态的社区人群。这些个体来到社区医疗服务中心寻求帮助后就成了医疗护理活动的主体，也是护理心理学的研究对象。

（3）健康体检服务对象　健康体检是指应用体检手段对健康人群的身体进行全面检查，以了解个体身体情况，筛查身体疾病，又称之为"预防保健性体检"。目前我国健康体检的现状是国内的大多数综合医院均设有健康体检中心，另有许多独立私营的健康体检机构也在社会上蓬勃发展。我国大多数企、事业单位职工每年都享有健康体检的福利，大量的健康体检服务对象成了医疗活动的主体，他们可以是健康人群、亚健康人群、慢性病患者，甚至有许多癌症患者通过健康体检筛查出来。

2. 护理人员　护理人员主要指具有护理专业技术的护理工作人员，依技术职称等级从低到高分别为护士、护师、主管护师、副主任护师、主任护师，是护理工作的主体。还有少部分护理工作人员无需护理专业技术职称，从事一般性的护理工作，是护理工作的补充。护理人员是护理活动的执行主体，他们的职业素养、心理特征、心理活动都会对护理服务对象产生重要影响。

（二）护理心理学的研究内容

护理心理学的研究内容也就是研究任务，是研究在护理情境下护理活动主体中的各种心理现象。主要包括以下几个方面。

考点提示

护理心理学的研究内容。

1. 研究心身交互作用对健康的影响　护理心理学不仅要深入研究人们的心理活动对躯体生理活动的影响，从而揭示疾病与心理因素之间的内在联系，还要探讨人在患病之后所引起的各种心理反应。护理人员只有认识并掌握了这其中的规律，才能自觉地采取恰当措施进行心理护理。

2. 研究患者心理活动特点　深入研究患者的一般心理活动规律和特殊的心理表现，并依据其特点，采取恰当措施实施最佳心理护理是护理心理学研究的一项主要内容。显然，这是一项复杂而繁重的任务。

3. 研究心理评估和干预患者心理活动的理论与技术　系统化整体护理要求护理人员更多地接触患者，综合评估患者心理方面的问题并采取相应的干预措施。目前，国内外已发展了许多心理评估和干预技术，并应用于临床工作，取得了不错的效果。因此，掌握已形成的心理理论与技术并加以发展成为了心理学相关研究人员的新目标。

4. 研究护理人员的心理素质与培养　护理人员通过护理服务为患者减轻痛苦，并使之安全与舒适，这是一项崇高的职业。要做好这项工作，就要求护理人员必须具备一系列良好的心理素质。比如，对患者要有同情心，尊重和体贴他们；对患者的需要认真对待，尽量给予满足，在工作中表现出高度的责任心和娴熟精湛的护理技术，以增强患者的安全感。甚至护理人员的言谈举止、仪表修饰都应十分讲究，以便给患者带来白衣天使的崇高形象，使患者在心理上增强战胜疾病的信心和力量。因此，护理人员的心理素质及培养也是护理心理学要研究的一项内容。

三、护理心理学与相关学科的关系

（一）护理心理学与护理学的关系

护理心理学是护理学与心理学相互作用形成的交叉学科，从学科属性来看，护理心理学是现代护理学的分支。护理学包含对服务对象心理的照护，即包含了护理心理学，可以形象地将两者关系形容为"母子"学科。其次，护理心理学响应了南丁格尔在创立护理学之初所确定的学科目标——使千差万别的人达到治疗或康复所需的最佳心身状态。护理心理学的发展不仅丰富了现代护理学的理论体系，增加了临床护理手段，还加速了现代护理学学科的发展步伐。

（二）护理心理学与医学心理学

医学心理学是综合多种与医学有关的心理行为的科学理论、知识和技术发展起来的交叉学科，主要研究心理变量与健康疾病之间的关系，解决医学领域中的心理行为问题，与临床心理学的内容较为接近。护理心理学则是研究社会情境因素如何影响个人和群体的思想、情感及社会行为的一门科学。医学心理学的迅猛发展对护理心理学的形成起到了极其重要的理论引导和技术支撑作用，但随着护理心理学的发展成熟，两者虽然具有共同的研究领域，但各有其独立的研究范围与侧重。

近年来，医学心理学更注重研究心理因素的致病机制，并借以指导疾病的诊治和预防。深入开展神经症、人格障碍等心理治疗的系统研究；运用心理学的理论和技术协同治疗精神障碍患者等。护理心理学则更多地围绕精神正常的患者和其他人群，结合非精神病医院临床诊疗的患者特点，探求患者心理的共性规律和个性特征，并以相对客观的评价标准，研制一系列临床普遍适用、操作性强及规范化的心理护理模式，逐渐实现帮助服务对象保持和增进身心健康的宗旨。因此，护理心理学并不隶属于医学心理学，两者呈相关而绝非从属关系。

（三）护理心理学与精神科护理学

精神科护理学是研究对精神障碍患者实施护理及帮助健康人保持精神健康和防止精神疾病的一门科学。护理心理学与精神科护理学两者均包含了对患者的心理护理内容，有共同的研究对象，但两者的概念有所差别，研究内容也各有侧重。精神科护理学主要是对精神障碍患者的护理研究，而护理心理学的研究范围更为广泛，其中包含了精神科护理学的内容。

第二节　护理心理学研究方法

一、研究的基本原则

（一）客观性原则

> **考点提示**
>
> 护理心理学的研究基本原则。

客观性原则指研究各种心理现象时应遵循客观事实，既不能主观臆断，也不能歪曲事实，这是任何科学研究都必须遵循的原则。在护理心理学的研究中，从研究设计到资料的收集整理、数据的统计分析乃至结果的解释等研究过程始终秉持实事求是的态度，不能以个人的价值倾向影响对研究结果的判断，尤其是许多心理现象的定量难度大，常常带有一定程度的主观成分，这就需要在实际工作中采取科学的研究方法和手段，以使研究成果真实可靠。

（二）系统性原则

系统性原则指事物不能孤立存在，而是处在一个互相联系的组织系统之中，各事物之间相互联系、相互影响、相互作用，进行研究时应遵循事物发生的本质规律加以系统性的分析。在临床护理工作中，任何一种护理心理现象的产生和变化都有一定的原因。进行护理心理学研究时，必须将个体的人格特征、认知方式、生活事件、社会文化、病情变化及护理情境等因素系统地加以考虑，才能解释其中的本质发展规律。

（三）医学伦理学原则

医学伦理学原则指进行护理心理学研究时应严格遵循医德的基本原则和基本规范，在充分尊重和保护患者权利的基础上科学有效地开展护理心理学研究。在护理心理学研究中，切忌违背医学伦理学原则。在科学性与伦理性相违背时，应首先保证伦理性。护理心理学研究的伦理学原则主要如下。

1. 不伤害原则 在研究过程中应无损于被研究者的身心健康，不允许人为地对被试者施以惊恐、忧伤等不良刺激，避免使用易导致被试者不愉快或者疲劳的研究程序。

2. 尊重原则 在研究过程中应尊重被试的主观意愿，研究者应在取得被试者知情同意的前提下才能进行试验研究，不能强行要求被试者参加某项试验，如果被试者在试验研究中有意愿终止合作，研究者应该维护被试者的权利，尊重他们的选择。

3. 保密原则 在研究过程中还应不泄露被试者的个人隐私，研究者有责任对被研究者的个人信息实行严格的保密原则。未经被研究者同意，不得将任何涉及被研究者个人的信息资料公之于众。如需将有关资料反映在研究报告中，必须隐去被研究者诸如姓名、工作单位等信息，或将原始资料经过处理后使用。

二、研究的基本程序

护理心理学研究的基本程序与其他学科一样，依次为选题、文献综述、研究设计、收集并整理资料、得出结论和撰写研究报告几个步骤。

（一）选题

选定科研课题名称是每项科研工作的第一步，是科研工作的起点。科研主题反映了研究者通过科研要解决什么问题，问题的深度、广度与难度，在研究过程中所要采用的手段和方法，以及研究的目标和预期成果。科研课题集中体现了研究者的理论知识水平和实践能力，选题正确与否不仅关系到科研工作的进展、速度、科研成果的大小，而且是科研工作成败的关键所在。因此，在准备开展科学研究前选择一个好的研究主题至关重要。

选题时首先要考虑这个选题具有什么意义。考虑选题意义要符合政治性、政策性、社会性、时效性与实效性，这项研究还要有社会价值、经济价值、应用价值及学术价值等要素。而好的研究主题往往是符合下面几个原则的。

1. 目的性原则 是指研究主题要有明确的研究目标。要提出探索或要解决的问题，要解决的问题不可过多，牵涉面不要太广，每项课题力求解决 1~2 个问题。

2. 需要性原则 是指选题要面向实际，着眼于社会的需要，讲求社会效益，这是选题的首要和基本原则。这里所谓需要包括两个方面：一是根据社会实践的需要，这是它的社会意义；二是根据科学本身发展的需要，这是它的学术意义，或者两者兼而有之。

3. 可行性原则 可行性指的是科研课题实施的条件，除了要求科研设计方案和技术路线科学、可行外，还包括研究者的职称和学历结构、课题组成员的知识结构以及与课题有关的前期研究工作积累等条件，它决定课题的实施是否现实可行。一个课题不具备必要的条件，无论社会如何需要、如何先进、如何科学，如果没有实现的可能，选题也就成为徒劳。

4. 合理性原则 也称科学原则，是指选题不但要考虑是否满足社会和科学发展的需要，是否具有实用价值，而且还要看课题本身是否科学、合理。

5. 创新性原则 即价值原则，就是指选题要有新颖性、先进性。研究工作及研究成果要有创新。科研是一项有计划地探索未知事物规律的学术活动，创新是科研课题的生命线，没有新意的课题就没有进行研究的必要。内容上的创新性是科研选题得以成立的根本条件，尤其是基础性研究选题，必须要具有创新性见解、获得新发现的可能性。

6. 效益性原则 是指科研课题预期成果可能获得的经济效益和社会效益。也就是说，通过研究所解决的问题，无论是阐明了某种基础理论，还是解决某项技术难题，均必须能为社会服务、为经济服务、为行业所用，对基础理论和实践要有指导意义。

（二）文献综述

文献综述是对与选题有关的国内外研究现状进行综述，是选题后一个重要环节。文献综述就是在研读一定时期内国内外与主题有关资料的基础上，把原始资料中的大量数据和主要观点进行系统归纳、整理，得到一个脉络清晰、有内在逻辑关系的发展概况。其目的是通过深入分析过去和现在的研究成果，指出目前该主题的研究水平、研究动态、应当解决的问题和未来的发展方向，并依据有关科学理论，结合具体的研究条件对各种研究成果进行评述，提出自己的观点、意见和建议，指明这些研究成果已达到的水平和具有的现实意义，以及存在的问题和解决问题的思路。文献综述为选定的研究主题提供强有力的逻辑论证，使研究者在今后的研究工作中方向明确，避免盲目性。

（三）研究设计

研究设计是研究者根据研究目的制定出整个研究工作的具体计划和安排，重点是对如何研究做出比较详细的规划。研究设计主要包括以下内容。

1. 明确研究目的，选择研究对象　进行研究设计时，首先要明确研究目的和假设，理清研究思路。研究目的明确之后，还要充分考虑研究对被试代表性和典型性的要求，选定具体研究的被试，以确保研究可以说明某一地域、某一类情景或对象的一般规律。选定研究对象时，要根据统计学的知识估算样本容量的大小（即应选取的被试数量），其目的是保证样本的代表性及减少研究者不必要的时间、精力和物力的浪费及误差。

2. 选择研究方法和技术方式　在护理心理学的研究中可选择的研究方法有很多，如实验室研究、现场研究，具体的技术方式可以选择谈话法、观察法、问卷法、测量法等，这些不同的研究方法和技术各有其特定的适用条件。所以，在研究设计时应根据研究目的、被试的特点、研究的主观条件、各种方法的适用条件，选用最适当的研究方法和技术方式去解决所提出的问题。实际研究工作中，往往是选用多种方法综合应用，以便提高研究的效果。

3. 确定研究变量与观测指标　一个具体的研究课题，往往涉及多个变量及其相互关系。因此，在确定研究计划时必须依据研究目的，详细列出研究所涉及的所有变量，并加以具体确定和认真选择。变量依其相互关系可分为自变量、因变量和控制变量。自变量是由研究者主动操纵而变化的变量，因变量是由自变量的变化引起被试行为或者有关因素、特征的相应反应的变量，控制变量是与研究目标无关的非研究变量，也称为无关变量。

研究者必须明确所要操纵的自变量（即要变革的措施），选择和操纵自变量时要防止自变量的混淆，保持自变量的单纯性；自变量的变化可能引起多个因变量的变化，研究中要根据研究目的确定哪些是研究者感兴趣的因变量。同时，在选择研究变量时，要辨明无关变量，考虑哪些无关变量可能对研究结果有影响，需要在研究过程中加以控制，否则就无法确定因变量变化的真实原因。由于因变量的变化有时不易被直接观察到，因此需要选择一定的观测指标来反映这种变化。

比如在一项"帕罗西汀对社交恐怖症治疗效果的研究"的研究设计中，涉及的研究变量包括帕罗西汀（一种抗抑郁药物）、疗效、药物不良反应等主要变量，还会涉及研究对象的年龄、性别、文化程度等相关变量。对于此项研究而言，帕罗西汀是研究者想要主动操纵的自变量，疗效、药物不良反应则属于因变量，反映疗效、药物不良反应变化的观测指标可选择焦虑程度评定、疾病严重程度总评、总体好转程度、药物不良反应程度等指标，而年龄、性别、文化程度等因素则属于需要加以控制的无关变量。

4. 选择研究工具　确定了研究变量与观测指标之后，依据需要尽可能地选择已有的成熟研究工具，如上例中在符合焦虑程度评定、疾病严重程度总评、总体好转程度、药物不良反应程度等观测指标需要的成熟研究工具中，可以选择焦虑自评量表（SAS）、临床总体印象量表（CGI）和不良反应量表（TESS）。

5. 考虑数据整理和统计分析的方法 在研究设计时，要初步考虑如何对收集到的数据和资料进行整理、分类，用什么方法统计分析，并据此对收集资料的方法和内容提出进一步要求。

（四）收集并整理资料

收集资料是整个研究过程中很具体的工作环节，应严格按照设计方案规定的方法和要求，通过各种测量、问卷调查和观察等方法从研究对象身上直接收集科研的原始资料。这种原始资料不可自行随意更改，因为，资料的真实性和准确性直接关系到研究结果的真实性和科学性。在研究中收集到的原始资料和数据，先要进行科学分类和归纳，使资料系统化，便于分析和叙述。然后采用适当的统计学方法进行分析。进行资料分析时，应根据资料的不同类型选用恰当的统计学方法。研究中收集到的原始数据可分为三种类型。①计量资料：又称定量资料或数值变量资料，为观测每个观察单位某项指标的大小而获得的资料。其变量值是定量的，表现为数值大小，一般有度量衡单位，如血压（kPa）、体重（kg）等。②计数资料：又称为定性资料或无序分类变量资料，也称名义变量资料，是将观察单位按某种属性或类别分组计数，分别汇总各组观察单位数后而得到的资料，其变量值是定性的，表现为互不相容的属性或类别，如人的性别中男性的个数和女性的个数。③等级资料：等级因素是对个体的等级特征的描述，其特点是等级级别是主观划分的，各级别之间没有大小，但有秩序，必须自低（或弱）到高（或强）或自高到低排列，故等级因素又可称作半定量因素；级和级之间界线模糊，可能错判。如疗效可分为无效、好转、显效和治愈 4 级，也可分为无效和有效 2 级；化验反应分为" - 、 ± 、 + 、 + + 和 + + + "5 个等级。一群个体按等级因素的级别清点每级有多少个个体，称为等级资料。

（五）得出结论

得出结论前要对研究结果加以讨论，包括以下几个方面：①讨论某一项实验结果的有关问题，如对误差、显著性的分析，指出该项结果所说明的原理，以及对出现的新现象的进行解释；②对本研究几项实验结果的综合分析和推论，来说明某种理论和可能的展望；③将前人在本研究问题上的观点和结论与本项研究结果加以比较，分析其间的异同和原因；④用其他科研领域中的成果来解释本研究的结果和推论；⑤分析并提出本项研究中尚未解决或需要进一步加以解决的问题。讨论时必须以实事求是的态度对获得的结果给予解释，分析它与假设符合的程度，分析研究结果的信度、效度，从而为得出结论铺平道路。最终，在此基础上谨慎地得出结论。

（六）撰写研究报告

科研报告应包括下列几项内容：题目、作者姓名及通讯地址、中文摘要、前言、研究方法、研究结果、讨论、结论、参考文献、附录和英文摘要等。

三、常用的研究方法

护理心理学的研究为护理心理现象提供了知识基础，同时为临床护理工作提供主要依据。人的心理是以观念的形态来反映客观世界的，人们对客观事物的主观反应形成了心理现象。与任何物质现象不同，心理现象具有更多的主观成分。临床护理中心理现象的产生常同时涉及社会、心理、生物等多学科的有关因素和变量，这给研究临床心理现象带来诸多难题。第一，对临床心理现象无法准确测量。躯体的生理现象可以通过物理学、生物化学、生物电生理等手段进行准确描述，如身高、体重、血压、血液白细胞计数、脑电图等都能通过准确测量而反映躯体生理和病理的性质与程度。但是，心理现象更多的是主观感受和体验，很难用上述任何一种方法和手段进行准确描述。第二，人的心理现象不断变化甚至变化迅速，这使研究过程变得更复杂，不可控因素增加。第三，引起临床心理现象的因素众多，研究者在一项研究中无法囊括所有相关因素。第四，出于伦理的原因，研究常常无法对某种变量进行控制和操纵。

研究对象的多学科属性及心理现象的上述特点，导致护理心理学研究方法具有自身的特殊性。因此，护理心理学的研究需要宏观和微观并重、实证与思辨同行、形态与功能结合、单因素与多因素分析并存，主张定性研究与定量研究相结合、纵向研究与横向研究相结合。为了保证结果的科学性，需要我们同时掌握这些学科的一些基本研究方法和手段。

（一）研究分类

研究分类一般根据研究目的、研究性质的不同而呈现出多样性。根据研究目的可分为基础研究和应用研究，根据研究问题时间性质可分为横向研究和纵向研究，根据研究数据的性质可分为量性研究和质性研究。

1. 横向研究（cross sectional study）　指对相匹配的实验组、对照组被试者选择在同一时间内就相同变量进行的比较分析研究，或对背景相同的几组被试者分别设置不同的刺激条件、刺激强度等，并就所呈现的差异进行分析，推导其主要影响因素的研究。如实施"失眠患者的家庭环境色调特点研究"，在随机抽取一定数量的家庭环境为明色调的失眠患者进入实验组的同时，还需要随机抽取相对应的家庭环境为暗色调的失眠患者进入对照组，并尽可能控制两组被试的家庭环境色调分析比较，才可能获得"失眠患者的家庭环境色调特点研究"的研究结果。该方式常用于临床心理学研究，其中最关键的前提是被比较的被试者必须具备可比性。

2. 纵向研究（longitudinal study）　也称追踪研究，是指对同一批研究对象在一连续时段内的 1 个或多个变量作追踪性研究的方法。纵向研究又可依据研究的启动时间分为前瞻性研究和回顾性研究两种。

（1）前瞻性研究（prospective study）　指以当前为起点，综合采用多种研究方法追访未来的研究方式，其目的是预见。如针对当前列入研究的一批脑卒中偏瘫患者实施一系列后遗症康复指导，并在日后相当长时间（十多年甚至数十年）内追访接受康复指导的被试者行为特征改变状况、某疾病发生情况等，以求证康复指导对脑卒中偏瘫患者后遗症的实际效用。前瞻性研究虽然具有很高的科学价值，但因其难度较大，对研究者的知识结构、学术水平的要求较高，目前在护理心理学研究中的应用尚不普遍。

（2）回顾性研究（retrospective study）　指以当前为终点，综合采用多种方法追溯既往的研究方式。此方式较多采用交谈、访问、查阅记录等方法收集资料和数据，分析和评价既往诸多因素对当前事件的影响。如研究 2 型糖尿病患者数量与社会生活条件的相关性，可通过调查 2 型糖尿病患者所经历的各种生活事件获得相关的研究结论。临床心理学领域使用该研究方式较为普遍，但其科学价值远不如前瞻性研究，且存在较大缺陷，所得研究成果易受被试者所报告资料的真实性、准确性等制约，如患者自认为当前病况与既往经历有关而过分夸大生活事件及其影响程度，则可能会误导研究者报道的真实结果。

3. 量性研究（quantitative research）　又称定量研究，是按照预先设计的研究方案进行研究，通过观察指标获得数据资料，用科学方法来验证模式或理论，用数据资料来描述结果，是一种正式、客观、系统的过程，必须事先设计严密的方案，并严格按照这一方案进行每一步骤，以保证研究的代表性和客观性。量性研究属于实证主义研究范式，多先规定资料收集的方法，通过资料来研究现象的因果关系。量性研究一般只能解释研究变量之间的因果关系，验证理论或进一步发展某一理论和模式，在各学科中运用普遍。也是发展学科的一种常用研究方法，具有一定客观性和代表性，是护理心理学研究中常用的一种研究方法。如"针灸干预 100 例产后缺乳症患者的心理状态对其泌乳素分泌量的影响"，一般采用实验法获得。

4. 质性研究（qualitative research）　又称定性研究，是一种以研究者本人为研究工具，在自然环境下，对个人的生活世界及社会组织的日常运作进行观察、交流、体验、理解与解释的研究。质性研究以解释现象为导向，其研究焦点是构建和维持有意义、复杂、有微小差别的过程。其基本目的是捕获人的社会生活经历，以及人们基于自己的观点对其经历的解释。与量性研究遵循的实证主义范式不同，质性研究遵循诠释主义、构建主义和批评主义等科学范式，因而其结果能够比较充分地显示研究对象的生活经历、价值观、情境体验和感受等，而这些恰是量性研究难以展现的。因此，质性研究在护理心理学领域的运用日益受到关注。如"中国传统女性'裹脚'现象的历史研究"，这类研究多采用个案研究法和调查法完成。

（二）主要研究方法

护理心理学最常用的研究方法有实验设计法和调查设计法，每种方法都涉及对所要解决的问题进行研究设计，采用合适的收集资料方法，并按照一定的研究程序进行资料分析。

> 💡 **考点提示**
>
> 护理心理学的主要研究方法。

1. 实验设计法（experimental design method） 指按照特定的研究目的和理论假设，人为地控制或创设一定的条件，从而验证假设、探讨现象之间因果关系的一种研究方法。根据实验方式的不同，可分为实验室实验、现场实验和临床实验。

（1）实验室实验（laboratory experimental） 指在实验室条件下，严格控制各种无关变量，借助一定实验仪器所进行的实验。此方法可以精确地观察和记录自变量与因变量之间的数量关系，以分析和研究其中的规律。实验室实验最大的优点是对于无关变量的严格控制，对自变量和因变量可进行精确的测定，借此可以研究特殊环境中的生理机制、心理现象和健康状况。主要缺点则是心理现象的发生发展变化往往受生物、心理和社会等众多因素影响，而人为设定的实验情境与现实情境存在一定差异，因此研究结果的应用性也受到局限。

（2）现场实验（field experiment） 指在日常社会生活情境下，对实验条件进行适当控制而进行的实验。与实验室实验不同之处在于，现场实验是在现实社会生活的情境下观察和记录处理因素与心理现象的关系，而对非处理因素尽可能地加以控制。因现场实验具有更接近真实生活、研究范围更加广泛、实验结果易于推广等优点，因此在社会心理学、管理心理学等领域的科学研究中被广泛采用。护理心理学的自然科学和社会科学的学科属性，也使得现场实验成为护理心理学研究的常用方法之一。如研究"声音、光线、颜色对抑郁症患者的心理影响""住院护理对象心理状态与疾病的发展及转归的相关性"等。

2. 调查设计法（survey – signed method） 指对客观事物不加任何人工干预的观察研究所做的周密计划。其实现过程包括调查计划的制订、整理分析计划的制订、调查误差的控制、4 种基本抽样方法及病例对照研究和队列研究。

（三）主要研究技术

护理心理学最常用的实验研究技术则包括观察法、调查法、测验法、个案研究法和作品分析法，每种实验技术均是上述实验方法跟实验研究目的的具体手段，通过这些手段，研究者得出其研究结论。

1. 观察法（observational method） 指在自然情境或预先设置的情境中，对个体或者团体的行为活动进行观察和记录，从而探究 2 个或多个变量之间相互关系的一种研究方法。人的身体姿势和行为、面部表情、言语活动等外显行为，思维观念、应对方式、内心体验、意愿等内隐行为，都可以作为观察的内容。

（1）观察法的划分 根据是否预先设置的情境，观察法可以分为自然观察法和控制观察法。自然观察法（structured observation）是指在自然情境中对研究对象的行为进行直接观察、记录和分析，从而探寻心理行为发生、发展变化规律的研究方法。如护士对抑郁症患者住院期间的言语速度、言语数量、仪表仪态、情绪状态及行为方式等进行观察就属于自然观察法。控制观察法（controlled observation）是指在预先控制观察情境和条件的情况下，对观察对象的行为进行直接或间接观察、记录和分析，从而探寻心理行为发生、发展变化规律的研究方法。经典的控制观察法如感觉剥夺试验——感觉剥夺是指将志愿者和外界环境刺激高度隔绝的特殊状态，在这种状态下，各种感觉器官接收不到外界的任何刺激信号，经过一段时间之后，就会产生这样或那样的病理心理现象。具体操作如图1-1所示。

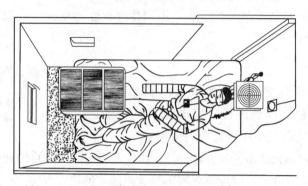

图1-1　感觉剥夺试验

在医疗护理工作的许多情境下，患者的心理行为变化的观察，既可用自然观察法也可用控制观察法，还可是两者的融合。比如，在患者进入病房后对疾病的态度、情绪状态和应对方式等心理活动的观察就是自然观察法，而在手术、输液等医疗情境中患者被控制在手术室、输液室这样的特定医疗情境中，对其心理反应的观察就采用控制观察法。根据是否预先设置观察内容结构，观察法又可分为结构式观察法（structured observation）和非结构式观察法（unstructured observation）。

（2）观察法的优点　①不需要其他中间环节直接获得第一手资料，因此，观察的资料更加客观、真实；②在自然状态下的观察，能获得生动、丰富的资料；③观察能及时收集到正在发生的现象；④观察能收集到一些无法自行报告的资料。

（3）观察法的缺点　①只能观察外显行为，对内心思维活动和感受很难直接观察，因此观察结果具有一定的局限性，如性病患者的内心痛苦不经本人表达就难以被观察者察觉。②常易受时间的限制而无法观察到随时变化的心理活动，如患者入睡困难时表现出明显的辗转反侧、焦躁不安，当次日医护人员查房时却无法观察到。③观察结果容易受观察者水平和主观意识等因素的影响，如临床经验丰富的高资历护师比新入职的年轻护士更能获得客观、真实的观察结果。另外，如观察者已经对被观察者产生了成见，则更易观察到预想中的结果，正所谓"邻人偷斧"。④观察法适合于小样本研究，对大样本研究时效率低。

2. 调查法（survey method）　指通过访谈、会谈、访问、座谈或问卷等方式获得资料，并加以分析研究的一种研究方法。调查法既适用于个体，也适用于群体，因其简便、易行，调查结果可提供一定参考价值而被广泛采用。

（1）访谈法（interview method）　按照一定程序与会谈者进行有目的、有计划的会谈，用以收集其他方法难以获得的资料信息的一种调查法。访谈法通常采用一对一的访谈方式，其效果取决于问题的性质、研究者本身的知识水平和方法技巧，是临床心理护理最常用的方法之一。

（2）问卷法（questionnaire）　利用预先设计好的调查表或问卷，由被调查者在问卷上回答问题，然后对问卷内容进行分析研究的一种调查法。

调查法的优点是能够同时收集到大量的资料，使用方便、效率高，故被广泛应用于护理心理学研究。问卷法的缺点是研究结果难以排除主客观因素的干扰，特别易受被研究者回答问题时的态度影响，研究者仅仅通过问卷资料难以准确把握资料的真实性。

3. 测验法（test method）　指通过运用标准化的心理测量工具对研究对象的某些心理特点、行为表现进行测量，以研究其心理活动的方法。护理心理学研究中常常采用心理测验的方法来揭示研究对象的心理活动规律，使用频率较高。关于心理测验的相关内容，将在第八章临床心理评估中详细介绍。

4. 个案研究法（case study）　也称作个案法，是对个体单一案例的研究，通过收集被试者的历史记录、访谈信息、测验或实验结果、诊断与处理过程等资料，构成一个系统的个人案例加以分析研讨的一种研究方法。个案研究法十分重视研究结果对于样本所属群体的普遍意义，因此，常作为开展调查研究和实验研究提供理论假设的依据。

5. 作品分析法（product analysis method）　又称产品分析法，是反映心理活动的重要窗口，它有明确的目的和计划，对要分析的作品有确定范围和分析的重点。通过对调查对象的各种作品，如笔记、作业、日记、文章等进行分析研究，可以相当客观、准确地把握一个人的心理状态，是研究心理活动的一种常用方法。其作用可以超越时间和空间的局限。

第三节　护理心理学的发展

一、护理心理学的发展简史

护理心理学是在现代护理学科发展中逐渐孕育而形成的分支学科，护理学的学科基础是护理心理学成长的沃土。随着护理心理学的不断成熟与发展，同时又丰富和促进了护理学学科的发展。

（一）护理心理学思想的起源

现代护理学的发展只有百余年历史，而护理心理学则更不足百年，但与医护有关的心理学思想则有数千年历史。

1. 东方古代心理学思想　中国被认为是世界心理学最早的发源地之一，许多古代思想学家有关哲学、伦理、教育、医学、文明等问题的论述中，都包含有丰富的心理学思想。成书于 2000 多年前的《黄帝内经》就包含了大量的心理学思想，如"天覆地载，万物悉备，莫贵于人"，就提出了在诊治疾病时应首先将对人的关心和照顾放在重要位置的观点；"阴平阳秘精神乃治"是将健康看作一种"合和"状态，强调从人自身包容的各个部分、各种关系及其与外部环境的联系中保持整体和谐的健康观；倡导"形神合一""形与神俱"的身心统一思想，还提出"凡治病必察其下，适其脉。观其志意，与其病也"，强调治病时要详细掌握和了解患者的心理活动和情绪状况及对疾病的影响，尤其强调建立良好医患关系是医治疾病的重要前提，如提出"病不许治者，病必不治，治之无功也""病为本，医为标，标本不得，邪气不服"。这些心理学思想对指导人类的早期医疗护理活动产生重要影响，对促进人类心身健康发挥了重要作用。

2. 西方古代心理学思想　西方的心理学思想要追溯到公元 5 世纪，被誉为"西医之父"的古希腊名医希波克拉底（公元前 430—前 370）在他的《论人的本性》等书中就提出了"脑是心理的器官""人体含四液"的观点。他创建的"体液学说"把人的气质划分为四种不同类型，并认为医治疾病时应考虑患者的个性特征等因素。17—19 世纪，心理学在西方逐渐得到发展。

（二）新护理观中的护理心理学思想

英国的弗洛伦斯·南丁格尔（Florence Nightingale，1820—1910）是现代护理教育的奠基人，开创了现代护理事业。自 1886 年起，她针对传统护理观念的弊端，创立了全新的护理理念，提出了许多心理护理的理念。比如，她认为"各种各样的人，由于社会职业、地位、民族、信仰、生活习惯、文化程度等不同，所患疾病与病情也不同，要使千差万别的人都达到治疗和康复所需的最佳身心状态，是一项最精细的艺术"。她提出护士必须"区分护理患者与护理疾病之间的差别，着眼于整体的人"。这种理念使得护理工作者逐渐认识到加强患者的健康教育及让患者保持生理和心理平衡的重要意义。此后，逐渐形成了护理工作包括"加强健康教育，对患者及其环境、家庭、社会的保健"，护理是给需要的人们"提供解除压力的技术，使其恢复原有的自我平衡""护理就是帮助"等新型护理观念，从而改变了护理学领域只重视技术操作的状况。这些对护理内涵和价值的深入表述，更加明确了照护患者心理已成为护理工作的重要内容，新的护理理念无疑为护理心理学的学科发展和实践过程发挥了有力的推动作用。

（三）护理心理学的现代发展

20 世纪 50—60 年代，美国的护理学家率先提出了"护理程序"的概念，提出"应重视人是一个整体，除生理因素以外，心理、社会、经济等方面的因素都会影响人的健康状况和康复程度"的新观点，进一步提出了"在疾病护理的同时，重视人的整体护理"的专业发展新目标，心理护理被提升到了重要的地位。20 世纪 70 年代以来，世界卫生组织（WHO）提出"2000 年人人享有卫生保健"的全球战略目标，护理学也进入了新的发展阶段。在新的健康定义"健康不仅仅是没有疾病或异常，而且生理、心理及社会适应各方面都要保持最高、最佳的状态"的背景下，1988 年美国护理学会将护理概念更新为"护理是诊断和处理人类对现存的和潜在的健康问题的反应"，并更加明确地提出，护理对象应包括已患病的人、尚未患病但可能会患病的人、未患病但有"健康问题"的人。心理护理的范围也从医院扩展到社区、家庭，护理心理学的理论不断得到完善，心理护理的诊断方法和干预技术也不断增多。许多国家相继把心理学作为护理专业的必修课程，"整体护理"的理念已经在临床护理中被广泛接受和应用。

二、护理心理学的发展现状

（一）国外护理心理学发展现状

虽然护理心理学作为一个独立学科的历史很短，但护理学科的迅猛发展使得护理心理学也得到了前所未有的快速发展。目前，国外的护理心理学发展呈现以下特点。

1. 护理模式向整体护理转变 20 世纪 80 年代以来，"以患者为中心"的理念引发医疗和护理工作重心的重大变化。如 1977 年，美国曼彻斯特大学恩格尔（G. L. Engel）教授提出生物 - 心理 - 社会医学模式，强化了护理界将"以人为中心的护理方式"作为工作重点的宗旨，提出通过全面搜集患者的生理、心理、社会等方面的资料进行评估，提出护理诊断，进而为患者制订并实施身心整体护理计划。这种新的整体护理理念强调：把疾病与患者视为一个整体，把"生物学的患者"与"社会心理学的患者"视为一个整体，把患者与社会及其生存的整个外环境视为一个整体，把患者从入院到出院视为一个连续的整体。这种整体护理思想带来了临床护理的一系列变化，使得护理实践中融入了大量心理学内容，表现为：①护理工作的主动性增加，从被动的疾病护理转变为护士围绕患者的需求，运用护理程序系统地从生理、心理、社会及文化等方面对患者实施整体护理；②护理工作除了执行医嘱和各项护理技术操作之外，还要注重心理、社会因素对患者疾病转归的影响，从而帮助患者最大限度地达到生理与心理的新平衡和新适应；③护理人员不仅仅是患者的照顾者，更多的是担当患者的教育者、咨询者和患者健康的管理者，患者有机会参与对其治疗和护理方案的决策等。

2. 护理人才培养更加注重心理学教育 为了提高护理专业人才适应人类健康事业蓬勃发展所需要的能力，一些发达国家和地区在逐步普及高等护理教育的同时，根据现代护理人才的培养目标对专业教育的课程设置及人才的知识结构也进行了大幅度调整，显著增加了心理学课程的比重，特别强调护理人员应具有丰富的包括心理学在内的人文社会科学知识。

3. 应用心理疗法开展临床心理护理 国外护理心理学研究的一个重要特点是将心理疗法应用于临床心理护理实践。音乐疗法、放松疗法、认知行为疗法等心理治疗方法被广泛应用于护理措施当中，同时采用心理量表评估心理护理措施的效果，取得了非常好的反响。

4. 开展量化研究和质性研究 目前，护理心理学主要采用量化研究来揭示患者、家属和护理人员的心理变化，以及心理干预策略和心理护理效果评价。同时，以参与观察、无结构访谈或深度访谈为主的质性研究也广泛应用于心理护理的理论与临床研究。质性研究的分析方式以归纳法为主，强调研究过程中护理人员的自身体验，主要以文字描述为主。这些研究的开展促进了护理心理学的学科建设与发展，提高了护理心理学的科学性和实践价值。

（二）我国护理心理学发展现状

我国护理心理学近几十年来取得了长足的进步。20 世纪 80 年代初期责任制护理的引入，对我国的护理教育与护理实践产生了深刻影响，各个层次的护理教育中逐步增加了护理心理学内容，护理心理学由最初的知识讲座很快成为必修课程。同时，国内开始举办护理心理学的各种研讨会、学习班，护理期刊开设心理护理栏目，《护理心理学》教材及学术专著陆续出版，为护理心理学的普及和专业教学提供了理论支持。在护理类高等院校和医学院校中形成了一支护理心理学教学、临床实践和学术水平较高的专业人才队伍，我国护理心理学的发展已成蓬勃之势。

自 21 世纪初护理心理学被归为医学心理学的一个分支学科后，护理心理学逐渐成为护理学专业教育中的一门独立学科，其在确定学科发展目标、创建独特学科理论、改革实践应用模式的过程中已走向成熟。随着心理学知识的普及教育及心理护理临床实践的广泛开展，学科人才队伍已经形成，他们积极投入到护理心理的具体工作和科研活动中，大量护理心理学论文的发表和学术会议的成功举办推动了护理心理学的学术研究和交流。此外，探索出的新的教育方式如心理教育实验模拟教室、课堂情景模拟演示等在极大程度上促进了护理心理学专业的发展，对心理诊断、心理护理程序、护理人员选拔及培训都起了巨大的推动作用。临床应用心理评定量表作为心理卫生工作者客观准确地评估被测群体和个体的心理特征及行为特点的手段之一，在心理护理评估中被广泛应用，这使心理护理临床工作和理论研究更加快速和简便，更具有科学性。最后，随着护理心理学理论及护理心理学方法研究的不断深入，突出个性心理特征在心理护理中的重要性日益显著，护理人员已具备实施有针对性的具体的个性化护理方案的能力。

三、护理心理学的发展趋势

（一）成为维护人类健康的重要支撑学科

在高速发展的现代化社会环境下，人类的健康受到更多心理压力的困扰，心理社会因素在许多疾病的发生、发展与防治中的重要作用已得到医学界的高度重视，"健康的一半是心理健康"的观念深入人心。护理心理学正与临床心理学、咨询心理学等学科一起，成为人类健康工程的最重要支撑。

现代社会的高速发展，凸显了心理社会因素对人们健康的威胁，如精神疾病、心理压力等所致社会事件增多，与社会心理因素密切相关的心脑血管疾病、肿瘤等发病率大大增高且发病人群呈现年轻化。社会发展和生活节奏等变化，都可对个体身心健康造成直接威胁，均需要卫生保健措施的提前干预。护理心理学的理论研究与实践探索，无疑可以更多地为维护人类身心健康提供服务。

（二）护理心理学的发展紧随现代护理学整体方向

1. 维护人类健康的作用更重要 首先，护理心理学的研究对象包括护理人员的心理和服务对象的心理，护理心理学不但能够维持护理人员心理的健康，凝聚护理团队的核心力量，更能够促进医患关系，使患者积极配合各项医护工作，提高临床治疗效率。其次，护理心理学还被广泛应用于除医疗以外的各个方面，促进了人类心理的健康，促进了社会和谐。因此，护理心理学对维护人类健康的重要性越来越显著。

2. 学科地位更巩固 护理心理学成为现代护理学体系中一门综合自然科学和社会科学知识的、独立的、服务于人类健康的应用科学。

3. 实践范围更扩展 护理心理学的实践领域不断扩大，根据人群的健康需要从医院逐渐进入到社会和家庭。

4. 工作对象更广泛 护理心理学的发展使护理范畴从患者扩展到健康人群、从疾病过程扩展到疾病预防、从个体健康扩展到群体健康维护。

5. 工作方法更规范化 以护理程序为核心的整体护理模式，将使心理护理工作的基本方法更加科学化、系统化和规范化。此外，人的心理活动是复杂的，心理护理方式也将会在规范化下不断创新，呈现多样化。

6. 职业职能更突出 为增加护理人员心理学知识和提高心理护理技能，临床护理人员参加各种形式的继续教育，在校护理学生将心理护理课程密切结合临床，护理心理学越来越发挥着更独特、更重要的社会职能，使每位护理人员展现出健康守护神的职业魅力，使全社会认同护理是与医疗共同服务于人类健康的独立专业。

目标检测

答案解析

一、选择题

A 型题

1. 护理心理学的主要研究任务是（ ）

    A. 研究心理学行为的物理学基础　　　　　　B. 研究心理学行为的化学基础

    C. 研究心理学行为的物理化学基础　　　　　D. 研究心理学行为的人类学基础

    E. 研究心理学行为的生物学和社会学基础

2. 整体护理的概念元素不包括（ ）

    A. 护理的对象是具有一定精神、躯体或行为问题的人

    B. 护理的对象可以是正常的人

    C. 整体护理在我国已经完善

    D. 护理者必须具备一定的心理学知识和技能，以现代护理观为指导

    E. 以上都是

3. 整体护理概念的设计者是（ ）

    A. 罗杰斯　　　　B. 弗洛伊德　　　　C. 斯金纳　　　　D. 艾利斯　　　　E. 袁剑云

4. 护理学与护理心理学的关系是（ ）

    A. "母子"关系　　　　　　　　　　　　　B. 平等关系

    C. "子母"关系　　　　　　　　　　　　　D. 重复关系

    E. 以上都是

5. 感觉剥夺实验是（ ）

    A. 自然观察法的代表性实验

    B. 感觉剥夺是指将志愿者与外界环境刺激高度隔绝的特殊状态

    C. 能为人所意识到的心理活动部分

    D. 不能压抑着心理活动中那些原始的兽性本能和欲望

    E. 以上都是

6. 以下属于量性研究的是（ ）

    A. 西方媒体上的中国形象 30 年变迁

    B. 中国传统女性"裹脚"现象的历史研究

    C. 傣族的传统自然观研究

    D. 针灸干预 100 例产后缺乳症患者的心理状态对其泌乳素分泌量的影响

    E. 以上都是

7. 护理心理学主要的研究技术不包括（ ）

    A. 自然观察法和控制观察法   B. 调查设计法

    C. 调查法和访谈法   D. 个案研究法

    E. 作品分析法

8. 有关护理心理学研究的基本原则，以下论述不正确的是（ ）

    A. 客观性原则   B. 系统性原则

    C. 整体原则   D. 医学伦理学原则

    E. 以上都是

9. 护理心理学研究的选题原则不正确的是（ ）

    A. 保密性原则   B. 需要性原则

    C. 可行性原则   D. 创新性原则

    E. 以上都是

10. 护理心理学的发展趋势不包括（ ）

    A. 维护人类健康的作用日益突出   B. 护理心理学学科地位更加巩固

    C. 学科队伍人才早已形成   D. 服务对象更加广泛

    E. 职业只能更加突出

二、问答题

1. 护理心理学定义的特征是什么？

2. 护理心理学的研究内容包括哪几个方面？

3. 护理心理学常用的研究技术有哪些？

（杨顺才）

书网融合……

本章小结

微课

题库

第二章　心理学基础

PPT

学习目标

知识要求

1. 掌握　心理学、感觉、知觉、记忆、遗忘、思维、注意、情绪情感、人格、气质与性格等基本概念；心理现象及心理的实质；感觉、知觉的特性；记忆遗忘的规律；影响问题解决的因素；情绪和情感的关系；需要层次理论；动机冲突；气质与性格的关系。

2. 熟悉　心理过程和人格；记忆的分类及过程；思维的分类及基本过程；情绪情感的分类；情绪的调节方法；意志的概念及特征；人格结构、人格的特性及成因。

3. 了解　心理的发生发展过程；感觉、知觉的分类；提高记忆的方法；能力发展与能力的差异；气质类型；性格类型。

技能要求

学会应用本章心理学基础知识判断患者情绪、人格、需要等心理活动。

素质要求

具有心理学专业素养，能够运用基础心理学专业知识了解患者心理，协调处理患者情绪。

第一节　心理学概述

案例引导2-1

案例： 患者，男，33 岁。患者从小性格就内向孤僻、敏感多疑，做事力求完美。两年前，邻居因为肝癌病逝，此后患者就总感到右腹隐隐作痛，两年来总往医院跑，反复查肝功能，做 B 超，没有发现什么问题，但其不能释怀，老疑心肝脏不好，还开了许多护肝的药吃，几乎是把正常生活、工作完全搁置一边，原来一个生龙活虎的患者彻底消失了。

问题： 患者出现了什么问题？其心理状态是否正常？其该怎么办？

心理学（psychology）早期一直从属于哲学范畴。直到 1879 年德国著名生理学家冯特（Wilhelm Wundt）在莱比锡大学建立世界上第一个心理实验室，使心理学从哲学中脱离出来，成为一门独立的科学。由此心理学从创立至今仅有一百多年的历史，但它是一门既古老而又年轻的科学。正如德国著名心理学家艾宾浩斯（H. Ebbinghaus）所总结的："心理学有一个漫长的过去，却只有一个短暂的历史。"

> **考点提示**
>
> 科学心理学诞生的标志。

一、心理学的概念

心理学是研究心理现象的发生、发展及变化规律的一门科学。
心理现象是心理活动的基本表现形式。心理活动不仅人类具有，动物也具有；而人的心理活动是最为丰富多彩、复杂多变的。因此，心理学的研究对象主要是人的心理现象。

心理现象（mental phenomena）也叫心理活动，是人类社会生活中时刻发生的十分美妙、丰富、极其复杂的一种现象；更是宇宙中最复杂的现象之一，被恩格斯誉为"地球上最美丽的花朵"。心理现象人皆有之，它包括心理过程和人格两大方面。

心理过程（mental process）是指人心理活动发生、发展的过程，亦即人脑与客观事物相互作用的过程，它主要反映正常个体共同性的心理活动。心理过程包括认知过程（cognitive process）、情绪情感过程（feeling process）和意志过程（will process）。认知过程是指人脑对接受到外界输入的信息，进行加工处理转换成内在心理活动，进而支配人行为的过程，即人脑对客观事物的现象和本质的反映过程，是人最基本的心理过程。它主要包括感觉、知觉、记忆、思维等心理活动。情绪情感过程是指人在认知输入信息的基础上所产生的满意、不满意、喜爱、厌恶等主观体验的过程，即个体对客观事物的一种态度体验。意志过程是指人们自觉地确定目的，并根据目的去支配和调节自身的行为，克服困难，去坚持实现预定目标的心理过程。这三个过程又被称为知、情、意过程。它们之间不是彼此孤立的，而是相互联系、相互制约，构成一个统一的整体。认知过程是情绪情感过程和意志过程产生和发展的基础；情绪情感过程是认知过程和意志过程的动力；意志过程对认知过程和情绪情感过程具有调控作用。

人格（personality）也称个性，是一个人独特的、具有一定倾向性的、比较稳定的心理特征的总和，可以决定一个人适应环境的思维方式和行为模式，也是一个人区别于他人的特征之一。人格包括人格倾向性、人格心理特征和自我意识三个方面。人格倾向性是指人对客观世界的态度和行为的内部动力，包括需要、动机、理想、兴趣等。人格心理特征是指一个人稳定的、本质的内在特征，包括能力、气质和性格。自我意识是指一个人对自己的认识和评价，是衡量人格成熟水平的标志。自我意识的产生和发展过程是一个人逐步社会化的过程，也是个体人格形成的过程。以上的心理现象结构关系如图2-1所示。

心理现象的两大方面密不可分，二者相互联系、相互影响、相互制约。一方面，人格是在心理过程中形成和表现出来的；另一方面，已形成的人格又会制约和影响个体的心理过程。

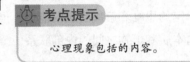

考点提示

心理现象包括的内容。

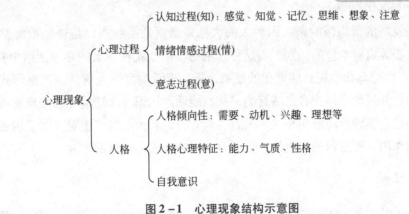

图2-1　心理现象结构示意图

二、心理的发生发展过程

（一）心理的发生发展

世界是物质的，物质都具有一定反应的特性。这种反应性是一切物质所共有的普遍属性。地球上最早只有无生命的物质，在经历了漫长时间后，才产生了有生命的物质，而随着生命物质的出现，物质的一般反应特性发展到生命物质所特有的反应形式，即产生刺激感应性。刺激感应性是有生命的标志，它的出现是物质反应形式的一个质的飞跃，因为它为心理现象的产生提供了前提条件。也就是说，心理的产生是长期进化的结果，心理出现的标志是随着生物的不断进化，神经系统的形成发展，动物在本能的行为基础上逐渐产生了条件反射。条件反射越复杂，心理活动也变得更为复杂和高级，意即心理是动物发展到一定水平上才有的。因此，神经系统的形成和发展是一切心理现象产生和发展的物质基础。

（二）动物心理的发生发展

在动物的不断进化过程中，心理的发展具有一定的连续性，动物心理的发展也已经逐渐摆脱了遗传、本能的局限性。动物心理从低级到高级的发展过程主要经历了以下三个阶段。

1. 感觉阶段 感觉阶段是心理发生的最初始阶段，也是心理发生发展的最低级阶段。无脊椎动物的心理发展基本处于这个阶段，此时的动物只能对单一的刺激形成条件反射，即只能对刺激的个别属性方式产生稳定的反应，并以感觉来控制行为，应付外界环境。如蚂蚁、蜜蜂只是依据物体的气味来分辨敌友，蜘蛛也只是凭借物体的震动作为信号来捕捉食物等。

2. 知觉阶段 这是脊椎动物的心理阶段。此时的动物神经系统由节状进化到管状神经系统。有了中枢神经系统，并逐渐形成了脑。具有较高发展水平的哺乳动物出现了知觉，能够把复合刺激当作信号，建立条件反射，如鸽子、狗等动物，有了一定的综合能力，能够感知事物的整体。

3. 思维的萌芽阶段 脊椎动物演化到了高级哺乳动物阶段，就产生了思维活动的萌芽——动作思维。此时动物的神经系统高度发展，能够接受并分析内外环境的各种刺激信息，并尝试对信息进行加工和存储，形成条件反射和复杂行为。到了类人猿阶段，动物心理已经发展到最高水平。类人猿的大脑结构、外形和重量等方面已与人类非常接近，大脑皮层在心理活动发生过程中起到了主导作用。类人猿已经能够借助事物的表象和简单的概括能力，进行高级分析综合，在一定程度上反映事物间的因果关系，解决一些相对复杂的问题。如大猩猩可以去掉树枝的枝杈和叶子制成木棍插入白蚁洞中粘出白蚁吃，可以搬动木箱并站上去获取挂在高处的香蕉；海豚经过训练可以用于导航和海里救人。高级动物虽然具备了一定的思维和解决问题的能力，但与人类相比，其思维能力仍是比较低级和幼稚的，还不能认识到事物的本质和事物之间的内部联系。

（三）人的心理的发生发展

人的心理是心理发展的最高级阶段，因为人的大脑是最复杂的物质，是神经系统发展的最高级产物。人的心理与动物心理有着本质的区别，而这种区别的根本点就在于人的心理活动中有了意识（consciousness）。意识的产生是动物心理长期进化的结果，是心理活动发生发展的最高级形式，它是人对自身和周围环境的觉知，并以此来调控自己的行为，从而能动地认识和改造世界的心理活动。人的心理发生发展与社会环境和社会实践活动密切相关。语言、直立行走和劳动的产生对人类意识的产生、形成和发展起到了决定性的作用，而意识的产生使人成了万物之灵，成了地球的主人。

三、心理的实质

心理现象是每个人时刻都在体验的、无处不在的、非常熟悉的现象，但是，心理现象究竟是怎样产生的？心理与物质是怎样的关系？即心理的实质是什么？这是人类思想史的重大问题，也是唯物论和唯心论长期激烈斗争的核心问题。辩证唯物主义心理观认为：心理是脑的功能，脑是产生心理活动的器官，心理是人脑对客观现实主观能动的反映，这是关于心理实质的最基本的正确观点。

（一）心理是脑的功能，脑是心理的器官

在相当长的一个历史时期内，人们曾经有许多不同的观点，比如认为人的心理来源于人的心脏，心脏才是产生心理的器官；但随着近代科学的发展，人们才逐渐认识到心理是脑的功能，脑才是产生心理活动的器官，没有脑就没有人的心理。也就是说，没有脑的思维是不存在的。正常发育的大脑为个体心

理的发生发展提供了物质基础，是最为复杂的物质，是物质发展的最高产物。

1. 从物种的发展史来看，动物心理的发展是以脑的进化为物质基础的。心理是物质发展到高级阶段才有的属性，它是物质发展到一定阶段才产生的。随着生物的不断进化，当生物有了神经系统就出现了相应的心理活动。而且，在进化的不同阶段，发生相应的心理现象的水平也是不同的。也就是说，从无脊椎动物只有感觉，到脊椎动物产生知觉，哺乳动物的类人猿开始有思维的萌芽，到人类有了意识，心理现象是随着神经系统的产生而出现，又是随着神经系统的不断发展和不断完善，才由初级不断发展到高级的。因此，从心理的发生发展的过程来看，也说明了大脑是从事心理活动的器官，心理是神经系统，特别是大脑活动的结果。

2. 从个体发育史看，个体心理的发展也是以脑的发展为物质基础的。人的心理的发生、发展是与脑的发育完善紧密联系的。脑科学研究表明，随着个体脑重量的增加和脑皮质细胞功能的成熟，人的心理活动水平也从感知觉阶段发展到表象阶段，从形象阶段发展到抽象阶段。如婴幼儿的大脑虽然在形态、结构上与成人的差不多，但由于重量轻、细胞分支少，其心理活动与成人相比，要简单得多。也就是说，人类高度发达的心理活动是以高度发达的大脑为物质基础的。

3. 从医学和生理学研究的成果看，人类对大脑功能的认识过程是漫长而曲折的。生理学家研究发现，心理功能同生理功能一样，每一种心理功能都与脑的某一特定的部位相关，如已经被研究所证实的语言运动中枢位于左脑额叶前中央回下方，书写中枢位于左脑额叶额中回后部，听觉语言中枢位于左脑颞上回后部，阅读中枢位于左脑顶叶下部角回等。医学家通过临床观察也发现，大脑左右两半球的心理功能也有所不同，一定部位的脑损伤在导致生理功能发生改变的同时，也会引起相应的心理功能的丧失。早期的医学、解剖学往往通过研究脑损伤或者脑疾病患者的感觉、行为、能力和人格的改变来了解脑的有关功能。

有研究表明，海马的损伤，会使人失去将信息存入长时记忆的能力；枕叶的损伤，会使人的视觉功能衰退，甚至失明。还有著名的菲尼亚斯·盖奇（Phineas Gage）案例引导人们深入思考和研究大脑与人的心理之间的关系；神经学科学家保罗·布洛卡（Paul Broca）通过研究失语症患者，发现大脑左前部的布洛卡区。虽然现在所用的研究大脑活动的技术五花八门、各有千秋，但到目前为止，还没有哪一种技术能堪称完美地、直观而清晰地帮助我们了解大脑。随着科学技术的发展和研究的深入，人类对于大脑及其心理活动功能的认识将会更加深入。

心理是脑的功能，脑是产生心理活动的器官，这一正确的认识是人们经历了几千年一代又一代人不断地探索才最终获得的。并且，现在已被人们的生活经验、心理发生发展过程、临床事实及脑生理解剖研究的大量研究资料所证实。这说明心理活动与人脑的活动是紧密相连且不可分割的。没有脑或脑停止发育，心理则不可能产生。

（二）心理是客观现实的反映

心理是脑的功能，但也并非有了大脑就一定会有心理。人类的心理活动并不是脑凭空产生的，健全的大脑给心理现象的产生提供了物质基础；但是，大脑只是从事心理活动的器官，反映外界事物产生心理的功能，心理并不是它本身所固有的。周围客观事物刺激人的各个感觉器官，经由神经传入人脑，才能产生心理现象。心理是客观现实在人脑中的主观、能动的反映。

1. 客观现实是心理活动的源泉　客观现实是指人们赖以生存的自然环境和从事实践活动并进行人际交往的社会环境。自然环境对大脑的刺激是心理现象产生的最根本的来源，而社会环境，尤其是人际交往，对人的心理发生发展起着决定性的作用。正如列宁所指出的："没有被反映者，就不能有反映，被反映者是不依赖于反映者而存在的。"

人的心理活动不论是简单还是复杂，其内容都可以从客观事物中找到它的源泉。只有当客观现实作用于人脑时，人脑才会形成对外界的印象，产生心理现象。心理现象是即时发生的和过往经历的客观现实在头脑中的映像。如雨后彩虹是光波作用于视觉而引起的美丽的色彩感觉；美妙的音乐是声波作用于听觉的结果。所有心理活动的内容都是由客观现实决定的，并不是大脑独自产生的。有人把人的大脑比作一座加工厂，客观现实就是加工厂所需的原材料。如果只有加工厂，而没有原材料，再好的加工厂也无法生产出产品来。由此我们知道，心理的内容来自于客观现实，大脑若离开了客观现实的刺激，就无法产生心理现象，心理就变成了无源之水、无本之木。由此可见，没有客观现实就不会有人类的心理活动，客观现实才是大脑产生心理活动的源泉和内容。心理活动的复杂多样性是由客观现实的复杂多样性决定的。

2. 心理是对客观现实主观能动的反映　现实生活中，同一客观事物，不同的人也会产生不同的反映。这是源于个体在反映客观现实时，总是受他所积累的个人经验和人格特质的影响和制约，带有个人独特的色彩和明显的主观烙印。事实证明，人对客观现实的反映并不是机械的、被动的，而是积极主动的、有选择性的。心理的反映不是镜子似的消极被动的反映，而是一种积极能动的反映。人们可以根据自己的需要和兴趣，有选择性地进行反映。人脑通过心理活动不仅能认识客观事物的外在表象，还能揭示事物的本质和发现事物之间的内在规律性的联系，还能通过意志的作用，随时纠正错误的反映，支配指导人的实践活动，改造客观世界。

3. 社会实践活动是心理产生的基础　人类在认识世界、改造世界方面所取得的一切成就，都是和人心理的存在和发展分不开的。对于人类而言，如果没有人类社会的生活实践，也就没有人的心理的产生，社会生活实践是人心理产生的重要基础。环境可以促使人的头脑发育，也可以阻碍人的头脑发展，而人脑的正常发育才使人的正常心理的产生成为可能。因此，人脑是人的心理的自然物质基础，而人类社会生活实践则是影响人心理产生的决定因素。

⊕ **知识链接2-1**

狼孩

　　1920 年，在印度加尔各答的深山里发现了两个由狼哺育长大的女孩，年龄小的约 2 岁，叫阿马拉，1 年后因病死亡；年龄大的七八岁，叫卡马拉，活到 17 岁。她们有人类健全的大脑，但因从小就生活在狼窝里，没有与外界接触，只具有狼性，而不具有人性。据记载，卡马拉被发现时仅相当于 6 个月婴儿的心理水平，10 岁学会站立，12 岁学会 6 个单词，14 岁学会走路，15 岁学会 45 个词，17 岁临死时只相当 5 岁儿童的心理发展水平。事实说明，心理是社会的产物，脱离人类的社会实践活动，就不会产生人的心理。

　　每一个体都生活在特定的社会环境中，在个体社会化的过程中每个个体的心理无不打上了社会的烙印。从社会实践的角度来说，影响个体心理发展的社会因素有很多，如社会经济、政治、文化，以及家庭、学校、媒体等等，这些社会因素的存在，随时影响着个体心理的产生，并决定着个体心理发展的性质和方向。研究表明，家庭环境尤其是亲子关系状况对儿童心理的健康发展起着至关重要的作用。学校教育环境在学生的成长、心理发展中发挥着主导作用。通过生动活泼的教育活动，不仅可以使学生学到知识，获得大量的间接经验，增长知识和才干，促进成才，而且还可以丰富学生健康的情感，培养优良的意志品质，树立积极向上的生活态度。社会文化环境则在个体的成长过程中潜移默化地影响着心理的发展，在塑造健全人格，促进个体社会化方面起着重要作用。总之，社会实践活动是人的心理产生和发展的基础。

> 💡 **考点提示**
>
> 心理的实质。

　　综上所述，心理的实质即心理是脑的功能，是人脑对客观现实主观能动的反映。

第二节 认知过程

⇒ 案例引导2-2

案例：张某，男，13岁，在读中学生。据父母介绍，张某从小品学兼优，乐观自信。自进入初中后，成绩一度下滑，尤其初二以后，不但成绩未有起色，开始出现厌学症状，情绪低落，冷漠；意志行为减退。自诉："我不想和任何人交流，父母也不想，没有人能理解我，我也不想学习，不想做任何事情。"据老师反映，其作业经常不完成，寡言少语，同学关系不融洽。家长很苦恼不知该怎么办？

问题：张某为什么会出现厌学情绪？他的心理出现了怎样的问题？

认知过程（cognitive process）也称认识过程，是人的最基本的心理过程，是指人们认识客观事物的过程，即人脑对各种信息进行加工处理的过程。认知过程包括感觉、知觉、记忆、思维、想象和注意等心理现象。

一、感觉

（一）感觉的概念

感觉（sensation）是人脑对当前直接作用于感觉器官的客观事物的个别属性的反映。感觉是人认识客观世界的开端，是知识的源泉，是一种最为简单的心理现象，更是各种复杂的心理过程的基础。在现实生活中，人们时时刻刻都在接触外界的各种事物，而每种事物都具有多种属性，这些属性直接作用于人的各种感觉器官，进而在人脑中产生各种各样的感觉。例如我们通过眼睛可以反映物体的颜色、大小；通过耳朵可以反映事物的声音；通过鼻子可以反映物体所发出的气味；通过皮肤可以反映物体的冷暖温度和软硬程度等。不同的感觉器官反映客观事物的不同属性，而且仅仅是单一的某种属性。也就是说，感觉只能反映作用于人体感觉器官的事物的个别属性，并不能反映事物的本质和联系。因此，仅凭感觉去认识客观事物是片面的，还无法确定所反映的事物是什么，如"瞎子摸象"。

（二）感觉的作用

1. 感觉为认识客观世界提供可能 感觉虽然是一种最简单的心理现象，但却是我们认识客观世界的开端，是我们与外界事物保持接触的关键。通过感觉，我们能够获取外界事物的各种信息，如阳光、空气、土壤、水、动植物等；我们还能够获取机体自身的各种信息，如冷暖、饥渴、病痛、愉悦、损伤等。正是借助于感觉所获得的各种信息，我们才能够有效地进行自我调节，才能够产生各种复杂的心理活动，拥有认识客观世界的能力。

2. 感觉是维持正常心理活动的必要条件 虽然感觉只是沟通、觉察外界事物的一种最初级的体验，但是它在人的心理活动中起着极其重要的作用。"没有感觉，我们就不能知道实物的任何形式，也不知道运动的任何形式。"已有的实验证实，在动物个体发育早期，对其进行感觉剥夺，会使动物的感觉功能产生严重缺陷。心理学经典的感觉剥夺实验也表明，当个体的各种感觉被同时剥夺的情况下，个体的脑电波会发生改变，其生理、心理功能均会造成不同程度的损害，并伴有难以忍受的痛苦，严重的甚至还会出现幻觉，诱发严重的心理障碍。由此可见，没有感觉人类就无法正常生存，是十分可怕的事情。因此，感觉是人们进行正常心理活动的必要条件。

3. 感觉是一切心理活动的基础 感觉是人的全部心理现象的基础，人的一切较高级、较复杂的心理现象都是通过感觉获得材料，并在感觉的基础上产生的。没有感觉，人就不会有知觉、记忆、思维等一系列复杂的心理活动。

（三）感觉的特性

1. 感觉适应 由于外界刺激对同一感受器的持续作用而使感受性发生变化的现象称之为感觉适应。适应可使感受性提高或降低，不同的感觉适应在表现和速度方面各不相同。适应更是我们非常熟悉的一种感觉。视觉适应有暗适应和明适应之分，"入芝兰之室，久而不闻其香；入鲍鱼之肆，久而不闻其臭"说的就是嗅觉的适应。味觉和触觉适应比较明显，痛觉最难适应，所以痛觉是伤害性刺激的信号，具有生物学意义。

2. 感觉后象 外界刺激对感受器的作用停止以后，感觉并不立即消失，还能保留一个短暂时间的现象叫感觉后象。后像是由神经兴奋所留下的痕迹所引发的，产生于各种感觉之中。视觉、听觉这种现象比较常见，如注视图2-2中灯泡30秒后将视线移到白墙上，你就会看到一颗发亮的灯泡。

图2-2 视觉后象

3. 感觉对比 不同刺激作用于同一感觉器官，而使感受性发生变化的现象叫感觉对比。感觉对比分为同时对比和先后对比两类。同时对比是指两个刺激物同时作用于同一感受器时产生的感觉对比。如红花在绿叶的陪衬下显得更红了。"万绿丛中一点红"说的就是同时对比。又如图2-3中的灰色方块放在黑色背景上就比放在白色背景上亮些。而先后对比是指两个刺激物先后作用于同一感受器时产生的感觉对比。如吃完糖再吃苹果，觉得苹果更酸了；吃完味苦的药马上喝白开水，觉得水变甜了。

图2-3 明暗对比

4. 联觉 一种感觉引起另一种感觉的现象叫联觉。如红、橙、黄看起来觉得温暖，被称为暖色；蓝、青、绿看起来觉得凉爽，被称为冷色。不同的颜色可以引起不同的心理效应，所以在建筑设计或环境布置时需要考虑联觉的存在。研究表明，黄色可以刺激食欲，绿色可以缓解心理紧张等。

5. 感觉的相互作用 感觉的相互作用是指一种感觉在其他感觉的影响下发生感受性变化。如食物的温度会影响它的味道，强烈的红光下听觉感受性会下降，强烈的噪音刺激会使牙痛更加严重。研究表明，视觉、嗅觉和平衡觉都会受到其他感觉的影响而经常发生某种变化。

6. 感觉补偿 感觉补偿是指某感觉系统功能丧失后，可以由其他感觉系统的功能来弥补。如盲人视觉缺失，但听觉和触觉比常人更发达，而失去听觉的人则可以凭着振动感觉来欣赏音乐等。

（四）感觉的种类

根据刺激的性质和来源，可以将感觉分为外部感觉和内部感觉两大类。

外部感觉即人的感官对外部刺激物的觉察，反映外部客观事物的个别属性，其感受器位于身体表面或者接近于身体表面。外部感觉可分为远距离感觉和近距离感觉。远距离感觉接受远距离的刺激，包括视觉、听觉和嗅觉；近距离感觉接受近距离的刺激，包括味觉、皮肤感觉等。

内部感觉即人的感官对内部信息的觉察，反映机体运动的信息和内部器官所处的状态。其感受器位于身体的内部器官和组织内，包括运动觉、平衡觉、内脏感觉等。

二、知觉

（一）知觉的概念

知觉（perception）是人脑对当前直接作用于感觉器官的客观事物整体属性的反映。日常生活中，当客观事物作用于人的感受器时，人不仅能够反映客观事物的个别属性，还能通过各种感受器的协同活动，在头脑中将事物的各种属性整合为一个整体，形成完整的映像。感觉能告诉我们这里有什么，但不知道是什么，而知觉不但会告诉我们这里有什么，而且也知道是什么。所以说，我们通常是在感觉的基础上，以知觉的形式来反映事物，认识客观世界的。

（二）知觉和感觉的关系

知觉与感觉关系非常密切，它们既相互区别，又相互联系。

1. 知觉与感觉的区别 两者的区别至少有以下几方面：第一，概念和反映内容不同。感觉仅反映客观事物的个别属性；知觉反映客观事物的整体属性。第二，反映机制不同。感觉是机体单一感受器活动的结果；知觉是机体多感受器协同活动的结果。第三，依赖主体因素的程度不同。感觉所反映的内容很简单，对主体因素依赖很少，它主要依赖于外界刺激的特性和机体感受器的状况；知觉所反映的内容很复杂，更多地依赖于主体因素，尤其是人的主观态度和过去的知识经验。

2. 知觉与感觉的联系 两者相互联系表现为：第一，两者同属于认知过程的初级阶段。感觉和知觉都是人脑对当前直接作用于感受器的客观事物的反映，很多时候被合称为感知觉。第二，两者是一个连续的认识过程。感觉和知觉是既有区别又紧密联系的心理过程。感觉是知觉的基础，只是作为知觉的一部分存在于知觉中；知觉则是感觉的深入，但并不是感觉的简单相加。没有感觉就没有知觉，没有知觉，就无法认识外界事物。

（三）知觉的基本特性

1. 知觉的选择性 在现实生活中，人每天每时每刻都在与外界环境发生接触，也每时每刻都在感受自身机体的变化。人的感觉器官每时每刻都在接受机体内外环境各种各样刺激的影响，但人并不能同时感知所有刺激物的存在，也不可能同时对所有刺激物作出反应。人只能根据自己的需要，把一部分事物当作知觉的对象，知觉就显得格外清晰，而把其他对象当作背景，知觉就显得比较模糊，这种有选择地感知外界事物的特性就是知觉的选择性（图2-4）。当然，知觉的对象和背景并不是固定不变的，当条件发生变化时，二者可以发生转换。正是因为有了知觉的选择性，人们在感知客观事物时，才能够积极排除各种不利干扰，集中精力关注知觉对象，从而更有效地认识外界事物，适应外界环境。

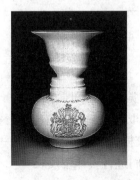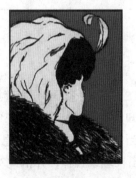

图2-4 知觉的选择性（双关图）

2. 知觉的整体性 人的知觉对象有不同的属性，并由不同的部分组成，但人们并不是将其作为孤立的、个别的部分，而是在过去经验的基础上，把事物的各种属性或者各个部分有机地结合起来，作为一个整体，形成事物完整的映像，这种特性就是知觉的整体性。

　　日常生活中，当人们感知事物的个别部分时，往往仍能在心中把缺少的部分补足，完成一个整体的形象，这是知觉整体性的一个具体体现。在这个过程中，个体过去的知识经验发挥了重要作用（图2-5）。

　　知觉的整体性提高了人们知觉事物的能力，使人们对客观现实的反映更趋于完善，进而保证活动的有效进行。

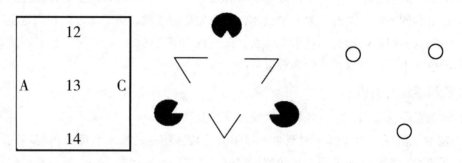

图2-5　知觉的整体性

　　3. 知觉的理解性　在知觉过程中，人们总是根据过去已有的知识经验对当前知觉的对象加以解释，并用语词把它揭示出来，使它具有一定的意义，知觉的这种特性就是知觉的理解性。人的成长经历不同，知识经验不同，知觉的理解性也会有所不同。

　　4. 知觉的恒常性　在知觉过程中，当知觉的条件在一定范围内发生了变化时，其知觉对象的映象却保持相对稳定不变，这种知觉特性就是知觉的恒常性，简称常性（图2-6）。知觉的恒常性主要是过去经验的作用，是一种非常普遍的现象。知觉恒常性包括大小恒常性、颜色恒常性、明度恒常性、形状恒常性等，在人们的生活实践中具有重要的现实意义。

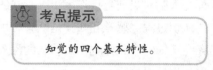

考点提示

知觉的四个基本特性。

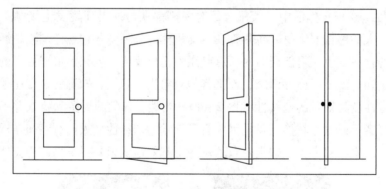

图2-6　知觉的恒常性

（四）知觉的种类

　　1. 根据知觉的信息加工方式不同　可分为直接知觉和间接知觉。

　　（1）**直接知觉**　是指知觉者直接从知觉对象中获取信息，并对它们进行整体性的反映。

　　（2）**间接知觉**　是指当知觉对象本身的信息比较模糊、不完整，无法进行全面描述时，知觉者利用自己已有的知识经验作出推理或解释，并依此对它们进行整体性反映。

　　2. 根据知觉对象的性质不同　可分为物体知觉和社会知觉。

　　（1）**物体知觉**　是指对事物的知觉，包括空间知觉、时间知觉和运动知觉。空间知觉是物体空间特性在人脑中的反映，包括对物体的形状、大小、方位和远近等特性的认识；时间知觉是人对客观事物的延续性、顺序性和周期性的反映；运动知觉是人对物体在空间位移及其速度变化的反映。

（2）社会知觉 是人对客观事物社会性特征的知觉，包括对他人的知觉、人际的知觉和自我的知觉。

3. 根据知觉时起主导作用的感受器不同 可分为视知觉、听知觉、嗅知觉和触知觉等。

4. 根据知觉正确与否 可分为正确的知觉和错觉。

（1）正确的知觉 就是人对客观事物的正确反映。

（2）错觉 就是不正确的知觉，即人在知觉时不能正确反映外界事物的特性，而出现的种种歪曲现象。错觉现象十分普遍，只要条件具备，错觉就一定会发生。其中视错觉表现最为明显。常见的有图形错觉、形状错觉、大小错觉和方位错觉等（图2-7）。

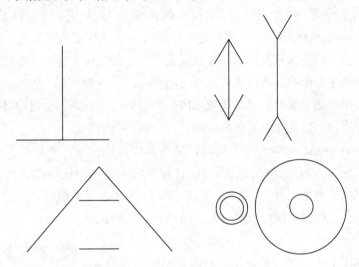

图2-7 常见的视错觉图示

错觉是在一定条件下产生的。掌握了错觉产生的规律，一方面就可以防止因错觉造成的差错，另一方面也可以利用错觉在实践中产生好的效应。

三、记忆 e 微课

（一）记忆的概念

记忆（memory）是过去的经验在头脑中的反映，用信息加工的术语描述，就是人脑对所输入的信息进行编码、存储和提取的过程。凡是过去感知过的事物，思考过的问题，体验过的情感，练习过的动作，学习过的知识都可以在大脑中留下痕迹，在一定条件下，这种映象又可以从大脑中闪现出来，这个过程就是记忆。

记忆贯穿在人的各种心理活动中，在现实生活中人们感知过的事物可以通过记忆有取舍地保存下来，为我们所用。记忆是一种重要的心理过程，它对保证人的正常生活起着重要的作用。记忆是人类智慧的源泉，是人心理发展的奠基石。

（二）记忆的分类

1. 根据内容分类 根据记忆内容不同，记忆可分为以下四种类型。

（1）形象记忆（imaginal memory） 即以已感知过的事物具体形象为内容的记忆，具有明显的直观性。

（2）情绪记忆（emotional memory） 即以自己体验过的情绪和情感为内容的记忆，具有持久性特点。

（3）逻辑记忆（logic memory）　即以抽象概念为内容的记忆，具有概括性、理解性、逻辑性特点。

（4）动作记忆（motor memory）　即以操作过的动作为内容的记忆，是形成运动熟练技巧的基础。

2. 根据是否受意识控制分类　根据是否受意识控制，可以把记忆分为以下两种类型。

（1）内隐记忆（implicit memory）　即在无法意识的情况下，个体过去的经验对当前行为所产生的无意识的影响。

（2）外显记忆（explicit memory）　即在意识的控制下，个体过去的经验对当前行为所产生的有意识的影响。这种记忆对行为的影响是个体可以意识到的，所以也叫受意识控制的记忆。从外显记忆中将内隐记忆分离出来，是现今记忆心理学研究领域的一个重要突破。

3. 根据保持时间长短分类　根据记忆内容保持时间长短，可以把记忆分为以下三种类型。

（1）瞬时记忆（immediate memory）　瞬时记忆也称为感觉记忆或感觉登记，是指外界刺激停止作用以后，它的映像在头脑中仍会保持极短时间才消失的记忆。瞬时记忆是记忆系统的开始阶段，它是以信息的物理特性为编码的主要形式。其特点是储存时间极短，一般为 0.25~2 秒；容量较大，凡是进入感觉通道的信息都可以被登记。瞬时记忆是无意识的，对刺激信息的进一步保持具有重要意义。如果对瞬时记忆中的信息稍加注意，信息就将转入短时记忆，否则便会消失。

（2）短时记忆（short-term memory）　短时记忆也称操作记忆或工作记忆，是在感觉记忆的基础上，信息保持时间在 1 分钟以内的记忆，是瞬时记忆和长时记忆的中间阶段。其特点是信息保存时间短，容量有限，短时记忆的容量一般为 7±2 个组块，即 5~9 个项目。短时记忆是可以被意识到的，容易因受到干扰发生遗忘，但保存的信息若经过复述即可转入长时记忆。

（3）长时记忆（long-term memory）　长时记忆也称永久记忆，是指信息存储在 1 分钟以上直至终身的记忆。长时记忆的容量是无限的，长时记忆中储存的刺激信息如果不是有意回忆的话，往往是意识不到的。只有当人们需要应用已有的知识和经验时，长时记忆储存的刺激信息再次被提取到短时记忆中，才能被人们意识到。

> 🔍 **考点提示**
>
> 　　记忆根据其内容、保持时间长短的分类。

瞬时记忆是记忆的最初阶段，瞬时记忆稍加注意即可进入短时记忆，再经过复述和编码转入长时记忆。瞬时记忆、短时记忆和长时记忆的区分是相对的，三者之间相互联系、相互影响，共同构成了完整的记忆系统。

（三）记忆的基本过程

记忆是一个复杂的心理过程，记忆的基本过程包括识记、保持、再认或回忆三个基本环节。信息加工论认为，记忆就是人脑对外界输入的信息进行编码、存储和提取的过程。

1. 识记（memorization）　识记是通过反复感知、识别和记住客观事物的过程，是对信息进行编码的过程。它是记忆的初始环节，是保持和再认或回忆的前提。

人们对被识记的事物具有选择性。根据识记时是否有目的性，可以分为无意识记（unintentional memorization）和有意识记（intentional memorization）。

（1）无意识记　是无明确目的，不需要意志努力、自然而然就可以形成的识记。无意识记所获得的知识经验都是片面的，很难成为系统的知识经验，所以仅靠无意识记想获得科学知识是不行的。

（2）有意识记　是有明确目的，按一定的方法、步骤进行，需要意志努力而形成的识记。有意识记要求识记者具有高度的积极性和自觉性，掌握知识和技能必须靠有意识记。心理学研究表明，有意识记的效果优于无意识记。

根据对识记的内容是否理解，可以分为机械识记（mechanical memorization）和意义识记（meaning-ful memorization）。

（1）机械识记　是指单纯依靠机械地重复进行的识记。这种识记的基本条件就是重复，识记者并不理解材料的意义。

（2）意义识记　是指在理解的基础上进行的识记。机械识记有助于识记材料精确化，意义识记有助于识记材料系统化。在记忆过程中，两种识记方式是相辅相成的，不可或缺的。

2. 保持（retention）　保持是指识记过的事物在大脑中储存和巩固的过程。保持是识记和再认或回忆的中间环节，也是记忆的中心环节。在记忆过程中保持具有重要作用。保持不是固定不变的，而是一个动态变化的过程，保持的最大变化就是遗忘。

3. 再认（recognition）或回忆（recall）　再认或回忆是记忆过程的最后阶段，是信息的提取和输出的过程。再认是指识记过的事物再度出现时能够确认的过程，回忆是指识记过的事物不在眼前时仍在头脑中重现的过程。再认是一种比较简单的、比回忆水平低的心理过程，回忆是识记和保持的结果，有助于巩固所学的知识。

记忆是一个完整的过程，记忆的三个基本环节之间是密不可分的，缺少任何一个环节，记忆都难以实现。

（四）遗忘

1. 遗忘的概念　遗忘（forgetting）是指识记过的事物不能再认或回忆，或者是错误的再认或回忆。遗忘是与保持相反的过程。遗忘可分为暂时性遗忘和永久性遗忘。暂时性遗忘即一时不能再认或回忆，但在适当条件下记忆还可能恢复；永久性遗忘即不重新学习，永远也不能再认或回忆。

2. 遗忘的规律　1885 年德国心理学家艾宾浩斯（H. Ebbinghaus）最早对记忆进行了实验研究，是对记忆进行实验研究的创始人。他用无意义音节作为记忆材料，采用自然科学的研究方法，得出了保持和遗忘是时间函数的研究结论，并提出了著名的艾宾浩斯遗忘曲线（图 2-8）。该曲线是按遗忘（或记忆的数量）和时间的关系绘

> **考点提示**
>
> 　记忆遗忘的艾宾浩斯曲线和遗忘的规律。

成的，揭示了记忆的保存量随时间而变化的规律，即遗忘的进程是不均衡的，呈现出先快后慢的规律。识记后最初一段时间遗忘较快，以后遗忘逐渐减慢，并稳定在一定的水平上。只要掌握遗忘的规律，就可以合理利用它，来提升我们的记忆能力。

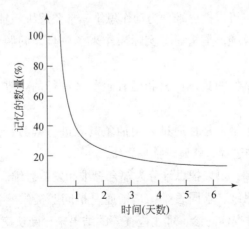

图 2-8　艾宾浩斯遗忘曲线

3. 影响遗忘进程的因素　遗忘的进程不仅受时间因素的影响，还会受其他因素的影响，主要有以下几点。

（1）识记材料对遗忘进程的影响　①材料的性质：一般而言，人们对以形象、动作和情绪为内容的

记忆遗忘较慢，而对以语词、逻辑为内容的记忆遗忘较快。②材料的数量：在学习程度相同的情况下，需要识记的材料越多遗忘越快，材料越少则遗忘较慢。③材料的类似性：几种需要识记的材料之间类似性越高，互相干扰越严重，遗忘越快；类似性越低，互相干扰越小，遗忘越慢。④材料的系列位置：遗忘的干扰学说认为，中间识记的材料容易遗忘，而开头和结尾识记的内容记忆效果最好，这是受前摄抑制和倒摄抑制影响的结果。

（2）识记者自身因素对遗忘进程的影响　①学习的程度：一般说来，在学习内容基本相同的情况下，学习的程度越高，遗忘越少。②心理状态：识记者的学习动机、情绪、兴趣及对材料的需要程度等对遗忘的快慢也有一定影响。

四、思维

（一）思维的概念

思维是人脑对客观事物间接、概括的反映。它揭示了事物的本质特征和事物之间的内在联系，是一种高级的心理活动，是认识的高级形式。在实际生活中，人们对所获得的材料，在大量的感性认识的基础上，进行分析和综合，作出判断，进行推理，从而用于解决现实问题，这一心理过程就是思维。

思维具有间接性和概括性两大特征。

1. 思维的间接性　思维的间接性指的是人们借助一定的媒介，在已有知识经验的基础上，对客观事物进行间接的反映。如医生可以根据患者所拍的 CT 片来进行疾病的诊断，就是对事物的间接反映。正是思维具有间接性，人们才能够超越感知觉所提供的信息，去认识那些没有或者不能直接作用于人感官的事物特性，揭示事物的本质和规律，预见事物的发展。

2. 思维的概括性　思维的概括性指的是人们在感知的基础上，对同一类事物的本质特征及规律的认识。思维的概括性主要表现在两个方面：一是对同一类事物共同属性的概括，二是对事物的本质及规律的概括。例如"球"可以概括为足球、篮球、排球、乒乓球等各种各样的球。各种类型的球都有各自的外形和特点，但它们共同的本质特征是运动器具。一切科学的概念、定义、定理都是思维概括的结果。

（二）思维的分类

1. 根据思维的凭借物不同　可以把思维分为动作思维、形象思维、抽象思维。

（1）动作思维　又称实践思维，是指通过实际操作来解决具体问题的思维。如运动员边运动边考虑动作要领。

（2）形象思维　是指通过事物的具体形象和已有表象来进行的思维。如婴儿、学龄前儿童等的思维就是具体形象思维。

（3）抽象思维　又称理性思维，是指通过运用抽象概念进行判断、推理来解决问题的思维。如教师根据实验材料完成科研论文的过程，就属于抽象思维。

2. 根据探索答案的方向不同　可以把思维分为辐合思维和发散思维。

（1）辐合思维　又称集中思维、求同思维，是指通过把问题提供的各种信息集中起来得出一个正确答案的思维。如医生可以通过查体问诊、理化检查等的结果来诊断疾病，就属于辐合思维。

（2）发散思维　又称逆向思维、求异思维，是指通过把已有信息向不同方向扩散，去探求多种合乎条件的答案的思维。如同一种类型的疾病可能会有多种不同的临床治疗方法。

3. 根据解决问题的态度不同　可以把思维分为习惯性思维和创造性思维。

（1）习惯性思维　又称常规思维、惰性思维，是指通过运用已有知识经验来解决问题的一种程序化思维。如患者感冒发烧，可以用高度白酒、凉毛巾等进行物理降温。

（2）创造性思维　是指通过运用已有的知识经验，用新颖、独特、有创意的方式来解决问题的思维。如科学家的一切发明创造都属于创造性思维。

（三）思维的基本过程

思维的过程就是指人们通过运用头脑中已有的知识经验，对外界输入的各种信息进行分析与综合、比较与分类、抽象与概括、具体化与系统化的过程。

1. 分析与综合　分析是把客观事物分解为各个部分或各个属性的过程；综合是把客观事物的各个部分、各种属性结合起来，形成一个整体的过程。分析和综合是思维的基本环节，是同一思维过程的两个不可分割、相互联系的方面。

2. 比较与分类　比较是对不同事物和现象进行对比，确定其异同，明确其关系的过程；分类则是把事物按不同属性进行区别归类的过程。比较与分类是两种疾病的逻辑思维方法，分类是比较的前提，比较是分类的依据。

3. 抽象与概括　抽象是把事物的共同属性和本质特征抽取出来，而舍弃其非本质的属性和特征的过程；概括就是把事物抽取出来的共同属性和特征结合在一起，并推广到其他同类事物上的过程。抽象与概括的过程就是一个加工裁剪的过程，二者密切联系，其结果形成了概念和理论，实现了认识过程的飞跃。

4. 具体化与系统化　具体化是把抽象出来的事物的一般性特点应用到具体事物上的过程；系统化是在概括的基础上，把同类事物进行归类的过程。通过具体化与系统化的思维过程，人们在头脑中对事物才逐步形成了一个完整的认识体系。

任何的思维活动都是分析与综合、比较与分类、抽象与概括、具体化与系统化这些过程协同作用的过程。

（四）问题解决的思维

思维过程主要体现在问题解决的活动中，问题解决是思维活动的方式之一。问题解决（problem solving）是指由一定情境引起的，按照一定的目标，应用各种认知活动和技能等解决问题的过程。

1. 问题解决的思维过程　问题解决是一种有目的的复杂的思维活动。问题解决的思维过程一般包括发现问题、分析问题、提出假设和检验假设四个阶段。

（1）发现问题　问题解决从发现问题开始，只有善于发现问题并抓住问题的核心，问题解决才会有正确的方向。发现问题是分析问题和解决问题的前提条件。

（2）分析问题　分析问题就是要对问题进行研究，找出问题的症结所在，即找出问题的核心与关键，以便更好地把握问题的实质，明确解决问题的方向。分析问题的能力取决于个体的知识与经验。

（3）提出假设　就是提出问题解决的方案、策略，确定问题解决的原则、途径和方法。提出假设是解决问题的关键。

（4）检验假设　问题解决时所提出的假设是否正确，直接会影响到问题解决的结果。如果假设被证明是错误的，还需要修改和提出新的假设。检验假设的方法有直接的实践检验和间接的智力活动检验两种。

2. 影响问题解决的因素

（1）知觉特点的影响　不同的人知觉特点不同，解决问题的方式也会有所不同。也就是说，知觉的特点会影响到问题的解决。

（2）心理定势的影响　心理定势（mental set）是心理活动的一种准备状态，是指在过去知识经验的影响下，在解决新问题时的一种习惯化的心理倾向性，是过去的思维影响现在的思维。定势表现为问题解决过程中的思维倾向性，有时有助于问题的解决，有时会妨碍问题的解决。解决现实生活中的很多问题需要突破这种思维的定势。

（3）功能固着的影响　在问题解决时，人们往往习惯于把某种功能赋予某一物体，即称为功能固着（functional fixedness）。功能固着是思维活动刻板化的一种现象，能否改变这一固有的观念，常常是问题解决的关键。

（4）迁移的影响　是指已获得的知识经验、技能和方法对解决新问题的影响。迁移有正迁移和负迁移之分。

（5）动机水平的影响　动机水平是指问题解决的迫切程度。动机是问题解决的内部动力，心理学研究表明，动机强度与问题解决的效率有一定关系。在问题解决时，动机水平过高或过低都是不利的，而中等动机水平是最有利于问题解决的。

（6）人格特征的影响　社会实践证明，问题解决的效率也受人格特征的影响。性格外向、情绪稳定、思维灵活、有意志力的人往往更有利于问题的解决。

五、想象

（一）想象的概念

想象（imagination）是人对头脑中已有的表象进行加工改造，形成事物新形象的思维过程。想象不是凭空产生出来的，它来源于头脑中的表象，来源于客观现实。表象（representation）属于记忆的范畴，是人脑对过去感知过的事物形象的反映，是对过去感知过的事物痕迹的再现。想象是思维的一种特殊形式，是人类所具有的高级的认知活动。

（二）想象的种类

根据想象有无目的，可把想象分为无意想象和有意想象两种类型。

1. 无意想象　无意想象（involuntary imagination）又称不随意想象，是指无预定的目的，在某种刺激作用下不由自主地产生的想象。是一种自发的、简单的、几乎不受自我调控的心理现象。梦是无意想象最典型的例子。研究表明，梦是一种正常的生理和心理现象，做梦对人的健康没有什么危害，而且在创造性的活动中，梦还可能给人以灵感。

2. 有意想象　有意想象（voluntary imagination）又称随意想象，是指有预定目的的，自觉有意识进行的想象。这种想象在人的想象中占主导地位，往往具一定的预见性和方向性。有意想象根据其新颖性、创造性和独立性的不同，又可分为再造想象、创造想象和幻想。

（1）再造想象（reproductive imagination）　是指根据语言文字的描述或图样、模型、符号的示意，在头脑中形成相应新形象的过程。有效的再造想象需要满足两个条件：一是正确理解语词及各种图像标志的示意，二是有足够的表象储备。

（2）创造想象（creative imagination）　是指不依据现成的描述或图示等，独立地创造出事物新形象的过程。创造想象所产生的事物新形象具有新颖性、奇特性，并往往具有一定的社会意义。文学创作、科学发明等大多属于创造想象。

（3）幻想（fantasy）　是指与个体的主观愿望相联系并指向未来的想象。它是创造想象的一种特殊形式，是构成创造想象的准备阶段，具体表现为理想和空想两种形式。

理想是指那种以现实为依据，符合事物发展规律的、有实现可能的幻想。

空想是指那种完全脱离现实，不符合事物发展规律且不可能实现的幻想。

（三）想象的作用

爱因斯坦说："想象力比知识更重要，因为知识有限，而想象力概括着世界上的一切，推动着知识的进步，是知识的源泉。"人的一切心理活动，尤其是创造性的活动都离不开想象。想象是人们认识客观世界和改造客观世界的有力武器。想象的作用主要体现在以下几个方面。

1. 想象有补充知识经验的作用 在现实生活中，由于时空的限制，人们总是有很多无法直接接触或者无法感知的事物，而要想认识和理解它们，只有凭想象的补充知识经验的作用。例如我们可以通过考古资料想象和模拟原始社会人类生活的情境。

2. 想象有满足需要的替代作用 生活中人的需要多种多样，有的是可以实现的，有的是无法实现的。那些无法实现的需要有时也可以借助于想象来获得一定的满足。如幼儿没有玩具火车可以把小板凳当作小火车来开等。

3. 想象有预见性的作用 人类的各种活动往往都有一定的预见性和计划性，这是想象的重要作用。

六、注意

（一）注意的概念

注意（attention）是人的心理活动或意识活动对一定对象的指向和集中。注意不是一个独立的心理过程，而是一种伴随着心理活动的状态，是在感知、记忆、思维、想象、情绪情感、意志等心理过程中产生并贯穿于人的整个心理过程。注意与心理过程的关系是相互联系、密不可分的。离开心理过程的注意不能独立存在，没有了注意，一切心理过程也就无法产生。

注意有两大特性，即指向性和集中性。指向性是指人的心理活动不能同时指向所有的对象，而只能选择其中的某些对象，舍弃另一些对象。集中性是指心理活动全部聚焦在所选择的对象上，这表现在心理活动的紧张度和强度上。二者是紧密相连的，是注意特性的两个不同方面。

（二）注意的种类

根据注意的目的性和意志努力程度不同，可把注意分为以下三种类型。

1. 不随意注意 不随意注意也称无意注意，是指没有预定目的，不需要意志努力的注意。现实生活当中，能够引起不随意注意的刺激物是无处不在的。也就是说，不随意注意是可以随时发生的。一般来说，当刺激物突然出现或者对象与背景间对比强度很大或者对象很新异、很奇特等都容易引起不随意注意。

2. 随意注意 随意注意也称有意注意，是指有预定目的，需要付出一定意志努力的注意。它是在不随意注意的基础上发展起来的，是人特有的一种心理现象。有意注意往往服从于预定的任务和目的，它受人意识的调节和支配。

3. 随意后注意 随意后注意也称有意后注意，是指一种既有目的又无需意志努力的注意。它是在有意注意的基础上发展起来的，兼有不随意注意和随意注意两方面的一些特点。

在现实生活中，不随意注意、随意注意与随意后注意三者之间是密切相连的。不随意注意和随意注意可以相互转换，随意注意也可以发展成为随意后注意。

（三）注意的品质

1. 注意的广度 注意的广度也称注意的范围，是指在单位时间内所能清楚地把握对象的数量。知觉的特点、个体的知识经验、任务的难易程度等都会影响到注意的广度。

2. 注意的稳定性 注意的稳定性是指注意在一定时间内相对稳定地保持在注意对象上。注意所维持的时间越长，注意越稳定。注意的稳定性是保证顺利完成某项活动所必需的。与注意的稳定性相反的注意品质是注意的分散。注意的分散是指注意离开了所要指向的对象，而转移到无关对象上的现象。

3. 注意的转移 注意的转移是指由于环境或任务的变化，注意从一个对象转移到另一个对象上的现象。

注意转移的速度和质量，取决于活动的性质和个体对活动的态度。注意的转移与注意的分散不同，注意的转移是有目的的、主动的，而注意的分散是无目的的、被动的。

4. 注意的分配 注意的分配是指在同一时间内，把注意指向于两种或几种不同的对象或活动上。如学生上课时边听讲边做笔记，表演者边唱歌边跳舞等。当然，注意的分配是有条件的，即同时进行的不同活动中有些必须是特别熟练，而且所从事的几种活动之间必须有一定的内在联系。

> **考点提示**
>
> 注意的概念、注意的分类、注意的品质。

第三节　情绪情感过程

> **➡ 案例引导2-3**
>
> **案例：** 李某，女，37岁。李某因个性倔强，过于谨慎，择偶千挑百选，而一误再误，最终成为大龄女孩。半年前在家里的一再催促下，勉强与单位一男同事结婚。婚后发现丈夫大男子主义特别严重，性生活也毫不考虑自己的感受，不懂得尊重自己，多次劝说也没有效果。现在对结婚悔恨不已，想离婚又怕家人反对，担心同事耻笑。现在内心焦虑、不安，非常痛苦，不知该怎么办！
>
> **问题：** 李某的情绪情感出现了怎样的问题？你会给她怎样的建议？

一、情绪和情感概述

（一）情绪和情感的概念

情绪和情感（emotion and feeling）是指人对客观事物是否符合自身的需要而产生态度的体验，是人脑对客观事物与人的需要之间关系的反映。

人类在认识外界客观事物时，必定会产生乐与苦、喜与悲、爱与恨等主观性体验，这种人对客观事物的态度体验及相应的行为反应即称之为情绪和情感。这种情绪和情感与人的认识过程一样，也是对客观世界的一种反映形式，但它又不同于人的认识过程。它们不是对客观事物本身的反映，而是对客观事物与人的需要之间所存在关系的反映，即主体和客体之间关系的反映。我们可以从下面几个角度来理解情绪和情感。

首先，需要是情绪和情感产生的基础。在现实生活中，人的需要是特别丰富和多样化的。需要是人的生理和社会客观需求在人脑中的反映。情绪和情感与人的需要有着直接的关系，没有需要，人也就不会产生情绪和情感，需要是情绪和情感产生的基础。

其次，情绪和情感的产生是以客观事物是否满足需要为中介的。任何情绪和情感都不是自发的，而是由客观事物引起的，客观事物是产生情绪和情感的来源。但是，并不是任何客观事物都能引起人的情绪和情感。只有那些与人的需要相联系的客观事物，才能使人产生情绪和情感。也就是说，情绪和情感是以人的需要为中介的一种心理过程，它反映了客观事物与主体需要之间的关系。当客观事物符合主体需要时，就会产生积极的情绪体验，否则便会引起消极的情绪体验，这种体验就构成了情绪和情感的心理内容。

最后，情绪和情感是人的一种主观感受状态，或者说是人的一种体验状态。体验是情绪和情感的基本特色，没有体验，也就没有了情绪和情感。每个人都会有许多主观感受，如喜、怒、哀、乐、爱、恨等。人们对不同的客观事物也会产生不同的感受状态。人对自己、对他人、对各种事物也都会产生一定的态度体验。

（二）情绪和情感的关系

情绪和情感就如一对孪生姐妹，反映心理过程中同一现象的不同方面，很难把它们完全分开。现实生活中，情绪与情感之间既相互区别，又相互联系。

1. 情绪与情感的区别

（1）产生的需要不同　情绪是与人的生理需要（包括衣、食、住、行、性等）是否得到满足相联系的，是一种本能的、低级的态度体验；情感是与人的社会需要（包括亲情、友情、爱情、文学艺术、道德等）是否得到满足相联系的，是一种人类所特有的、高级的态度体验。

（2）归属不同　情绪是动物和人所共有的，是源于本能的、较低级的；情感则是人类所特有的，高级的。

（3）产生时间不同　从人类进化和个体发展的角度来看，情绪产生较早，人出生时就会有一定的情绪反应，但没有情感；情感则产生较晚，它是人在社会实践过程中逐渐产生的，随着人年龄增长而逐渐发展起来的，如道德感、成就感和美感等。

（4）反映特点不同　情绪往往具有情境性、激动性、短暂性等特点，而情感具有稳定性、持久性、深刻性等特点。情绪往往随着情境的变化而发生改变；情感一般不会受情境的影响，表现稳定而持久。

（5）表达程度不同　情绪往往是外显的，通过言语、表情或行为，一般他人是可以直接能感知到的；而情感是内敛的，深藏于人的内心，很多时候是不会轻易显露出来被他人感知的。

2. 情绪与情感的联系

（1）情感依赖于情绪　情绪是情感的外在表现，稳定的情感是在情绪体验的基础上形成并通过具体的情绪反应表达出来的。所以说，离开情绪的情感是不存在的。

（2）情绪依赖于情感　情感是情绪的本质内容，情绪的各种变化也常常饱含着一定的情感，而且反映不同情感的深度。情感是内在的态度体验，对情绪也往往有一定的调节和制约作用。

（3）二者相互依存，密不可分　情绪和情感合称为感情，是同一心理活动的两个方面，二者既有区别又有联系，它们总是彼此依存、相互交融、密不可分。

（三）情绪的维度及两极性

情绪的维度（dimension）即指情绪所固有的某些特征，主要包括情绪的动力性、激动度、强度和紧张度等几个方面。这些特征的变化幅度又都具有两极对立的特性，即情绪的两极性。

1. 从动力性上看，情绪有增力和减力两极　一般而言，满足需要的肯定情绪都是积极的、增力的，能提高人的活动能力，对活动有促进作用；不能满足需要的否定情绪都是消极的、减力的，能降低人的活动能力，对活动有阻碍的作用。

2. 从激动度上看，情绪有激动和平静两极　激动往往是由一些重要的、突然发生的事件引起的强烈的、有明显外部表现的情绪状态，如狂喜、极度恐惧等，而对应的平静是一种在正常生活、学习、工作时的平稳、安静的情绪状态。

3. 从强度上看，情绪有强和弱两极　一般人的情绪都会有从弱到强的等级变化。如从讨厌到厌烦，再到憎恨；从愠怒到愤怒，再到狂怒等。最强和最弱构成情绪的两极。

4. 从紧张度上看，情绪有紧张和轻松两极　情境的紧迫程度、个体的心理准备状态和应变能力等因素都会对人的情绪紧张度产生影响。

二、情绪和情感的种类

情绪本身是作为对客观事物的一种反应形式而存在的，是非常丰富和复杂的一类心理现象。从不同的角度、方面可以分成不同的类型。根据情绪的性质、情绪状态的变化程度和情感的社会性等内容，可以有如下三种分类方式。

（一）根据情绪的性质分类

此种分类方式确定人类具有四种最基本、最原始的情绪：快乐、悲哀、愤怒和恐惧。这也是与本能需要相联系的、人类与动物所共有的。快乐是个体在需要得到满足或者追求的目的达到时所产生的满足体验。悲哀是在愿望破灭、所追求的目标无法实现时所产生的体验。愤怒是在因受到干扰而不能达到预期目标，紧张状态积累到一定程度时所产生的体验。恐惧是在遭遇某种危险情境，企图摆脱、逃避时所产生的体验。

（二）根据情绪的状态分类

情绪状态指的是在某段时间内因受某些事件或情境的影响所产生的一种情绪。根据情绪发生的强度、持续的时间和影响力大小，可分为心境、激情和应激三种状态。

1. 心境（mood）　心境是一种具有感染性的，比较微弱而持久的情绪体验状态，通常也叫心情。心境可以影响人的整个精神活动，具有弥散性的特点，如"人逢喜事精神爽""感时花溅泪，恨别鸟惊心"等。它不是对于某一事物或情境的特定体验，而是以同样的态度对待所有的事物或情境。心境的变化受多种因素的影响，其所持续的时间可以有几个小时、几周、几个月，甚至有的可以达到一年以上。

心境在现实生活中因人而异，对人的生活、工作、学习以及身心健康都会发生重要的影响。积极向上、乐观的心境可以提高人的活动效率，增强自信心，憧憬未来，有益于健康；而消极悲观的心境，会降低人的活动效率，使人丧失信心和希望，过于悲观，有损健康。

2. 激情（intensive emotion）　激情是一种短暂而强烈、爆发快的情绪体验，通常也叫激动。激情往往是由生活中的重大事件、突如其来的情境或激烈的对立意向冲突所引起。激情有积极和消极之分。激情状态下一般都伴随着明显的生理反应和外部行为，如北京纪念抗战胜利70周年大阅兵时人们那激动万分的情绪状态，就是积极的爱国主义激情的表现；而消极的如咬牙切齿，手舞足蹈，甚至发生痉挛、晕厥等，此时人的认识范围狭窄，分析能力和自我调控能力减弱，往往不能正确评价自己行动的意义和后果，因而容易发生鲁莽不计后果的行为。

3. 应激（stress）　是指人们在面临意外的紧急情况或环境刺激时所产生的适应性反应，是一种身心处于高度紧张的、特殊的情绪状态。应激状态下会引发一系列生理反应，如肌肉紧张、心跳加快、呼吸急促、血压升高、血糖增高等。当人们遇到某种危险或面临某种突然事变时，如高速行驶中的汽车，突然刹车失灵等，所产生的一种特殊的、紧张的情绪体验，即为应激状态。

> **考点提示**
>
> 情绪的三种状态。

应激状态很消耗人的体力和心理能量，如果应激状态长期持续，机体的适应能力将会受到损害，可能会导致适应性疾病的产生。因此，个体长期处于应激状态，对健康是很不利的。

（三）情感的分类

情感是人类所特有的，与人的社会性需要相联系的高级的主观体验。人类高级的社会性情感按其性质和内容可分为有道德感、理智感和美感。

1. 道德感（moral feeling）　是指按照一定的道德标准来评价人的思想、意图、观念和行为时所产生的情感体验。道德感主要包括爱国主义感、集体荣誉感、责任感、同情感和正义感等。道德感是现实生活中一类同道德评价相联系的情感，是人在社会实践过程中发生和发展起来的，它直接体现了社会客观事物与行为主体的道德需要之间的关系。

2. 理智感（rational feeling） 是指人在智力活动中认识和评价客观事物时所产生的情感体验。它与人的认识活动、求知欲及对真理的探求是否得到满足相联系。理智感产生于人的智力活动过程中，对推动人学习科学知识，探索科学奥秘，认识和掌握事物发展规律有重要作用。

3. 美感（aesthetic feeling） 是按照一定的审美标准来评价外界事物时所产生的情感体验。人们的审美标准既是对事物的客观属性的反映，又受个体自身的思想观念和价值观念的影响。美感具有明显的现实性和社会性，不同的人、不同文化背景、不同历史时期，人们对美的评价也存在较大的差异。如对女性体形美的评价，当今社会以突出线条为美，而在中国历史上的隋唐时期却以肥胖为美。对美感体验强度的大小受人的审美能力和知识经验的制约，对美感的追求和进行美的教育也是精神文明建设的一个重要组成部分。

三、情绪和情感的表达

情绪和情感是一种内部的主观体验，但当情绪和情感发生时，又总是伴随着相应的外部行为表现。这些来自外部的行为表现都是可以观察得到的，更是与情绪和情感有关的，我们称之为表情动作或情绪表达。相同的情绪可以有不同的表达方式，不同的情绪也可能以同样的方式表达出来。情绪表达主要有面部表情、身段表情和言语表情三种基本方式。

（一）面部表情

面部表情（facial expression）是指通过面部肌肉、眼部肌肉和口部肌肉的变化来表现各种情绪状态的一种情绪情感表达方式。达尔文早在1872年《人类和动物的表情》一书中就认为，表情是动物和人类进化过程中适应性动作的遗迹。这说明人的表情是具有原始的生物根源的，也就是说，原始情绪的面部表情是天生的、固有的，人的许多最基本情绪，如喜、怒、惧、悲等是能为全人类所理解的。

面部表情是人类最基本的沟通方式，也是情绪表达的一种基本方式。有研究表明，面部表情具有泛文化性特点，不同文化背景下的人也可能产生相同的面部表情，以表达相同的情绪体验，同时也会被他人共同承认、接受和使用。心理学家们经过大量的研究发现，下列七种表情是世界各民族都能够辨认出来的，即快乐、生气、害怕、惊讶、厌恶、悲伤和轻视。在面部表情识别方面的研究中还发现，最难辨认的表情是怜悯、怀疑；较难辨认的表情是悲哀、恐惧；最容易辨认的表情是快乐、痛苦。综合而言，情绪的成分越复杂，表情辨认的难度越大。此外，一些心理学家研究也证实人脸部的不同部位具有不同的表情作用。

（二）身段表情

身段表情（body expression）通常也称"体语"，是指通过身体各部位呈现的姿态来表现所发生的情绪状态的一种情绪情感表达方式。身段表情可分为身体表情和手势表情两种类型。身体表情反映人在不同情绪状态下，身体姿态所发生的不同变化。如高兴时"捧腹大笑"，得意时"手舞足蹈"，失意时"垂头丧气"，紧张时"坐立不安"等。人的一颦一笑、一举手一投足都会反映不同的身体表情。

手势（gesture）也是一种重要的身段表情。手势通常和语言一起使用，来表达人的某种思想感情，如反映赞成还是反对、接纳还是拒绝、喜欢还是讨厌等态度体验。同时，手势也可以单独用来与他人交流，表达个人情感，传递个人信息。尤其是在无法用语言沟通的特殊环境中，手势表情更会起到至关重要的表达作用。

心理学研究表明，身段表情是后天通过学习所获得的，由于受不同的社会文化背景、风俗习惯等的影响，身段表情的具体含义不仅存在个别差异，而且也存在团体、民族或地域的差异。如同样是竖大拇指，在中国其含义是赞赏、夸奖的意思，而在有些国家则恰恰相反，是表达侮辱的意思。

（三）言语表情

言语表情（language expression）是指通过语言的声调、节奏和速度等方面的变化来表现所发生的情绪状态的一种情绪情感表达方式。言语表情也是人类所特有的表达情绪的手段。语言是沟通交流的工具，沟通中说话音调的高低、强弱，节奏的快慢等都会影响到交流的效果，都属于言语表情。如人们惊恐时的尖叫，悲哀时的呜咽，气愤时的呐喊，痛苦时的呻吟等。

总之，面部表情、身段表情和言语表情构成了人类非言语交往形式，是人们表达情绪、情感的重要外部方式。作为情绪的有效表达方式，它们在人际沟通中经常相互配合，更加准确或复杂地表达着不同的情绪。

> **⚡ 考点提示**
>
> 情绪表达的三种基本方式。

四、情绪和情感的作用

情绪和情感是人的心理过程中最重要的内容之一，而情绪和情感更是人的精神活动的重要组成部分。情绪和情感在人类的心理活动和社会实践中，有着极为重要的作用。

（一）情绪和情感对适应社会的影响

情绪和情感是人类进化发展的产物，并随着大脑的发展而不断得到分化，在人类与环境接触当中，情绪体现了适应的价值。可以说，情绪和情感是人类生存、发展和适应环境的重要手段。一方面，有机体可以通过情绪和情感所引起的生理反应来激发其身体的潜能，使有机体正常运转并始终处于一个适宜的活动状态，便于有机体适应环境的各种变化；另一方面，情绪和情感还可以通过各种表情表现出来，以便得到别人更好的同情和帮助。

（二）情绪和情感对工作效率的影响

情绪和情感与工作效率的关系是一个复杂的问题。从情绪和情感的两极性，我们知道，情绪既有积极的一面，也有消极的一面。一般说来，积极的情绪和情感能够提高人的活动能力，能够不断充实人的精力和体力，有助于提高工作效率；而消极的情绪和情感能够抑制人的活动能力，消耗人的体力和活力，从而降低和影响工作效率。心理学研究也表明，消极情绪也并不是完全不好，也不是在所有时候都会降低工作效率。例如焦虑情绪，焦虑与学习效率的研究结果证实，适度的焦虑能发挥人的最高学习效率。

⊕ 知识链接2-2

EQ、IQ 和 MQ

智商（IQ，intelligence quotient）是代表人的智力高低的数量指标。反映一个人的观察力、记忆力、思维力、想像力、创造力、分析问题和解决问题的能力。情商（EQ，emotional intelligence quotient）是指管理自己的情绪、处理人际关系的能力。德商（MQ，moral intelligence quotient）是指一个人的德性水平、道德、人格品质。德商的内容包括体贴、尊重、容忍、宽恕、诚实、负责、平和、忠心、礼貌、幽默等各种美德。三者之间的比例是 MQ 占 20%、IQ 占 35%、EQ 占 45%。无论一个人的智商和情商有多高，没有德商的眷顾，在短时间内会得到社会的认可，可是经不起历史的考验，在大风大浪中，就会没入风尘、销声匿迹。

（三）情绪和情感对人际关系的影响

人是社会人，必然要与各种人进行交往，且交往中每个人又总是出于自身的某种愿望或需要，不管交往的形式如何，每个人都会因愿望是否得到满足而产生各种情绪体验。情绪和情感是人与人之间交往联系的纽带，是评价和判断人际关系的重要指标。根据情绪和情感的两极性，肯定的情绪和情感对人的活动有积极的增力作用，往往有利于人际关系的和谐；否定的情绪和情感对人的活动则起到了消极的减力作用，往往会影响到人际沟通和对信息的理解，甚至会产生扭曲，有损于人际关系的和谐。

（四）情绪和情感对心身健康的影响

俗话说"人生不如意十有八九"，在现实生活中，情绪的发生是在所难免的，而且情绪对心身健康的影响作用更是显而易见的。我国古代医学研究早就肯定了情绪与健康的关系，积极的情绪能治病，消极的情绪能致病。现代医学、心理学的研究也表明，人的所有心理活动都是在一定的情绪基础上进行的，情绪对人的心身健康具有直接的作用。乐观、开朗、心情舒畅等正性情绪能够激发人的主动性和创造性，有利于提高工作效率，有益于人的生理和心理健康；而焦虑、抑郁、悲伤和愤怒等负性情绪能够使人意志消沉，不利于人的主观能动性的发挥，更容易导致心理障碍，有损于心身健康。

第四节　意志过程

⇒ **案例引导2-4**

案例：高某，男，16岁，中学生。高某是家中三代单传，因而从小就倍受爷爷奶奶的宠爱，常常以"小皇帝"自居；而父母都忙于工作，疏于管教。小时候虽然任性、贪玩，学习成绩还可以。但自高中开始喜欢上网，学习是三天打鱼两天晒网。高二更是每天沉迷网络不能自拔，学习成绩直线下降，自己抑制不住，家长想管却管不了，现在发展到厌学，甚至想辍学。家长很是苦恼。

问题：高某出现了怎样的心理问题？你会给他怎样的帮助？

通过前面的学习，我们知道，人对客观世界的反映并不完全是消极的、被动的，很多时候更是积极的、主动的。可以这么说，人是通过认知过程认识世界，通过情绪和情感过程体验世界，又通过意志过程来改造世界的。

一、意志的概念

意志（will）是指人们有意识地支配、调节行为，通过克服困难以实现预定目的的心理过程。

意志，作为人类所特有的一种极其复杂的心理现象，是人在认识世界和改造世界的需要中产生，也是在随着人类不断地追求进步的过程中得到发展的，是人类意识的能动性、积极性的集中体现，也是人类与动物的本质区别之一。研究表明，一些在事业上有突出成就的人，他们不仅仅智力水平相对较好，做事情有明确的目的性，在拼搏进取的道路上他们更是意志力坚强的人。也就是说，任何一个人，想要成就一番事业，顽强的意志和不畏艰险的精神是离不开的。

意志是人类特有的高级心理活动过程。它和认知过程、情绪和情感过程共同构成了人的心理过程，三者之间相互联系、相互影响，从不同侧面反映了人的整个心理活动的不同特征。认知过程是意志活动的前提和基础，意志过程受情绪和情感过程的影响，情绪情感过程对意志具有动力作用。同时，意志对情绪和情感也具有调节和控制作用。个体所发生的同一心理活动，通常既是认知的，又是情绪和情感的，也是意志的。任何的意志过程都必然包含有认知的及情绪和情感的成分，任何的认知过程及情绪和情感过程的发生也必然都包含有意志的过程。

二、意志行动的基本特征

意志是自觉的、有意识、有目的的行动，是通过自身努力克服困难和挫折的行为表现出来的。我们常常把这种受意志支配的行动称为意志行动。人的意志主要体现在意志行动上，意志行动具有以下三个最基本的特征。

（一）意志行动的前提是行动有明确的目的

行动具有明确的目的性是意志的首要特征，也是意志活动的前提。人类是现实的主人，人类与动物不同的是，动物的行为是消极的、盲目的、无意识的，一切无意识的行动都不是意志行动。人类并不是消极被动地适应环境，而是积极能动地认识和改造世界。也就是说，人类行动的本质就是有目的、有计划、有步骤和有意识的行动。人在从事某一活动之前，其活动的结果已经作为行动的目的并以观念的形式存在于人脑之中，随后并以这个观念来指导自己的行动。同时，对于人的自觉行动是否符合目的性，意志本身也具有一定的调节作用，这也是意志的能动性体现。由此可见，意志行动的目的性特征是人类与动物的本质区别。

（二）意志行动的核心是行动与克服困难相联系

意志行动的第二个特征是行动与克服困难相联系，这是意识行动的核心。在现实生活中，人的所有自觉的、有目的性的行动也并不都是意志的表现，如聊天、娱乐、喝水、散步等并没有与克服困难相联系，故不属于意志行动。意志行动是在人们克服困难中集中表现出来的，个体所遭遇到的困难主要包括内部的困难和外部的困难。内部的困难是指来源于自身的困难，主要有心理上的和生理上的困难，如性格懦弱、缺乏自信、身体透支或发生疾病等；外部的困难是指来自于外部环境中客观条件的困难，如环境恶劣、人际冲突等。外部的困难一般通过内部的困难起作用，内部的困难更难克服。

（三）意志行动的基础是随意性的运动

意志行动的第三个特征是以随意性运动为基础。人的行动一般可分随意运动和不随意运动两种。随意运动指的是可以受主观意识控制和调节的运动，是那些主要由神经控制的躯干四肢的运动，如打球、学习、上网等，具有一定的方向性和目的性。不随意运动指的是那些不以人的意志为转移的、不受意识控制和调节的运动，如打喷嚏、咳嗽、眨眼等，主要是由自主神经支配的内脏运动和反射运动。意志行动的目的性，就决定了意志行动必须是在人的主观意识调节和控制下的随意运动。所以说，随意运动是意志行动的基础。

综上所述，意志行动的三个基本特征并不是割裂开的，而是相互联系的。明确的目的性是意志行动的前提，与克服困难相联系是意志行动的核心，随意运动是意志行动的基础。

三、意志行动的基本过程

意志行动的基本过程是指意志对行动的积极能动的调节过程。它一般要经历发生、发展和完成的过程。这个过程主要分为两个阶段：采取决定阶段和执行决定阶段。

（一）采取决定阶段

采取决定阶段是意志行动的初始和准备阶段。这一阶段执行者一般要经过深思熟虑，慎重地做出抉择，是保证行动正确执行的前提。同时，也往往会影响到行动执行的最终结果。此阶段主要有以下三个基本环节。

1. 确定行动的目标　预先确定行动目标，是意志行动产生的重要环节。它决定着意志行动的方向和方法的选择及计划的制定。一般来说，目标越明确，行动越自觉，意志行动的成功率也会越高，对社会的意义也越大。

2. 选择行动的方法　行动目标一旦确定，行动方法的选择就显得尤为重要。因为，同一工作任务可能会有多种完成方法，哪一种方法更简洁、更有效，这也需要执行者作出必要的选择。一般情况下，有经验的执行者会通过调查研究，从全局出发，权衡利弊，根据客观实际，选择切实可行的行动方法。

3. 制定行动计划　确定了目标，选择了有效的方法，下一步就是要制定明确的行动计划。计划的制定，就是为了行动有章可循，使意志行动表现为一个连续、完整、统一的过程。而随着计划的制定，意志行动就进入了执行决定阶段。

（二）执行决定阶段

执行决定阶段是意志行动的完成阶段，是准备阶段的方法和计划全部付诸实施，直至达到预期目的的过程。即便采取决定阶段的各项工作做得再好，若不付诸实施，一切都只能是镜花水月。所以执行决定阶段才是意志行动最重要的阶段，也是人的意志水平的高度表现。在意志行动的执行阶段，执行者还需注意以下两个问题：一是要求执行者必须坚持采用所选择的方法，执行预定的目标和计划好的行为程序；二是要求执行者要及时修正或制止计划执行过程中出现的那些不利于达到预定目标的行动。

只有通过上述两个阶段，人的主观目的才能转化为客观结果，主观决定才能转化为实际行动，意志行动才能得以最终实现。

四、意志品质

意志品质指的是一个人意志的比较稳定的方面，也是一个人采取积极行动的内部动力。意志品质构成人的性格的意志特征，从而表现出明显的个体差异，是人类心理过程的重要组成部分。意志品质反映了一个人的意志的优劣、强弱和发展水平，贯穿于人的意志行动的始终。

1. 意志的自觉性　指的是个体在行动中对行动的目的及其社会意义有明确的认识，并主动采取符合社会要求的行动，直至达到目标的意志品质。具有自觉性意志品质的人，生活中有主见，不随波逐流，更不愿屈服于外界施加的压力，能独立地进行判断，独立地采取决定并执行决定。这种自觉性贯穿于意志行动的全部过程，具体表现在确定行动目的的自觉性、执行行动目的的自觉性、行动中克服困难的自觉性、对行动结果评价的自觉性。

与自觉性相反的是盲从性和独断性。盲从性即受暗示性，是指做事情没有明确的行动方向，缺乏坚定的信心和决心，容易受他人影响，人云亦云，缺乏主见。独断性是指做事情固执己见，一意孤行，刚愎自用，不接受别人的意见或建议。两者都是意志品质不良的表现。

2. 意志的果断性　指的是人在行动中善于明辨是非，迅速而有效地采取决定和执行决定的意志品质。果断性以正确的认识为前提，以深思熟虑和坚决果敢为基础，是一个人智慧、胆识、学识的有机结合。特别是在动机冲突非常强烈时，能够当机立断，在紧张行动时，能够敢于担当，在行动不需要立即执行或因意外情况发生变化时，又能适时地做出决定，立即停止行动。这种意志品质在当今社会中显得尤为重要。

与果断性相反的是优柔寡断和武断。优柔寡断是指已有事实依据需要作出决定时，却瞻前顾后、犹豫不决，或者是执行决定时常怀疑行动的正确性，动摇不定，拖延时间等。武断是指没有事实依据时就匆忙作出不符合实际的，甚至是错误的决定。武断是鲁莽草率的行为，往往不顾及后果，是一种极为不理智的行为表现。两者都是遇事不果断的表现。

3. 意志的坚韧性　指的是在执行决定时，能够以充沛的精力和百折不挠的精神顽强地克服各种困难，坚持到底，实现预定目的的意志品质。正如拉蒂默所言"水滴石穿，不是因其力量，而是因其坚韧不拔、锲而不舍"。具有坚韧性意志品质的人，表现为目标明确，勇往直前，坚韧不拔，始终如一。坚韧性是人们取得事业成功必不可少的良好的意志品质。

与坚韧性相反的是动摇和执拗。动摇是指在执行决定时，常因遇到挫折和困难而动摇自己的决心，甚至放弃所追求的目标，这种人常常表现为朝秦暮楚、知难而退、做事虎头蛇尾、见异思迁、半途而废。执拗是指不能正确地估计自己，拒绝别人的意见，明知有错却还要一意孤行、固执己见、执迷不悟，是一种意志薄弱的具体表现。两者都属于消极的意志品质。

4. 意志的自制性　意志的自制性又叫自制力，指的是在意志行动中善于管理和控制自己的情绪，能够很好约束自己言行的意志品质。意志的自制性主要表现为对自己的情绪、愿望、兴趣、爱好、动机、注意力等心理过程进行有意识的控制和约束，以期顺利实现自己的目标。自制性表现在意志行动的全部过程中，是一个人具有坚强意志的重要标志。

与自制性相反的是任性和怯懦。任性是指不能很好控制自己的情绪，表现为放纵自己，我行我素，好感情用事，有随意而为的倾向，并易受外界的引诱和刺激干扰，甚至产生违纪行为。怯懦是指行动时仓皇失措、畏缩不前，易受外界的诱惑及干扰，害怕作决定，也无法将决定贯彻到底。

> 💡 **考点提示**
>
> 　　意志的三种基本特征、四种意志品质。

自觉性、果断性、坚韧性和自制性，是人的四种良好的意志品质。这些意志品质之间是相互联系，缺一不可的。

第五节　人　格

⇒ **案例引导2-5**

> 　　**案例：**患者，女，大一新生，18周岁。自诉：现在很痛苦，认为不该上大学，觉得一天也呆不下去了。其在家里是独生女，事事都是爸爸妈妈照料，甚至连衣服鞋袜都不用自己洗，而进入大学后什么也不会做，就想回家，对大学的生活一点都不适应。梦中梦到爸妈，醒来后常常暗自流泪，也曾力求让自己快乐起来，强迫自己忘掉家中的幸福温馨，集中注意力学习，但无论自己怎样努力，眼前总是浮现出父母及过去同学的身影……无法控制自己的情绪。
>
> 　　**问题：**患者的问题什么？是怎样产生的？又该怎么解决呢？

一、人格概述

（一）人格的定义

人格（personality）一词来源于拉丁文"persona"，原意是指"面具"，是古希腊戏剧中演员所戴的用具，类似于中国京剧中的脸谱，用以表现演员们所扮演的角色和身份。面具不同，表现角色的特点和人物特征也有所不同。心理学把"面具"转意为"人格"，是想借用这个术语来说明人生大舞台上的每一个人，都会随时根据社会角色的不同来更换面具，而这些面具所反映的就是一个人外显的那部分人格，代表了人格的一个方面。同时，一个人还有蕴藏于内不愿意表露出来那部分人格品质，即面具后面的"内在真实的自我"，是一个人人格的内在品质的反映。

到目前为止，有关人格的定义，说法很多，尚无统一、明确的解释。美国心理学家奥尔波特（Allport GW）曾经统计，各种有关人格其定义有不下 50 种。我国心理学界多数学者现在普遍认可的人格定义是：人格，也称个性，是指一个人的整个精神面貌，即具有一定倾向性的、比较稳定的心理特征的总和。

（二）人格心理结构

人格是多层次、多维度、多侧面的复杂的有机心理结构。它的构成主要包括人格倾向性、人格心理特征和自我调控系统三个部分。

考点提示

人格的心理结构。

1. 人格倾向性（personality inclination） 人格倾向性是人从事各种活动的基本动力，是人格结构中最活跃的因素。它主要来自于后天的学习培养和个体的社会化进程，包括需要、动机、理想、兴趣和世界观等。人格倾向性以积极性和选择性为特征，制约着人的全部心理活动，决定着人对周围世界的认识和选择趋向，对人格的变化和发展起着定向与推动作用，是整个人格结构的核心。而且，人格倾向性中的各个成分之间是相互联系、相互影响和相互制约的。其中需要是人格倾向性的源泉，动机、兴趣和理想等都是需要的一种表现形式，世界观居于最高层次，它决定着一个人的总的思想意识倾向。

2. 人格心理特征（psychological characteristics of personality） 人格心理特征是指一个人在心理活动过程中经常表现出来的、本质的、比较稳定的心理特点，反映个体处理问题的能力、方式和方向，它主要包括能力、气质和性格三个成分。人格心理特征是个体在进行心理活动过程中经常、稳定地表现出来的特征，集中反映每个人心理结构的独特性。能力是人格的水平特征，气质是人格的动力特征，而性格是人格心理特征中的核心成分。人格心理特征三个成分之间错综复杂但并非孤立存在的，它们既各有特点，又相互关联，同时还受到人格倾向性的制约。因此，人和人在人格心理特征方面也明显存在差异。

3. 自我调控系统（self-regulating system） 自我意识（self-consciousness）是人的自我调控系统的核心。自我意识是指个体对属于自己的身心各个方面的意识，在人格结构中具有重要的调节作用。人格的自我调控系统包括自我认知、自我体验、自我调控三个密切相连的子系统，对人格中的各种成分进行调节和控制，以保证人格的和谐、完整和统一。

人格心理结构的上述三个组成部分构成了一个有机的整体，它们彼此之间互相渗透、互相联系、互相影响、互相制约，共同对人的各种心理活动起着积极的引导和推动作用。

（三）人格的特性

尽管人格的概念多有不同，但在人格的特征上众多学者的观点比较一致，即人格有稳定性、独特性、整体性和社会性四个特征。

1. 稳定性 人格的稳定性是指个体在较长的一段时间内所从事的各种活动中经常表现出来的心理特征。那些一时的、偶然表现出来的心理特征不代表一个人的人格。只有一贯的、在绝大多数情况下都得以表现的心理特征才是人格的反映。正是因为有了人格稳定性的特点，我们才能真正把一个人与另一个人从心理面貌上区分开来。当然，人格的稳定性也并不是一成不变的。当社会环境及现实条件等影响因素发生变化时，人格也可能发生某种程度的改变。也就是说，人格既具有相对的稳定性，也具有一定的可塑性。

2. 独特性 人格的独特性也称个别性，是指每个人的心理和行为所存在的差异性。正所谓"人心不同，各如其面"，大千世界，人格的表现是千差万别的，具有明显的独特性。人格的独特性是人格最显著的特征，表现在人的需要、动机、能力、气质、性格等方面，都以自己独特的方式与环境相互作用。而人格的这种独特性并不排斥人与人之间在心理和行为上的共同性。人格共同性是指某一群体、某一阶级或某一民族在一定的群体环境、社会环境、自然环境中逐渐形成的共同的典型的人格特征。这种共同性具有一定的稳定性和一致性，对人的独特性有着一定的制约作用。人格是独特性与共同性的辩证统一。正是有了人格的独特性和共同性，才形成了人复杂的心理面貌。

3. 整体性　人格的整体性是指人格是一个统一的整体结构，是人的各种人格倾向性和人格心理特征的有机结合。人格的各个成分和特性并不是孤立地存在着，也不是机械地联合在一起，而是相互作用、相互影响、相互依存、相互制约的。如果其中一部分发生变化，其他部分也将随之发生变化。人格是一个有组织的整合体，跟诸多成分共同组成了一个多层次、多维度、多侧面、完整且复杂的人格系统。人格整体性具体表现为人格内在的和谐统一，否则就会出现人格分裂。

4. 社会性　人格的社会性是指在生物遗传的基础上个体自身所体现出的社会化程度和角色行为。

人格不是与生俱来的，人是社会性的动物，人格是社会人所特有的，人格既是社会化的对象，又是社会化的结果。每个人都既具有生物属性，又具有社会属性，人的生物属性是人格形成的基础，但人的的本质是社会性。如果人只有生物属性，脱离人类社会的实践活动，人格就不可能形成。因此，人格是自然性与社会性的统一。

（四）影响人格形成和发展的因素

人的人格发展是人的心理发展的重要组成部分，人格形成更是一个动态的发展变化的过程。一个人人格形成的关键是其自我意识的确立和社会化的完善。自我意识的确立标志着个体形成了有别于他人的心理内涵；社会化的完善标志着个体完成了社会角色的认同。人格的形成和发展经历了一个复杂而漫长的过程，简单地说，它是由生物因素、环境因素、人的实践活动和自我教育等因素共同决定的。换言之，人格是在生物遗传的基础上，在一定社会环境的影响下，个体通过实践活动逐渐形成和发展起来的。

1. 生物遗传因素　生物遗传因素是人格形成和发展的自然基础。遗传决定一个人的生物特征，与构成人格内容的各个方面都有关系。心理学研究表明，遗传因素对人格的影响主要体现在以下几个方面。

（1）遗传基因对人格的影响　所谓"子肖其父"（指相貌，更指人格），就是反映遗传因素的作用。心理学研究表明，人的智力和气质受遗传影响较大，而世界观、价值观等受其影响较小，这说明遗传因素对人格各个成分的影响作用并不完全相同。

（2）机体内在先天特质对人格的影响　心理学家经过大量的实验研究证实，由于每个人神经系统的特性不同，高级神经活动的类型不同，内分泌系统分泌激素的水平不同，因而在人格的形成和发展方面，其特点也显示出明显不同。

（3）机体外在先天特质对人格的影响　也有研究表明，人的一些外在特质如容貌、体质和体态等对其人格的养成也有间接的影响作用。如生活中有的人因身体矮小而自卑；有的人因体重超标而烦恼；有的人因长相平平而失落；有的人因容貌姣好而自负。

综上所述，生物遗传因素是一个人人格形成和发展的物质基础和自然前提，这已是不争的事实。但生物遗传因素也仅仅为人格的形成和发展提供了某种可能性，它并不能决定人格的发展。

2. 社会环境因素　生物遗传因素对人格的影响不容忽视，但后天社会环境因素的影响尤为重要。可以说，社会环境是个体人格形成和发展的决定性影响因素。这里所说的社会环境主要包括家庭、学校和社会文化环境等。

（1）家庭环境因素　家庭是社会环境的一个基本单位，是个体最早接触的环境，更是人格养成的重要启蒙地。来自于家庭环境的各种因素如家庭经济状况、家庭气氛、子女的出生排列顺序、长者的言行榜样、父母的教养方式等，对个体人格的形成和发展都会产生深远的影响，有的甚至会影响个体一生。其中父母对子女的教养方式就是最重要的家庭因素。父母是孩子的第一任老师，父母的言谈举止对儿童的性格形成有着潜移默化的作用。一般而言，父母民主型的教养方式有利于培养和塑造儿童良好、健全的人格，而放纵、溺爱或惩罚型的教养方式就可能妨碍儿童人格的正常发展，极易导致产生人格缺陷或人格障碍。

（2）学校环境因素　父母需要工作，处理家庭事务，参与社会化服务，这使得孩子自出生后，有相当长的时间是在教育机构度过的。因此，学校课堂教学的内容、班集体的气氛、师生之间的关系和教师的管理教育方式及教师的作风、态度和思想品质等，对个体人格的形成和发展有着深刻的影响。其中，管理教育方式的影响尤为深刻。例如，民主的管理教育方式，容易形成情绪稳定、积极、友好等人格特征。

（3）社会文化环境因素　人不是孤立的，而是社会中的一员。人与社会相互影响，社会文化环境也是影响人格形成和发展的一个重要环境因素。例如古代的"孟母三迁"讲述的就是孟子的母亲为了孟子的成长而寻找良好环境的故事。现代的电视、电影和文艺读物等对人格潜移默化的影响也十分明显。

3. 早期童年经验　中国有句俗话"三岁看大，七岁看老"。这句话可以说很好地诠释了童年早期经验对个体人格形成和发展的影响。著名的心理学家弗洛伊德（Sigmund Freud）早期所提出的人格发展理论也特别强调了童年经历对人格形成的影响，尤其是重点指出了童年创伤性经历可能是导致个体成人期产生心理障碍的根源。事实上后来许多心理学家的研究也证实了早期经验对日后个体行为有重要的影响。也就是说，人格发展的确受到早期童年经验的影响，幸福的童年有利于儿童塑造健康人格，不幸的童年也会使儿童形成不良的人格。

4. 自然物理环境　所谓自然物理环境包括气候条件、自然生态环境、空间拥挤程度等，这些物理因素在一定程度上也都会影响到个体人格的形成和发展。如处在高温环境的人情绪就很容易激动、暴躁；处在地震、海啸频发地带的人恐惧、抑郁等负性情绪比较多见。这些都可以证明人格的养成与空间物理环境有一定的关系。

二、人格倾向性

人格倾向性是人格的重要组成部分，它是个体行为的内在动力和基本原因。人格倾向性主要成分有需要、动机、信念、理想、兴趣、世界观和价值观等。这些成分之间有着相互联系、相互制约和相互影响的关系。这里重点介绍需要和动机。

（一）需要

1. 需要的概念　需要（need）是指有机体内部的一种不平衡状态，是个体心理活动与行为的基本动力，表现为对一定目标的渴求和欲望。没有需要，人的一切心理活动和行为都将失去目的和意义。原有的需要得到满足，新的需要必然会产生，也正是因为有了需要，人类社会才能够繁衍生息和不断地发展。一旦需要消失，人的生命亦将结束。当然，人的需要也是多种多样、非常复杂的。

（1）需要源于"不平衡"　需要反映的是有机体内部的一种不平衡状态，个体常常会因此体验到一种"缺乏感"，并会以渴求的意向或愿望的形式表现出来。而这种"不平衡"一旦得到满足，新的"不平衡"就会随之产生。

（2）需要是有机体活动的动力和源泉　需要是个体活动的基本动力，是人的积极性的源泉和内容。人的各种活动，如饥渴觅食、田间劳作、文艺创作、科技发明等，都是在需要的推动下进行的，需要推动激活了人进行活动的动机，从而指引人的行为。

（3）需要是在不断发展变化的　需要是人对一定目标的渴求和欲望，并以行动求得自身的满足。目标改变了，需要也随之改变。随着需要的对象范围不断扩大，需要也在不断发展变化。人的需要也是在人的活动中随着社会的发展而不断变化和发展的。

（4）需要是人与动物所共有的　虽然动物和人类都有一些共同的源于本能的需要，但是人类的需要和动物的需要有着本质区别。人的需要对象及满足需要的方式具有一定的社会性，而动物的需要仅受本能的制约。

2. 需要的种类

（1）根据需要的起源不同分类 ①生理需要：也叫自然需要或生物需要，是指由生理的不平衡引起的机体本能的需要，如对空气、水、食物、休息、睡眠和性等的需要。它是与生俱来的，是有机体生存和种族延续所必需的一类需要，体现了需要的自然属性。人与动物都具有生理需要，但需要的内容、对象和满足的方式有很大不同。②社会需要：也叫获得性需要，是指后天习得的反映社会要求而产生的需要，如对劳动、交往、学习、求知、成就、道德等的需要。是人类个体在长期的社会化进程中逐步产生和形成的一种特有的高级需要，体现了需要的社会属性。社会需要受社会发展条件的制约，由于人们所处的经济、社会制度、生活习惯、教育程度等生存环境的不同，社会性需要也就存在着很大的差异。

（2）根据需要指向的对象不同分类 ①物质需要：是指个体对社会物质产品的需要，如对衣、食、住、行等日常生活必需品的需要，对工作条件的需要，对住房待遇的需要等。②精神需要：是指个体对社会精神产品的需要，如对文化知识的需要、对人际交往的需要、对道德规范的需要等。精神需要是人类所特有的，并且精神需要和物质需要之间有着密切的关系。

需要的分类是相对的，一般来说，物质需要虽然有的也包括社会需要的成分，但大多属于生理需要，而精神需要基本都是社会需要。

3. 需要层次理论 需要是个体活动的积极性的动力和源泉，心理学家们长期以来对需要的研究都非常重视。在众多的关于需要的理论中，目前比较有影响的需要理论是美国人本主义心理学家马斯洛（Maslow A. H.）于 1968 年提出的需要层次理论，如图 2 - 9 所示。

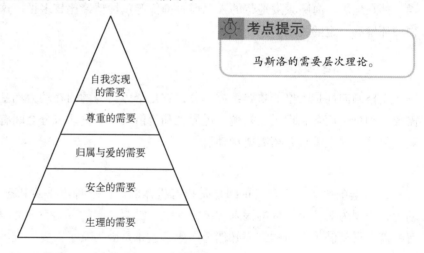

图 2 - 9 马斯洛的需要层次理论示意图

> **考点提示**
>
> 马斯洛的需要层次理论。

（1）需要的层次 马斯洛认为个体的需要可以分为五个层次：生理的需要、安全的需要、归属与爱的需要、尊重的需要和自我实现的需要。

①生理的需要（physiological need） 是指维持个体生存和种族延续的需要，如对衣、食、住、行、睡眠和性的需要等。是人的最基本、最原始的需要，同时也是人的最强烈、最具有优势的一种需要。生理的需要是个体生存必不可少的需要，具有自我和种族保存的意义。

②安全的需要（safety need） 是指个体对安全、秩序、稳定以及免除恐惧和焦虑的需要。安全的需要是在生理需要得到满足的基础上产生的，表现为人们对爱情秩序、稳定、工作与生活保障的需要，如对和平稳定的环境、生命健康安全、财产安全、职业安全、劳动安全和心理安全的需要，以求获得安全感。

③归属与爱的需要（affiliation and love need） 是指个体要求与他人建立情感联系以及隶属于某一群体的需要。它是在生理的需要和安全的需要都获得满足之后才产生的。归属与爱的需要包括对社交的

需要、群体归属的需要，还包括对友谊、情感、家庭和爱的需要等。它表明人类个体渴望亲密的感情关系，不愿意被孤立或疏离。

④尊重的需要（esteem need）　是指个体希望得到认可和赞赏，受到他人尊重并尊重他人的需要。就个体而言，尊重的需要主要包括两个方面，即他人尊重和自我尊重，是一种较高层次的需要。尊重的需要是个体对自我价值的一种认同，其一旦得到满足，就会使人充满自信，否则容易产生自卑和无能感。

⑤自我实现的需要（self-actualization need）　是指个体希望最大限度地发挥自己的潜能，实现自己理想的需要。这是在前四种需要都已经获得满足的基础上产生的，是人的最高层次的需要。在现实生活中，自我实现的需要，可以说是人们普遍追求奋斗的目标，但最终只有少数人才能达到真正的自我实现。

（2）需要各层次之间的关系　马斯洛认为，人类的各种需要不但是有层次、高低之分，而且需要的各层次之间更是彼此关联。需要的五个层次是由低向高发展的，层次越低，力量越强，潜力越大。需要的满足过程是逐级上升的，只有当较低层次的需要获得满足之后，较高一层次的需要才有可能出现。越是高级的需要，就越为人类所特有。而且，需要的层次越高，满足的困难也越大。人的行为是由优势需要决定的，较高层次的需要发展后，较低层次的需要仍然存在，只是对人行为的影响很小。在人类进化过程中，低级需要是最早出现的，高级需要出现得较晚，而且高级需要比低级需要要复杂得多。所以说，一种高级需要的满足比低级需要的满足要求有更多的前提条件和外部条件。

（3）对该理论的评价　马斯洛的需要层次理论为我们揭示了人的需要的不同层次，强调重视人的自我价值和内在潜能的实现，这不仅对建立科学的需要理论具有积极的指导意义，而且在人们的行为实践方面也产生了重要影响。但是该理论也存在明显的不足之处。一方面它把需要统统看作是先天的、与生俱来的，忽视了社会因素对人成长的决定性作用；另一方面，它的需要层次的划分带有机械主义的色彩，忽视了人的主观能动性，没有看到人的多种需要之间往往是同时存在的，更是互相调节、互相制约的。

（二）动机

1. 动机的概念　动机（motivation）是指驱使和维持个体朝着一定目标活动的内部心理动力。人的动机是不能够直接进行观察的，因为它是一种内部过程，但我们可以通过个体的外部行为表现来加以推断。

动机是在需要的基础上产生的。当人意识到自己的需要并希望获得满足时，它就会推动人去寻找获得满足需要的对象，这时活动的动机便产生了。也就是说，人的动机和需要联系密切，需要是产生动机的基础和根源，动机是需要获得满足的内部动力。动机是推动人们进行活动的直接原因。人的内驱力、情绪和诱因都可以激发活动的动机。积极的情绪会推动人们去设法获得某种需要的对象，而消极的情绪则会促使人们远离某种需要的对象。

心理学研究表明，动机和行为之间关系十分复杂，人的同一种活动可以由不同的动机引起，而不同的活动也可以由相同的或相似的动机所引发。个体的活动动机多种多样，而且作用也各不相同，如有些活动动机处于从属的地位，作用较小，而有些活动动机则在活动中起着主导性的作用。一般而言，良好的动机会产生积极的活动效果，不良的动机则会产生消极的结果。

动机对活动具有四种功能：激发、指向、维持和调整。也就是说，动功能够激发个体为满足需要而进行某种活动，这种活动明确指向一定的对象或目标，并且能够随时调节活动的时间及强度，来维持活动的运行，最终满足需要达成目标。

2. 动机的种类　人类的动机非常复杂，在社会实践中，人们的行为常常都会受到各种动机的支配。根据不同的分类标准，动机可以分为以下几种不同类型。

（1）根据动机的起源不同，可以把动机分为生理性动机和社会性动机。生理性动机又称生物性动机、原发性动机，是由有机体自身的生物性需要所引发的动机，又叫驱力或内驱力，如吃、穿、休息、性欲、睡眠等；社会性动机也叫心理性动机、习得性动机，是由有机体的社会文化需要所引发的动机，如交往动机、成就动机和权力动机等，人的兴趣、爱好等也都属于社会性动机。因为社会性动机是个体后天习得的，所以个体之间差异很大。

（2）根据动机的成因，可以把动机分为外在动机和内在动机。外在动机是指有机体因外界环境的影响所产生的动机，如儿童为获得奖励而学习的动机就是外在动机；内在动机则是指由有机体内在需要引起的动机，如大学生因懂得专业课的重要而自觉学习的动机就是内在动机。

（3）根据动机持续时间的不同，可以把动机分为短暂动机和长远动机。短暂动机是指由有机体对活动的直接兴趣所引发的、只与近期目标相联系的动机。其易受情绪的支配和影响，表现不够稳定；长远动机是指由有机体对活动意义的深刻认识所引发的、与较长远目标相联系的动机。其不易受到外界影响，表现比较稳定。

（4）根据动机的意识水平不同，可以把动机分为有意识动机和无意识动机。有意识动机是指有机体自己能够意识到的，并指向行为活动目的的动机；无意识动机即指有机体本身没有意识到或没有清楚地意识到的，并不明确指向的动机。无意识动机在自我意识尚未发展形成的婴幼儿身上存在着，在成人身上也有存在，如思维的定势作用的发生，人们就往往处于无意识之中。

（5）根据动机的作用不同，可以把动机分为主导动机和辅助动机。主导动机是指有机体在活动中处于主导和支配地位的动机，是所有动机中最强烈、最稳定的动机，个体的活动方向、强度等都是由主导动机所控制的；而辅助动机则是指那些往往与个体的习惯和兴趣相联系的，对主导动机起补充作用的动机。

3. 动机冲突　在现实生活中，人们的各种活动都是由动机驱使的，但并非是一一对应的关系。一种活动的发生可能常常同时存在多种动机，而且这些动机的强度又是随时在变动的。虽然主导动机对活动起着决定性的作用，但当动机结构中同时存在性质和强度与主导动机非常相似或相互矛盾的动机时，个体就会难以作出抉择，表现为踟蹰不前、犹豫不决，进而产生彷徨和困惑，这种现象就是动机冲突，也叫动机斗争。动机冲突有以下四种基本表现形式。

（1）双趋冲突　是指个体同时面临两种具有同样吸引力的目标，并引起同样强度的动机，而个体只能选择其中一个目标，这时个体所表现出的难于取舍的心理状态，就是双趋冲突。"鱼与熊掌不可兼得"就是典型的双趋冲突。

（2）双避冲突　是指个体同时面临两种事物的威胁，产生同等强度的逃避动机，而个体又必须接受其中一个，才能避开另一个，这时所表现出的左右为难的心理状态，就是双避冲突。"前怕狼，后怕虎""前有悬崖，后有追兵"所描述的正是这种处境。

（3）趋避冲突　是指个体所面临的目标具有利与弊的双重意义，使个体同时产生两种不同的动机态度，既想接受，又想回避，这时所表现出的进退两难的心理状态，就是趋避冲突。既想又怕，就是这种冲突的典型的心理反应。想吃鱼又怕鱼刺、想谈恋爱又怕影响学习等都是这种冲突的表现。趋避冲突在人们现实生活中是最常见的心理冲突。

（4）多重趋避冲突　是指个体同时面临两个或两个以上的目标，而每个目标又各有优缺点，个体必须进行多重的选择，这时所表现出左顾右盼、难以抉择的心理状态即为多重趋避冲突。

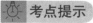

💡 **考点提示**

动机冲突的四种基本表现形式。

动机冲突的存在，对个体心理影响很大，若不能及时解决，便会造成挫折，产生心理应激，严重的则会导致心理障碍。

三、人格心理特征

人格心理特征是指在个体的人格结构中所表现出来的那些本质的、比较稳定的心理特征。其主要包括个体的能力、气质和性格。一般而言，能力反映个体的活动水平，气质反映个体活动的动力特点，性格反映并决定活动的内容与方向。

（一）能力

1. 能力的概念 能力（ability）是指个体所具备的能够直接影响活动效率，并保证成功完成该项活动的心理特征。能力是人格的重要组成部分，它包括两方面内容：一是个体已经表现出来的实际能力，如会交际、会幽默、会外语、会驾驶等；二是个体自身所具有的潜在能力，也就是还未表现出来的能力，它是个体通过不断学习、实践后逐步形成并发展起来的能力。实际能力和潜在能力是相互联系、不可分割的。

能力与活动是紧密联系的。能力是在活动中逐步形成和发展，并在活动中表现出来的。一个人能力的高低会直接影响到活动的效率，而离开活动，人的能力不仅无法形成与发展，而且也会失去它存在的作用和意义。

一个人要想成功地完成某种复杂的活动，只凭单一的能力是远远不够的，一般都需要多种能力的结合，而这多种能力的有机结合被称之为才能。一个人各方面的才能如果在活动中能够达到最完美的结合，并经常能够创造性地完成一种或多种活动，就可称之为天才。当然，天才也并不是天生的。所谓的天才，完全是在其自身良好素质的基础上，积极接受后天环境、教育的影响，凭借自己的主观努力逐步发展起来的。

能力、知识与技能都是我们保证顺利完成活动的重要条件，但能力并不等同于知识和技能，三者之间既相互区别，又相互联系。能力是一种个性心理特征，反映心理活动的可能性，知识是人类社会历史经验的高度概括和总结，技能则是通过练习而获得并巩固下来的动作方式和动作系统。能力是掌握知识技能的前提和内在条件，一个人的能力发展水平直接制约着掌握知识技能的方向、速度、巩固程度和所能达到的水平。同时，随着掌握知识技能水平的不断提高，人的能力也会不断地发展和进步。

2. 能力的分类

（1）根据能力的范围分类 ①一般能力：即智力，是指个体完成各种活动都必须具备的能力。它包括观察力、注意力、记忆力、想象力和思维能力五个方面，是保证活动成功必须具有的最基本的心理条件。②特殊能力：又称专门能力，是指个体从事某种专门活动所表现出的能力。它是顺利完成某种专业活动必备的心理条件，如音乐能力、数学能力、运动能力等。一般能力与特殊能力相互联系、相互影响。一般能力是特殊能力的重要组成部分，一般能力的发展，为特殊能力的形成和发展提供了基础条件，而在各种活动中发展特殊能力，也有助于一般能力的发展。

（2）根据能力的形成方式分类 ①模仿能力：也称再造能力，是指个体通过观察他人的言行举止，而做出与之相似行为的能力。模仿能力是个体早期获得知识经验的重要方式之一。②创造能力：是指个体利用已有信息，在活动中产出新颖、独特、有社会价值的思想或产品的能力。模仿能力和创造能力之间关系密切，一般而言，人们是先模仿后创造，模仿力是创造力形成的前提和基础。

（3）根据能力的功能不同分类 ①认知能力：是指人脑加工、存储与提取信息的能力，是个体获得知识的能力，即我们平常所说的智力；认知能力是人们顺利完成活动的最重要心理能力。②操作能力：是指支配肢体完成各种活动的能力，它是在操作技能的基础上发展起来的，也是顺利掌握操作技能的重要条件。③社交能力：是指个体在社交活动中表现出来的能力，包括组织管理能力、协调人际关系能力等。

（4）根据能力的发展趋势不同，可把能力分为流体能力和晶体能力。流体能力是指在信息加工和问题解决过程中所表现出来的能力，它与个人禀赋有关，对文化和知识依赖较少，如逻辑推理能力、抽象概括能力等；晶体能力是指获得语言、数学知识的能力，它与后天学习有关，并与社会文化关系密切。晶体能力依赖于流体能力，流体能力强的人，其晶体能力也会有较好的发展。

3. 能力发展的个体差异　在人的一生中，能力发展总是与智力发展交织在一起的，且不同的年龄阶段智力发展的水平也各不相同。能力发展的基本规律是：个体在 12 岁以前智力发展与年龄增长基本同步；12 岁至 20 岁智力发展趋于缓慢；20 岁左右至 35 岁智力发展达到巅峰并保持在一个水平状态；35 岁至 60 岁智力水平开始缓慢下降；60 岁以后智力水平迅速衰退。人的能力各有不同，人与人之间在能力发展上存在着明显的个别差异，主要表现在以下几个方面。

（1）能力发展水平的差异　能力发展水平的差异是指同种能力在不同个体之间在量的方面上的差异，主要指的是智力发展水平的差异。心理学研究表明，能力在人群中总体来说是呈正态分布的，即中间大，两头小。能力很高或很低的人均为少数，绝大多数人的能力都处于中等平均水平。

（2）能力发展类型的差异　能力发展类型的差异是指同种能力在不同的个体之间在质的方面上的差异，即表现在知觉、记忆、言语、思维等方面表现出来的类型差异。表现在具体行为上，如有的人擅长音乐，有的人擅长美术，有的人擅长舞蹈，各有所长，各有所短。

（3）能力发展年龄的差异　能力发展年龄的差异，即指能力表现早晚的差异。有的人能力发展较早，童年时期就在某一方面表现出优异的能力，称之为早熟或早慧。这样的例子古今中外不胜枚举，如中国历史记载的王勃 6 岁善文辞，10 岁能赋诗；李白 5 岁通六甲，7 岁观百家；奥地利作曲家莫扎特 5 岁能作曲，11 岁创作歌剧。有的人能力发展较晚，往往中年以后才表现出惊人的才智，即所谓"大器晚成"。如齐白石 40 岁才表现出卓越的绘画才能；达尔文 50 岁后才写出名著《物种起源》。可见，人的能力发挥有早晚之分，而就社会大众来说，多数人能力突出表现都是在中年，中年是成才和创造发明的最佳年龄。

（4）能力发展性别的差异　心理学研究表明，在智力方面，男女智力的总体水平差别不大，而在智力结构的各因素方面男女存在一定的差异，各自表现出不同的优势领域。男性在空间知觉能力、分析综合能力、抽象思维能力等方面明显优于女性，女性在听觉能力、语言表达能力、形象思维能力、短时记忆能力等方面明显优于男性。

4. 影响能力发展的因素　能力的形成和发展受多方面因素的影响。大量的研究表明，影响能力发展的因素主要涉及遗传因素、环境因素和个体自身因素三个方面。

（1）遗传因素　遗传因素是影响个体能力发展的重要影响因素。它是指个体先天就有的素质，也叫天赋，遗传对智力的影响主要表现在身体素质上，即一个人生来就具有的生理解剖特点。如一个人手指的长短对弹钢琴和练书法的能力就有一定的影响，感官、运动器官和神经系统的特性对能力发展都有重要作用。遗传素质是个体能力发展的自然基础和前提。一个先天失聪的人，是没有办法感受音乐的美妙；一个先天失明的人，是不可能绘出蓝天的高远。

心理学家们通过同卵双生子和异卵双生子的比较研究，通过养子女与亲生父母和养父母能力关系的比较研究等发现，遗传对能力的发展确实是有一定的作用。但这只能说明遗传因素对能力的发展有影响，而并不能说明遗传因素是能力发展的决定因素。

（2）环境因素　影响能力发展的环境因素包括家庭环境、学校环境和社会环境等几个方面。研究表明，在个体能力发展过程中，遗传确定了个体能力发展的可能性，奠定了能力发展差异的先天基础，而环境因素则决定了能力发展的具体程度，即个体能力发展的方向、过程及所将达到的水平等都更多地受到环境因素的制约，环境因素确定了能力发展的现实性。

心理学家利用养子女与亲生父母和养父母能力发展的关系，来研究环境因素对能力发展的影响，就有力地说明了家庭环境因素对能力发展的不同作用。

在家庭环境中，营养是儿童正常发育的基本条件。儿童的脑神经系统和身体的脏器都处在不断成长的过程中，如果缺乏营养，必将会影响到其身体器官和脑的发育，进而影响到智力的正常发展。同时，疾病和药物也会影响到儿童的生长发育。来自家人及父母亲的爱、科学的哺育和爱抚、正常的接触和交往、丰富变化的环境等都会对儿童的智力发展产生重要的影响。那些早期脱离人类社会，由动物哺养长大的孩子，即使后来再次回到了人类社会，其智力发展也不可能达到正常人的水平。

学校环境是儿童健康成长必不可少的重要因素。通过学校对儿童进行有计划、有组织的教育影响，不仅让儿童掌握了知识和技能，而且还给孩子创造了一个良好的、安全的交往、学习、生活的空间。这无疑有利于儿童能力的全面提高和发展，有利于培养他们健全的人格。

另外，社会环境对个体能力的发展也有很大的影响。和谐的社会环境、安全的社会氛围、发达的社会经济条件、丰富的社会文化生活等都是个体能力发展的肥沃土壤。

（3）个体自身因素　心理学研究表明，人的智力水平可能旗鼓相当，所处的环境也许相同或相似，但人的能力水平却也会各有不同。这是因为，个体能力发展水平的高低，除了与遗传和环境有关之外，还与个体自身的实践活动和主观能动性有关。

实践活动是个体能力发展的重要途径和重要基础。人的各种能力都是在社会实践中逐渐形成和发展起来的。知识技能对能力发展固然重要，但个体在社会实践中所积累的直接经验在其能力发展中的作用却是不可替代的。也就是说，没有个体自身的实践活动，即使具备了优秀的遗传素质，拥有良好的家庭、学校和社会环境，其能力也难以形成和发展。个体的社会实践活动对能力的发展起着重要作用，而且，不同职业的人，因其实践活动的职业要求不同，也对人的能力发展方向起着一定的制约作用。

人类的社会实践活动促进了自身能力的形成和发展，同时也有力地说明了能力的发展是离不开人的主观努力的，即人的主观能动性。生活中很多实例生动地告诉我们，一个对学习和工作感兴趣、刻苦努力、持之以恒、积极向上的人，能力更可能得到提高和发展，也更可能取得更大的成就。可见，个体的主观能动性在能力发展中也是不可缺少的重要因素。

（二）气质

1. 气质的概念　气质（temperament）是指人先天具有的、典型的、稳定的心理活动动力特征，即人们通常所说的性情、脾气和秉性。这里所说的动力特征是指个体心理活动在强度、速度、灵活性和稳定性等方面的特征。气质具有先天性，稳定而不易改变，即所谓"江山易改，秉性难移"。同时，气质因与人的生物学素质有关，也使每个个体的人格染上了独特的色彩。

2. 气质的类型　气质类型是指在某一类人身上共有的动力特性的有机结合。构成气质类型的动力特性包括感受性、耐受性、敏捷性、可塑性等。最早提出气质类型学说的是古希腊著名学者希波克拉底。他提出体液说，认为人体内有血液、黏液、黄胆汁和黑胆汁四种体液，而且每一种体液都和一种气质类型相对应。因此，他根据这四种体液的不同配合比例，把人的气质划分为胆汁质（黄胆汁占优）、多血质（血液占优）、黏液质（黏液占优）、抑郁质（黑胆汁占优）四种不同类型。其心理特点如下。

（1）胆汁质　行为反应速度快，外向，直率热情，精力充沛，情绪兴奋性高，但心境变化激烈，不稳重，好挑衅，易激动，脾气暴躁而不能自制，其代表人物有张飞、李逵等。

（2）多血质　行为反应性高，行动敏捷，外向，活泼好动，善交际，容易适应外界环境变化，易于接受新事物，但情绪不稳定，注意易分散，兴趣易转移，其代表人物有和珅、王熙凤等。

（3）黏液质 行为反应性低，内向，安静，沉稳，情绪不易激动，也不易流露感情，交际适度，自制力强，能有条理、持久的工作，但可塑性差，表现为固定性有余而灵活性不足，易因循守旧、缺乏创新精神，其代表人物有薛宝钗、刘备。

（4）抑郁质 行为反应缓慢，动作迟钝，感受性高，敏捷性低，内向，胆小、忸怩、情绪体验深刻，多愁善感，遇事常优柔寡断，不善与人交往，易孤僻。其代表人物有林黛玉等。

希波克拉底用体液说来解释人的气质类型虽然缺乏科学依据，但上述四种气质类型的人，在日常生活中我们确实能感受和观察到，只不过现实中单纯属于某一种气质类型的人并不多见，大多数人都是具有两种或两种以上的气质类型，即称之为混合型。希波克拉底所提出的这四种气质类型名称，千百年来为众多学者所采用，一直沿用至今。

> **考点提示**
>
> 希波克拉底提出的四种气质类型。

3. **高级神经活动类型学说** 高级神经活动类型学说是俄国生理学家巴甫洛夫创立的。巴甫洛夫通过大量条件反射的实验研究对人的气质形成的生理机制作了较为科学的解释。他认为，人的高级神经活动过程是兴奋和抑制交替的过程，具有强度、平衡性和灵活性三个基本特性。根据神经过程的这三种基本特性的不同结合，他把人的高级神经活动划分为兴奋型、活泼型、安静型和抑制型四种基本类型。

巴甫洛夫认为，人的高级神经活动类型就是人的气质类型的生理基础。而且，这四种高级神经活动类型与希波克拉底提出的四种气质类型是一一对应的。人的四种气质类型的特点也正是高级神经活动类型的心理表现。两者关系可见表 2-1。

表 2-1 高级神经活动类型与气质类型的关系

高级神经活动类型因子	气质类型	基本特征	典型特点
活泼型	多血质	强、平衡、灵活	外向、好动、善交际、不持久
兴奋型	胆汁质	强、不平衡	外向、热情、易激动、情绪不稳
安静型	黏液质	强、平衡、不灵活	内向、沉稳、持久、不灵活
抑制型	抑郁质	弱	内向、体验深刻、多愁善感

4. **气质类型的意义** 气质是个体重要的心理特征，体现了人格的生物学内涵。气质作为一种人格的特征，为人的全部心理活动染上了一层浓厚的个人色彩。它不仅与个体的心理现象关系密切，而且其在个体的各种活动中还发挥着十分重要的作用。

（1）气质类型并无好坏之分 气质是人的天性，任何一种气质都有积极和消极两个方面。气质类型本身并无好坏之分，关键是生活中每一个人都应该了解自己，扬长避短，发挥自己的优势。如胆汁质的人既可成为热情、积极的人，也可成为冲动、任性的人；多血质的人处事灵活，适应力好，但注意力易分散，做事缺乏持久性等。

（2）气质类型并不能决定个体成就的高低 气质是人格赖以形成的条件之一，它体现了人格的生物学内涵。气质本身不决定一个人的智力发展水平，也不能决定一个人活动的社会价值和成就的高低。具有任何一种气质的人都可培养和发展成为社会所需要的有用之才，任何气质的人只要经过自己不懈的努力都可能在不同社会领域中取得优异的成就，也可能成为社会上的一个普普通通、平庸无为的人。

实践证明，气质不会决定一个人的品质的优劣，但它会影响活动效率。在现实生活中，不同的工作领域对个体的要求也是不同的，不同气质类型的人适合从事不同的工作。有时因为气质类型与工作性质不相匹配，也会影响到活动效率。

（3）气质具有稳定性，但也不是一成不变的 人的气质类型是由神经系统活动过程的特性决定的，所以具有明显的先天性。遗传素质相同或相近的人一般气质类型也比较接近。与性格、能力等其他人格心理特征相比，一个人的气质类型在他的一生中是比较稳定的，但也不是一成不变的。气质的可塑性虽小，但在生活环境和教育的影响下，在一定程度上也会发生某些变化，只不过这种变化过程是非常缓慢的。

（4）气质类型影响个体性格的养成　气质是先天的，性格主要是在后天生活环境中形成的；气质使人的心理活动染上某些独特的色彩并通过性格表现出来。不同的气质类型会形成各种不同的性格特征，而且其难易程度也有很大的差别。例如胆汁质的人易形成坚毅、果敢的性格特征，却难以形成自控情绪冲动的性格特征；多血质的人易形成热情、开朗的性格特征，却难以形成细心、耐心的性格特征。

（5）气质类型影响个体的社会适应　气质在人的社会适应过程中也具有一定的意义，它是构成人们各种人格品质的重要基础。每一个相同或不同气质类型的人都可能成为品德高尚、有益于社会的人，也可能成为道德败坏、有害于社会的人。因此，气质并不能决定人的社会价值，所以它也不具有社会评价的意义。

（6）气质类型影响个体的身心健康　不同的气质类型有各自不同的心理特点，对人的身心健康也会产生不同的影响。不同气质类型的人情绪兴奋的程度不同，适应环境的能力不同，这些都会影响到人的身心健康。一般说来，积极、乐观的情绪能够增强人的大脑和神经系统的活动能力，提升个体对生活和工作的热情和自信，而消极不良的情绪易使人的心理活动失衡，以至于出现行为异常，甚至造成身体脏器的损伤，发生疾病。

（三）性格

1. 性格的概念　性格（character）是指个体在对现实稳定的态度和与之相适应的习惯化了的行为方式中所表现出来的人格心理特征。一般我们把性格分为内向型和外向型两大类。

性格是人格的核心，是一个人的人格结构中最具有核心意义的心理特征。个体之间人格的差异性并不是表现在气质、能力上的差异，而是表现在性格上的差异。性格是个体在社会生活中与特定的社会环境相互作用的产物，受社会历史文化的影响，所以有好坏之分，具有明显的社会道德评价意义。

性格是一种习惯化的稳定的心理特征，是个体在社会实践过程中逐渐形成的，一经形成就比较稳定，并且表现在他的日常各种行动之中。人的性格特征不是个体一时性的、偶然性的表现，而是经常性、习惯性的表现。性格的稳定性并不是说它就是一成不变的，而是具有一定的可塑性，在后天环境的不断发展变化过程中也在慢慢地变化着。

2. 性格的特征　性格是由许多成分组成的，其结构非常复杂。从组成性格的各个方面来分析，可以把性格结构分为以下四个方面。

> 💡 **考点提示**
>
> 性格的四大特征。

（1）性格的态度特征　是指一个人在处理各种社会关系方面所表现出来的性格特征。主要表现在以下三个方面：一是对社会、集体和他人的态度；二是对工作、学习和生活的态度；三是对自己的态度。

（2）性格的理智特征　是指一个人在认知过程中所表现出来的性格特征。主要表现在以下三个方面：一是感知方面的性格特征；二是记忆方面的性格特征；三是思维想象方面的性格特征。

（3）性格的情绪特征　是指一个人在情绪活动过程中所表现出来的性格特征。主要表现在情绪的强度、情绪的稳定性、情绪的持续性以及情绪的主导心境等方面。在现实生活中，有的人情绪表现强烈，其控制力较弱，因而受情绪影响较大；有的人情绪体验较弱，其控制力较强，因而受情绪影响较小。有的人热情开朗、积极乐观；有的人多愁善感、郁郁寡欢。

（4）性格的意志特征　是指一个人在意志过程方面的性格特征。主要表现在行动是否有明确的目的性，实现目标的行动是否被限制，行动是否有坚持性，在遭遇紧急情况时是否沉着镇定等。

性格的各种特征之间并不是分离的、孤立的，而是彼此关联、相互制约的，有机地组成一个整体。同时，这些特征之间也不是一成不变的机械组合，在不同的场合，个体会表现出其性格的不同侧面，反映其不同于他人的独特性格特点。

3. 性格和气质的关系

（1）区别　气质是人与动物所共有的，由个体先天的遗传素质决定的，是生物进化的结果，具有生物特性。从社会评价的角度来看，气质只是人心理活动的动力特征，因此并没有好坏之分，每一种气质都有积极和消极的一面。气质虽具有可塑性，但可塑性较小，变化缓慢，不易改变。

性格是人类所特有的，是在一定的气质基础上，人在后天与社会环境相互作用下形成的，是社会环境的产物，具有社会属性。从社会评价角度来看，性格受社会习俗和社会文化的影响，是对现实社会关系的反映，因此是有好坏之分的。好的性格如谦虚、诚实、勤劳、勇敢等总是为人所欣赏的，而不良的性格如懒惰、怯懦、阴险、狡诈等总是为人所唾弃的。性格的可塑性较大，虽也具有一定的稳定性，但较易改变。

（2）联系　性格和气质虽有区别，但二者之间是相互渗透、相互影响、相互制约的。首先，气质是性格形成的基础，影响着性格的养成及表现方式，使人的性格涂上独特的色彩。如同样是勤劳朴实的性格特征，胆汁质的人往往表现出情绪高涨，激情似火；多血质的人往往表现出活泼好动，机智灵活；而黏液质的人往往表现出沉着稳重、安静平和。

其次，在生活实践过程中，性格在一定程度上也可掩盖或改造气质，使它服从于社会生活实践的要求。不同气质类型的人可以形成同一种性格特征，而同一气质类型的人，性格也可能彼此互不相同。

四、自我意识

（一）自我意识的概念

自我意识（self – consciousness）指的是个体对作为主体和客体存在的自己各方面的意识，包括个体对自己的存在，以及对自己与周围人或物的关系的认识、感受、评价和调控。自我意识是一种多维度、多层次、结构复杂的心理现象，是衡量一个人人格成熟水平的重要标志。

（二）自我意识的特性

自我意识是人的意识活动的一种形式，它主要有如下三点特性。

1. 社会性　自我意识是人的心理区别于动物心理的基本标志，它是在人类演变进化过程中，为了适应群体协作的生活方式以满足生存需要而产生的。自我意识的形成和发展正是人类个体社会化的过程，是在一定的社会背景下，通过一定的社会生活实践活动才得以实现的。因此，自我意识是现实生活中个体对自身的评价，是个体对社会人际关系的反映，具有一定社会性。

2. 能动性　自我意识能动性的发展是个体自我意识成熟的重要标志。自我意识的形成过程也正是个体自觉、主动的认识和调控自己的思想和行为，并完成社会化的过程，而这个过程的发生和实现离不开个体的主观能动性。

3. 同一性　自我意识的同一性是个体内部状态与外部环境协调一致的标志。虽然在现实生活中具有自我意识的个体也总是在发展变化的，但个体对自身本质特点、信仰、各项活动等身心各方面的基本认识和基本态度都始终保持一致性。

（三）自我意识的结构

自我意识是一个多层次、多维度的心理系统，从内容、形式和存在方式上都表现为多层次的结构。

1. 根据表现形式不同　根据自我意识的表现形式不同，自我意识可分为自我认识、自我体验和自我调控。

（1）自我认识属于认知范畴　在自我意识系统中具有基础地位。自我认识是指个体对自己的洞察和理解，包括自我观察和自我评价。自我观察是指个体对自己的感知、所思所想以及意向等内部感觉的觉察，并且对所觉察的情况做初步的分析与归纳；自我评价是指个体对自己的想法、期望以及品德、行为和个性特征等的判断与评估；自我评价是自我调节的重要条件。自我评价的标准多种多样，所以自我评价的角度各有不同。

（2）自我体验属于情绪情感范畴　是指自我意识在情感上的表现，包括自尊、自信、自爱、自卑、自豪感和成就感等。其中最主要的是自尊和自卑，自尊不足就会产生自卑。自我体验可以促使个体的自我认识转化为信念，来进一步指导个体的言行。同时，还可以通过自我评价的结果，对良好的行为进行激励，对不恰当的行为给予抑制。

（3）自我调控属于意志行为范畴　是自我意识的能动性的反映。自我调控是指个体自我意识在意志行动上的表现，包括自主、自立、自律、自我检查、自我监督、自我控制和自我教育等。其中自我控制和自我教育是最主要的方面。

自我意识就是自我认知、自我体验和自我调控三种心理成分共同构成一个复杂的自我调控系统。自我意识结构的这三种心理成分是相互联系、相互制约的，并统一于个体的自我意识之中。

2. 根据内容不同　根据自我意识的内容不同，自我意识可分为生理自我、心理自我和社会自我。

（1）生理自我　是指个体对自己生理状况方面的认识与评价，具体包括自己的身体、性别、年龄、容貌、仪表、健康状况等方面的内容。

（2）心理自我　是指个体对自己的个性心理特征方面的认识与评价，具体包括自己的能力、理想、信念、兴趣、世界观、气质和性格等方面的内容。

（3）社会自我　是指个体对自己的社会关系方面的认识与评价，具体包括自己在各种社会关系中的角色、地位、声誉、名望等方面的内容。

3. 根据存在方式不同　根据自我意识的存在方式不同，自我意识可分为理想自我、投射自我和现实自我。

（1）理想自我　是指个体理想化的并希望达到的比较完美的形象。

（2）投射自我　也称镜中自我，是指个体想象自己在他人心目中的形象或者是他人评价中的自己的形象。

（3）现实自我　是指个体从自身立场出发，所表现出来的当前总体实际状况下的自己的形象。

理想自我和投射自我均与个体的想象有关，不一定是真实的存在，而且在个体主观因素的影响下，会表现出不稳定、易变化；现实自我是一种能被人感知到的客观存在，比较稳定且不易变化。三者之间相互依存、彼此协调，有利于个体自我意识的形成和发展。反之，当理想自我与现实自我不统一，而且两者又与社会要求存在矛盾时，个体的内心世界就会出现混乱，严重的就会引起心理疾病。

（四）自我意识的作用

自我意识在个体成长发展过程中有着十分重要的作用。第一，自我意识是个体认识外部世界的基本条件。人只有先了解自己，他才有可能认识外界事物，才能够真正具备认识和改造客观世界的能力。第二，自我意识有促进自我教育的作用。一个人只有意识到自己是谁，意识到自己有何长处和不足，才能够做到取长补短，虚心学习，积极发扬优点，克服缺点，努力实现自我教育。第三，自我意识是改造自身主观因素的基础。它能使人不断地提升自我修养，实现自我监督，努力达到自我完善。

目标检测

一、名词解释

1. 心理学　2. 感觉　3. 知觉　4. 遗忘　5. 情绪和情感　6. 意志　7. 人格　8. 气质　9. 性格

二、选择题

A 型题

1. 对心理实质正确全面的理解是（　　）

A. 是人脑对客观现实的主观能动的反映　　　　B. 心理是客观现实的反映

C. 心理是主观想象的反映　　　　　　　　　　D. 心理是客观现实的主观反映

E. 以上都不是

2. 下列用来说明感觉有重要作用的实验是（　　）

A. 霍桑试验　　　　　　　　　　　　　　　　B. 巴甫洛夫条件反射试验

C. 感觉剥夺试验　　　　　　　　　　　　　　D. 双生子爬楼梯试验

E. 小阿尔伯特试验

3. "艾宾浩斯遗忘曲线"显示的遗忘规律表现为（　　）

A. 时快时慢　　　　　　　B. 先快后慢　　　　　　　C. 先慢后快

D. 均匀递减　　　　　　　E. 均匀递增

4. 激情具有什么特点（　　）

A. 短暂且爆发　　　　　　B. 持久且微弱　　　　　　C. 持久且强烈

D. 短暂且微弱　　　　　　E. 积极且稳定

5. 有人遇事总是举棋不定、优柔寡断，说明其意志缺乏（　　）

A. 自觉性　　　　B. 自制性　　　　C. 创造性　　　　D. 坚韧性　　　　E. 果断性

6. 有关马斯洛5个需要层次由低到高的顺序，以下正确的是（　　）

A. 生理的需要，尊重的需要，安全的需要，爱与被爱的需要，自我实现的需要

B. 生理的需要，尊重的需要，爱与被爱的需要，安全的需要，自我实现的需要

C. 生理的需要，爱与被爱的需要，安全的需要，尊重的需要，自我实现的需要

D. 生理的需要，安全的需要，爱与被爱的需要，尊重的需要，自我实现的需要

E. 生理的需要，安全的需要，尊重的需要，爱与被爱的需要，自我实现的需要

7. 患者想吃零食，又怕发胖是（　　）

A. 双趋冲突　　　　　　　B. 双避冲突　　　　　　　C. 趋避冲突

D. 多重趋避冲突　　　　　E. 心理冲突

8. 不属于高级神经活动类型的气质是（　　）

A. 活泼型　　　　B. 安静型　　　　C. 抑制型　　　　D. 外向型　　　　E. 兴奋型

9. 性格特征不包括（　　）

A. 对现实的态度特征　　　　　　　　　　　　B. 能力特征

C. 情绪特征　　　　　　　　　　　　　　　　D. 意志特征

E. 理智特征

10. 个体对自己的角色、名望、地位的认识是指（　　）

    A. 理想自我　　B. 生理自我　　C. 心理自我　　D. 现实自我　　E. 社会自我

三、问答题

1. 人的心理现象包括哪些内容？

2. 心理的实质是什么？

3. 简述人的情绪和情感的关系。

4. 简述马斯洛的需要层次理论的基本内容。

5. 简述气质与性格的关系，试分析你的气质和性格类型及特点。

（杜夏华　冯　梅）

书网融合……

本章小结　　　　　微课　　　　　题库

第三章 人际关系与沟通

PPT

📖 **学习目标**

知识要求

1. 掌握 护患关系的概念与特征；护患关系的三种模式；人际距离的概念与类型；人际沟通的技巧。

2. 熟悉 人际关系的类型；影响人际关系的因素；护患关系的建立与发展过程；人际距离的影响因素；人际沟通的基本方式。

3. 了解 人际关系的概念；人际关系发展理论；人际吸引的概念与影响因素。

技能要求

1. 能区分三种护患关系模式，并在临床护理工作中合理选择与应用。

2. 能区分四种人际距离，并在临床护理工作中合理选择与应用。

素质要求

运用护患关系中的沟通技巧，经常站在患者角度去体会患者的感受，建立良好的护患关系。

第一节　人际关系概述 📱微课

⇒ **案例引导3-1**

案例： 王某，女，从高中进入大学，感到非常的不适应。原来在高中时有母亲陪读，学习的压力也大，和周围同学基本上没有多少交往。进入大学后发现自己不知道怎么和同学相处，而且很不习惯集体宿舍的生活，觉得她人经常影响自己，但又不知道怎么去跟人沟通存在的问题，于是选择逃避，想要换成一个人住，学校无法满足其要求，进而选择退学。

问题： 请给王同学出出主意，建议她该怎么办？

在漫长的人生旅途中，人要与周围环境的各种事物打交道。但是，在所有的生活经历中，最耐人寻味的还是人际关系。愉快、喜爱、烦恼、怨恨、相思、关怀、自豪、自卑等心理体验，无一不与人际关系相关联。没有了人际关系，人的心灵将是一片空虚、死寂。

一、人际关系的概念

"人际"表示两个人以上的数量概念，"关系"表示事物间的相互联系。人际关系（interpersonal relationship）是指在社会交往过程中所形成的、建立在个人情感基础上的人与人之间相互吸引或排斥的关系。

人际关系的形成包含着认知、情感和行为三种心理因素的作用。认知成分包括对他人和自我的认知，是人际知觉的结果；情感成分是指交往双方在情绪上的好恶程度，以及对交往现状的满意程度。还包括情绪的敏感性及对他人、对自我成功感的评价态度等；行为成分主要包括活动的结果、活动和举止的风度、表情、手势以及言语，即所能测定与记载的一切量值。在这三个因素中，情感因素起主导作用，它制约着人际关系的亲密程度、深浅程度和稳定程度。

二、人际关系的类型

人际关系可以根据交往双方的需求性质、喜好程度、双方地位、存在时间等分为不同的类型。

（一）按需求性质划分

按照交往双方的需求性质可以将人际关系分为情感关系和工具性关系。情感关系是指双方的互动以满足彼此的情感需要为目的，交往过程有良好的心理氛围；工具性关系是为了相互协调达到某一目的而建立的关系，如政治联姻。

（二）按喜欢程度划分

按照交往双方的喜欢程度可以将人际关系分为吸引关系和排斥关系。吸引关系中的双方相互喜欢，互相亲近友好；而排斥关系中的双方彼此厌恶，相互疏远对立。

（三）按双方地位划分

按照交往双方的地位可以将人际关系分为支配关系和平等关系。支配关系中的双方有一方处于支配地位，而另一方处于从属地位；而平等关系中，双方地位是平等的。

（四）按存在时间划分

按照存在时间可以将人际关系分为临时关系（如同在一个旅行团建立的人际互动关系）和长期关系（如夫妻关系）。

三、人际关系的发展

（一）莱文格和斯诺克的人际关系发展的相互依赖模型

人际关系的形成是一个动态发展的过程，良好的人际关系需经历一个由表及里、由浅入深的发展阶段。此外，人际关系既有交好的情况，也有交恶的情况，还有无法建立或者向负面发展的可能。

莱文格和斯诺克（Levinger & Snoke，1972）提出的人际关系发展的相互依赖模型（表3-1），将人际关系的状态按照相互作用水平划分为零接触状态、开始注意状态（包括单向注意和双向注意）、表面接触状态和情感卷入状态（包括轻度卷入、中度卷入和深度卷入）。

表3-1 莱文格和斯诺克的人际关系发展的相互依赖模型

图示	人际关系状态	相互作用水平	以恋爱为例
● ●	零接触	弱 ↓ 强	邂逅
●→●	单向注意		单恋

续表

图示	人际关系状态	相互作用水平	以恋爱为例
●↔●	双向注意	弱	互相吸引
●●	表面接触		相识
◐●	轻度卷入		相熟
◑●	中度卷入		相知
◐◗	深度卷入	强	相恋

1. 零接触状态 在此状态下，双方互不相识，甚至相互间均未注意到对方的存在，彼此完全无关，无任何感情联结，心理距离为零。

2. 开始注意状态 又分为单向注意状态和双向注意状态。前者是指有一方开始注意到对方的存在，想了解对方是谁，或通过其他途径初步了解到对方是谁，但彼此间尚无任何接触。后者是指双方均注意到对方的存在，或彼此都对对方获得了初步印象，但双方仍没有直接接触。

3. 表面接触状态 在此状态下，一方或双方受对方吸引，主动接近对方，开始通过直接交谈等方式构成表面接触的人际关联。此状态虽然几乎无情感卷入，只是极其表浅的人际关系，但却对个体能否更深入地发展人际关系至关重要。双方所形成的"第一印象"，往往决定其人际关系继续发展或终止。

4. 情感卷入状态 在此状态下，双方交感互动，开始情感的交流。随着双方沟通的深入和扩展，双方共同的心理领域逐渐被发现。且共同领域作为双方情感关系的基础，彼此间发现得越多，其情感联系也越深刻和稳固，心理距离也越近。按照情感融合的相对程度，又将此状态分为以下三种。

（1）**轻度卷入状态** 指交往双方彼此所发现的共同心理领域较小，情感融合的范围仅局限于诸如个人情趣爱好等较浅的层次。此时，双方的情感联系水平低，心理距离较远。

（2）**中度卷入状态** 指交往双方彼此间已发现较大的共同心理领域，情感融合的范围深入到自我的人际关系和自我概念等较深层次，如开始把对方视为知己，愿与对方分享信息、意见和感情等。

（3）**深度卷入状态** 指交往双方共同的心理领域更大，心理距离更近，已达到感情上相互依赖的程度，如每当遇到快乐或痛苦的事情，总想立刻与对方同乐共忧。通常情况下，人们只能同极少数达到此深度的人际关系状态，如性别相同则会成为"莫逆之交"，性别不同则会发展成为爱情等。

（二）阿尔特曼的人际关系发展阶段理论

阿尔特曼（Altman，1973）认为，良好的人际关系发展分为以下四个阶段。

1. 定向阶段 定向阶段是确定交往对象的心理过程，包含着对交往对象的注意、认同和初步沟通等多方面的活动。在纷繁的大千世界里，人们不可能与每个有过往的人都建立起良好的人际关系，必须按照自己的原则选择与自己建立良好心理关系的对象，如有的人交友选择"门当户对"，有些人交友考虑"志同道合"等。

定向阶段的时间跨度长短不一，如对于一见如故、相见恨晚的人，这一阶段会在第一次见面时很快完成；而对于经常接触但彼此都有很强的防卫倾向的人，这一阶段可能会经历漫长的过程。

2. 情感探索阶段　情感探索阶段是双方在进一步的接触过程中寻找共同的心理领域，形成情感联系的过程。随着共同的情感领域的发现，双方的沟通范围也会越来越广，自我暴露的程度也逐渐加深。但双方的话题仍然避免触及隐秘性领域。

3. 情感交流阶段　情感交流阶段是双方已建立起信任感和安全感，沟通的范围更广，自我暴露的程度更深。当一方暴露自己的隐秘性领域时，另一方能主动从对方的利益着想，真诚而毫无保留地提出自己的看法，即相互提供真实的评价性反馈信息，彼此进行真诚的赞赏和批评等。

4. 稳定交往阶段　稳定交往阶段是情感交流阶段进一步深化的过程。在这一阶段，双方的心理相容性进一步增加，彼此之间建立了稳固的信任关系，允许对方进入自己高度隐秘的个人领域，分享自己的生活空间、财物和幸福等，并愿意分担对方的痛苦。一般认为，在实际生活中，很少有人达到稳定交往阶段的人际关系。大多数人的"稳定"交往关系只是相对保持在情感交流阶段，并未得到进一步深入的发展。

（三）德维托的人际关系发展阶段理论

人际关系可以朝向良好的方向发展，也会恶化进而导致关系破裂。德维托（Devito，1994）将人际关系的发展分为以下六个阶段。

1. 接触期（contact stage）　是人际关系的开始，双方第一次见面，彼此初步接触对方。许多学者认为，在平均四分钟时间内的接触，就已经决定了我们是否喜欢对方，是否要和对方继续交往。因此第一印象十分重要。

2. 涉入期（involvement stage）　是在彼此对初次的接触都感到满意的情况下，进一步接触进入涉入期。此阶段当中彼此进一步的了解，各自的人格特质、价值观、兴趣与嗜好，甚至优缺点，都会逐一显露。如果彼此谈得投机、相见恨晚，则会进入下一个亲密阶段。但如果发现彼此差异挺多，或者互相认为对方不像自己当初所以为的那样，则可能互相疏远，终止感情，或停留在涉入期，成为一个普通朋友。

3. 亲密期（intimacy stage）　指彼此形成亲密关系，表现为互相可能有承诺、相聚的时间增加、谈话内容越来越深入。此时可能继续维持亲密关系，也有可能因为感觉到束缚，而回到涉入期（如男女朋友间，一方感到受到束缚）。此外，也有可能因为彼此相处存在的摩擦与误会，让关系进入恶化期。

4. 恶化期（deterioration stage）　指彼此的关系逐步恶化。虽然不是所有的关系都会进入恶化期，但也不是所有的人际关系都能停留在亲密期。人与人之间的关系越是亲密，就越容易发生冲突（夫妻、恋人之间可能经常吵架）。也可能有外在因素让亲密关系变质（如异地、出国或第三者介入），双方产生冲突。

5. 修复期（repair stage）　关系恶化后，有些会进入修复期，也有些不会。因此，修复期是选择性的。修复期又分为内在修复期和人际修复期两个阶段。前者是指修复关系从一方开始，只有一方意识到修复的必要性。后者是指双方联合进行修复。如果成功完成修复，双方的关系会更加亲密，如果有一方做得不好，只会暂时性地修复，最终让关系进入解体期。

6. 解体期（disintegration stage）　指关系解体的阶段。在恶化期，双方均有不舒服的感觉，除非用建设性的方法解决冲突，否则就可能使双方情断义绝，进入关系的解体期，宣告彼此关系的结束。

四、影响人际关系的因素

在人际关系发展的不同阶段，影响人际关系的因素各不相同。一般认为，影响人际关系的主要因素涉及以下三个方面。

（一）个性品质

大量的社会心理学研究表明，个性品质是影响人际关系发展的重要因素。人际交往中，每个人的言行举止无一不是其个性品质的展现。例如，一个以自我为中心的人，为人处事常以自己的需要和兴趣为中心，只关心自己的利益得失，最终会在人际交往中使自己陷入孤立无援的窘境，令他人避而远之。在日常生活中，常有一些人与他人交往时总是冲突不断，人际关系糟糕至极，其主要原因大多是由于个性品质中存在以自我为中心、自私自利、狡诈虚伪等成分。

（二）自我意识水平

自我意识水平主要是指个体对自己身心状态、社会形象和人际关系状况等的判断。自我意识水平低的个体，一方面缺乏对自己的准确评价；另一方面也缺乏对他人行为举止的准确理解和判断。

自我意识水平低是人际关系不良的主要障碍之一。自我意识水平低的人，因其自我概念与他人所感受的形象之间存在明显差异，因而其言行常常偏离他人的期望。例如，有的人能力一般，却自以为高明，把自己置身于他人之上，全盘接受他人的夸奖，嘲笑他人的错误；也有的人觉得自己事事不如他人，常封闭自我，回避与他人交往。此外，自我意识水平低的人，会对他人的言行产生偏见或误解，如把他人的真诚劝告当成挑剔，把他人的友好帮助当成怜悯，把他人的善意批评当成对自己的否定等，显然也无法与他人建立良好的人际关系。

（三）社交技巧

社交技巧体现在人际交往的各个环节，其内容极为广泛，涉及倾听的技巧、谈话的艺术、情绪的表达等多个方面。

社交技巧是发展良好的人际关系所必需的。凡是擅长经营人际关系的个体，都具有较高的社交技巧。社交技巧缺乏的个体，在人际交往中，常常不会选择恰当的行为表达自己和解决人际间的矛盾，如与人交谈时可能会打断别人的谈话；情绪冲动时，不分青红皂白，大发雷霆；与人交往，总是试图操纵他人等，都是缺乏社交技巧的表现。但是社交技巧可以通过训练获得，不像个体的个性品质较难改变。心理学中的社交技巧训练方法极为丰富，如角色扮演、同感训练、敏感性训练等。

五、护患关系

（一）护患关系的概念与特征

护患关系（nurse – patient relationship）是指在特定条件下，护士与患者为了治疗的共同目标而形成的一种特殊的人际关系。护患关系有狭义和广义之分。狭义的护患关系是指在医疗、护理实践活动中，护士与患者间在特定环境与时间段内建立的一定联系的人际关系。随着护理实践范围和功能的扩大，护患关系中的活动主体包含了更多的内容，因此，广义的护患关系中护士一方可以是护士、护士长或护理部主任，而患者一方可以是患者及其家属、陪护人、监护人、单位组织等关系。

护患关系是护士职业生涯中最常见的人际关系之一，是护士与患者之间的工作和治疗关系，其发生的地点和工作的特殊性决定了它的独特之处。护患关系的特征表现在以下五个方面。

1. 护患关系是工作关系　护士与患者之间是因工作需要而交往，是一种职业行为。不管面对何种性别、年龄、职业、身份地位的患者，不管护士与患者之间有无相互的人际吸引基础，护士都应与患者建立并保持良好的护患关系。这要求护士对所有的患者做到一视同仁，并给予真诚的帮助，以满足患者的健康需要。由于护患关系是工作关系，护患双方应避免过度的情感卷入，以免影响双方情绪，导致其他非工作关系，或影响护士的工作效率与个人生活。

2. 护患关系是专业性和帮助性关系　护患关系是以解决患者在患病期间所遇到的生理、心理、精神、社会等方面的问题，满足其各种需要为目的的人际关系，是一种专业性的人际关系，也是帮助者与被帮助者的关系。这种关系中的所有活动都是以专业活动为中心，以保证患者的健康为目的。

3. 护患关系是治疗性关系 护患关系的好坏，直接影响护理工作的质量和患者的疾病康复，发挥不用手术和药物的特殊治疗作用。良好的护患关系是心理护理工作的重要组成部分，需谨慎执行、认真促成。研究表明，建立良好的护患关系，能有效减轻或消除患者来自环境、诊疗过程与疾病本身带来的压力，加速康复进程。反之，护患关系紧张则会加重患者的心理负担，致使患者的情绪恶化，对疾病的治疗和康复造成不利影响。

4. 护患关系是信任关系 护患之间应相互尊重和彼此信赖。患者为了诊治疾病将生命安全、个人隐私等托付于护士，是对护士职业的信任。护士应以崇高的人道主义精神为准则，尊重患者，为患者保守秘密，不泄露患者的隐私，全心全意地为患者服务。

5. 护患关系是短暂的人际关系 护患关系是在患者就医过程中形成的相对短暂的人际关系。患者入院，护患关系开始建立；患者康复出院，任务完成，护患关系便宣告结束。

（二）护患关系的建立与发展过程

护患关系的建立与发展一般经历以下三个阶段。

1. 观察熟悉期 是指患者入院与护士初期的接触时期。此期的主要任务是彼此相互了解，建立初步的信任关系。护士需要收集患者的身体、心理、精神等方面的资料，向患者介绍病区环境与设施、医院的各项规章制度等。护士在此过程中所展现的仪表、态度和言行，体现出的爱心、责任心和同情心等第一印象，能够促使良好的护患关系在短暂的时间内尽快建立起来。

2. 合作信任期 是指开始执行护理计划到患者出院之前的这段时期。此期的主要任务是为患者解决各种生理和心理问题，满足患者的健康需求。在这一时期，护士的知识、能力、态度、责任心等是维持患者信任的关键，也是保证良好护患关系的基础。护士应该对工作认真负责，尊重、爱护患者，鼓励患者充分参与自己的治疗和护理活动，使患者在接受治疗和护理的同时，获得有关的健康知识，逐渐达到自理与康复。

3. 终止评价期 是指护患之间通过密切合作，达到了预期的护理目标，患者康复出院，护患关系终止。在这一时期，护士与患者需要进行有关评价，如评价护理目标是否达到，患者对自己当前健康状况的接受程度，以及对医院和护理质量的反馈意见等。同时，需要对患者进行健康教育和咨询，根据患者的具体情况制订出院计划或康复计划，以保证护理的连续性。护士应为患者的康复而高兴，愉快地终止护患关系。

（三）护患关系模式

1976年，美国学者萨斯和荷伦德（Szasz & Hollender）发表了题为《医生－患者关系的基本模式》的文章，提出医生与患者存在三种不同类型的关系。这一关系模式现已被医学界广泛接受，不仅适合医患关系，也适用于护患关系。这三种关系类型具体介绍如下。

1. 主动－被动型（activity－passivity model） 是在传统的生物医学模式指导下，以疾病护理为主导思想的护患关系模式。其原型是"父母－婴儿"。护士在护患关系中占据主导地位，具有不容置疑的权威性，充当保护者的形象；患者则完全处于被动地位，一切护理事宜听从护士的安排。护患双方为显著的心理差位关系。

主动－被动型模式主要适用于某些难以表达主观意愿的患者，如昏迷、休克、全麻、严重创伤患者、婴幼儿及精神障碍患者。一般此类患者部分或完全丧失了正常的思维能力，无法参与意见，除了完全服从护士，别无选择。

在该模式下，护士的主体作用是"为患者做什么"，这需要发挥护士的积极主动作用，以良好的职业道德、高度的责任心、爱心、同情心帮助患者战胜疾病。

2. 指导 – 合作型（guidance – cooperation model） 是在生物 – 医学 – 社会医学模式指导下，以患者为中心的护患关系模式。其原型是"父母 – 儿童"。护士在护患关系中具有相对的主动地位和一定的权威性，充当指导者的形象，但必须建立在患者充分信任和良好合作的基础上；患者处于相对被动的地位，根据自己对护士的信任程度有选择地进行咨询和接受指导。护患双方为微弱的心理差位关系。

指导 – 合作型模式主要适用于急症患者。此类患者神志清楚，但病情较重，病程短，对疾病的治疗和护理了解少，需要依靠护士的指导以便更好地配合治疗和护理工作。

在该模式下，护士的主体作用是"教会患者做什么"，这需要护士具有良好的护理道德，高度的工作责任心，良好的护患沟通能力和健康教育能力，帮助患者早日康复。

3. 共同参与型（mutual – participation model） 是在生物 – 医学 – 社会医学模式指导下，以健康为中心的护患关系模式。其原型是"成人 – 成人"。护患双方地位平等，共同发挥着各自的主动性。护士的主动性突出体现在引导患者的主观能动性，充当同盟者的形象；患者也积极主动地参与自己的疾病过程，主动寻求与护士沟通，采纳护士提出的合理建议等。护患双方相互尊重、相互学习、相互协商，共同承担护理活动，分享护理成果，是心理等位关系。

共同参与型模式主要适用于慢性病患者、心身疾病患者，以及受过良好教育的患者等。此类患者的参与意识较强，对疾病的治疗和护理有一定了解，但由于受到自身疾病知识、人格特征、生活方式、社会关系等主客观因素的影响，会产生一些不适宜的角色行为方式，需要护士给予指导，以便较好地发挥自身的主观能动性。

在该模式下，护士的主体作用是"让患者选择做什么"，这需要护士拥有广泛的人文社会科学和医学知识，能为患者制定多层面、适宜的护理计划，并具有较强的人际沟通能力和增进人际吸引的职业魅力，能与不同层次的患者建立良好的护患关系，尊重患者的自主权，给予患者充分的选择权，使其更好地发挥自身的主观能动性。

上述三种类型的护患关系模式，与主动 – 被动型模式相比，指导 – 合作型模式和共同参与型模式更能发挥患者的积极性，提高治疗和护理的效果，有利于患者早日康复。但并不是所有的患者都适用这两种类型，这就要求护士必须了解上述三种护患关系模式的特点和适用对象，根据不同病情的患者特点选择不同类型的护患关系模式。在临床实践中，护士同某一患者之间的护患关系模式不是固定不变的，而是随着患者病情的变化，可以由一种模式转向另一种模式。

第二节　人际交往

⇒ **案例引导3-2**

案例： 曾有媒体报道一位大学女生因为和同宿舍同学闹矛盾，便心生报复之心，不断找机会伺机报复。终于有一天，听到与其有矛盾的那位同学和他人打电话时说到了银行卡密码，于是趁同学外出时，偷偷把同学的银行卡拿出来到银行将钱取光，希望以此来报复该同学。

问题： 这是一个典型的因为无法建立良好的人际关系导致的问题。那么如何与他人建立良好的关系，进行良性的互动，或者更进一步，如何能够讨人喜欢呢？

人们要想顺利地开展工作、愉快地生活和学习，就需要和他人建立起良好的关系。能够讨人喜欢对我们的工作、学习和生活都有很多的益处。在与他人的交往中，会有很多的因素影响到我们是否喜欢他人以及是否被他人所喜欢。那么哪些因素会影响人际交往呢？

一、人际距离

（一）人际距离的概念与类型

人际距离（interpersonal distance）是指人际交往中双方之间的距离及其意义。人与人之间的关系有远近亲疏之分。美国心理学家霍尔（Hall，1959）在其经典著作《无声的语言》一书中，将人际距离划分为四种，即亲密距离、个人距离、社会距离和公共距离。

1. 亲密距离（intimacy distance）　双方距离通常小于50厘米，语义为"亲密、热烈"。在此距离谈话常是低声的或者是耳语，话题往往非常私人性，也包括身体接触。一般只有感情非常亲密的双方，如夫妻、恋人、父母与子女、知心密友等才会允许彼此进入这个距离。如果不具备这种关系的人进入这种距离，会使人十分不快。但有时因环境所迫，不得不进入这一距离，如在拥挤的车厢或电梯内，常常要与不相识、不亲密的人靠得很近，甚至紧贴着。此时便应采取"无视"态度，遵守几条不成文的规则：①不说话；②不与他人目光接触；③面部无表情；④避免不必要的身体动作。否则便会被认为失礼或者非礼行为。

在护理工作中，某些护理操作必须进入亲密距离才能进行，如查体、口腔护理、皮肤护理等。此时应向患者解释或说明，使患者有所准备并配合，避免患者产生紧张不安或不适感。

2. 个人距离（personal distance）　双方距离在0.5～1.2米，语义为"亲切、友好"，适用于亲朋好友之间的谈话。

在护理工作中，护士了解患者病情或向患者解释某项护理操作时，常采用个人距离，以表示关心、爱护，也便于患者能听得更清楚。个人距离使护患双方都感到自然舒适，又不至于产生某种程度的亲密感，是护患之间进行沟通交流的理想距离。

3. 社会距离（social distance）　双方距离在1.3～4米，语义为"庄重、严肃"，适用于正式社交场合或公务活动。此时双方唯一的接触是目光的接触，说话的音量中等或略响，以使对方听清楚为宜。

在护理工作中，护士站在病房门口与患者说话或者交待某项事宜时，以及在查房过程中站着与患者对话时，常采用社会距离。另外，医生和护士的交接班和讨论病例，也常采用社会距离。

4. 公共距离（public distance）　双方距离在4米以上，语义为"公开、正式"，适用于年度工作总结汇报、发表学术演讲等较大的公共场合。此时，一人面对多人讲话，声音响亮、手势、姿态等非语言行为的应用较多。

（二）人际距离的影响因素

人际交往的空间距离不是一成不变的，它具有一定的弹性。人际距离的影响因素主要包括以下几个方面。

1. 交往的背景　不同国家、不同民族、不同文化背景，其交往距离不同，这种差距是由于人们对"自我"的理解不同造成的。例如，北美人理解"自我"包括皮肤、衣服以及体外几十厘米的空间，而阿拉伯人的"自我"则仅限于心灵，他们甚至把皮肤当成身外之物。因此，交往时往往出现阿拉伯人会步步逼近对方，而北美人却不断后退的有趣情形。法国人喜欢保持近距离，而英国人则会维持适合于自己的空间范围。

2. 交往的情境　人们的人际距离会随着具体情境的变化而变化。例如，在拥挤的公共汽车上，人们无法考虑人际距离，因而也就比较能容忍别人靠得很近，这时已没有亲密距离还是公众距离的界限，自我空间很小，彼此间不得不通过躲避别人的视线和呼吸来表示与别人的距离。然而，若在较为空旷的公共场合，人们的人际距离就会扩大，如公园休息亭和较空的餐馆，别人毫无理由挨着自己坐下，就会引起怀疑和不自然的感觉。所以，人们有时会试图通过选择适当的位置来独占一块公共领地。如在公园休息亭，如果你想阻止别人和你同坐一条长凳，那么从一开始你就要坐在长凳的中间，这就会给人一种印象，似乎凳子比较短，这样你就能成功地在一段时间里独占这条凳子。

3. 社会地位　社会地位不同，人际距离也有差异。一般说来，权力较大地位较高的人对于个人空间的需求相应会大一些。比如我国古代的皇帝，坐在高高的龙椅上，与大臣们拉开了较大的距离，独占较大的空间。当人们接触到有权力有地位的人时，不敢贸然挨着他坐，而是尽量坐到远一点儿的地方，这都是为了避免因侵犯他的自我空间而惹他生气。

3. 人格特质　性格开朗、喜欢交往的人更乐意接近别人，也较容易容忍别人的靠近，他们的自我空间较小，而性格内向、孤僻自守的人不愿主动接近别人，宁愿把自己孤立地封闭起来，对他人的靠近十分敏感，他们的自我空间受到侵占，最易产生不舒服感。

（三）人际距离在护患交往中的应用

护理人员了解了人际距离，就可以有意识地选择与患者交流的最佳距离。护理人员在了解上述知识的基础上，需要有意识地控制、调节和患者之间的距离，根据患者的年龄、性别、人格特征、文化程度、病情需要以及和患者的沟通层次，调节彼此的人际距离，从而更有效地和患者进行交流和沟通。比如针对儿童和孤独的老年患者，缩短人际距离有利于情感沟通。这些知识对于建立良好的医患关系也有帮助。

二、人际吸引

（一）人际吸引的概念

人际吸引（interpersonal attraction）是人与人之间彼此注意、欣赏、倾慕等心理上的好感，进而彼此接近以建立感情关系的历程。人际吸引是人们相互间建立感情关系的第一步。若两人之间不能相互吸引，就不可能进一步建立亲密的感情关系。

（二）人际吸引的影响因素

1. 邻近性和熟悉性　日常生活中，人们除了在少数时候把喜欢的情感投向自己认同的歌星、影星、体育明星之外，更多的时候都把这种情感投向周围与自己有直接交往的对象。能够相互接触和彼此之间存在交往的可能性，构成了人际交往中的邻近性和熟悉性因素。

（1）**邻近性**　是指人与人之间因在生活空间里彼此接近，而有助于建立良好人际关系的一个因素。人们会喜欢邻近的人，邻近的人更容易建立友谊。例如，在现实生活中，同一班级的同学、同一寝室的室友、同一科室的同事容易成为好朋友。为证实邻近性对人际关系的实际影响，美国社会心理学家费斯汀格（Festinger，1950）和同事研究了一个社区的友谊模式。结果发现，研究对象所结交的新朋友几乎都符合以下四个邻近性特征：①是其近邻；②是同一楼层住着的；③是信箱靠近的；④是共用一个走廊的。由此可见，邻近性在选择友谊上起着重要作用。人们常说的"近水楼台先得月""向阳花木早逢春""远亲不如近邻"，也是邻近性影响人际关系的体现。至于人们为什么会对邻近的人有好感，可能是因为人们通常认为邻近是有用的，邻近的人可以提供更多的帮助和照顾。同时，人们也希望自己的周围环境是愉悦的，因此也有动机与邻近的人保持友好关系以营造愉悦的环境氛围。

（2）**熟悉性**　邻近性之所以起作用与熟悉性也有关系。研究表明，距离越接近，交往的频率可能就越高，双方就会越熟悉，也就越容易建立良好的人际关系。社会心理学家扎伊翁茨（Zajonc，1968）将 12 张陌生者的照片，随机分成为 6 组，每组 2 张，按以下方式出示给被试者：第一组看一次，第二组看两次，第三组看五次，第四组看十次，第五组看二十五次。当被试者看完全部 10 张照片以后，实验者又把另外两张陌生照片编为第六组，与前五组照片混合给被试者看，并要求他们按照喜欢程度的高低将照片排出先后顺序。结果发现，照片被看得次数越多，排在最前面的机会也越多，即喜欢的程度越高。社会心理学家梅塔（Mita）也进行了这方面的实验。他要求被试看自己的两张照片，问他们喜欢哪一张。两张照片是一样的，只是一张是正像（别人看到的自己），一张是镜像（自己看到的自己）。同时，也要求他们的朋友指出喜欢哪一张。结果是：被试自己更喜欢镜像，而他们的朋友则更喜欢正像。他们都选择了各自熟悉的，因为自己常常看到自己的镜像，而朋友则常常看到正像。喜欢程度随着看到的次数增加而增加，这在社会心理学中被称为纯粹暴露效应。但次数也有一定界限，超过一定界限会产生厌烦的感觉。同时，次数的作用只表现在积极的或中性刺激物上，而对负面的东西即使增加见到的次数，也不会导致对这个东西的喜欢。例如，扎伊翁茨让被试者在几周内重复看一个带手铐的人，很快被试便认为他确实是犯人，而不喜欢他。

2. 相似性和互补性　相似性和互补性是产生人际吸引的两个互为补充的条件。相似性是指交往中的双方在年龄、性别、职业、人格特征和个人经历等方面具备相似特征时，彼此之间往往产生较为强烈的人际吸引；而互补性则是指双方的需求或个性互补时，也能形成强烈的人际吸引。

（1）相似性　研究表明，人们喜欢那些和自己相似的人。相似性因素主要包括态度、价值观、个性特征、年龄、外貌、社会地位等。这里的相似不一定是实际的相似，而是人们感知到的相似。首先，态度、价值观和个性特点的相似具有非常大的吸引力。美国心理学家纽科姆（Newcomb，1961）曾做过一个实验，这个实验的对象是公开招募的志愿住宿者，共17名大学生。进入寝室以前，对他们关于经济、政治、审美、社会福利等方面的态度和价值观以及他们的人格特征进行测定，然后将态度、价值观和人格特征相似和不相似的大学生混合安排在几个寝室，一起生活4个月。在这4个月中，定期测定他们对上述问题的看法和态度，同时让大学生互相评价同寝室成员，喜欢谁，不喜欢谁。结果表明，在相处的初期，空间距离决定了人们之间的吸引力，到了后期，彼此之间的态度和价值观越是相似的人，相互之间的吸引力越大。在实际生活中，人们在初次交往中很少涉及到态度、信念、价值观等较深的层次，此时，年龄、外貌、社会地位的相似性往往起主要作用。随着交往的加深，人们之间的了解加深了，这时信念、价值观和个性特征的作用就突出出来。所谓"物以类聚，人以群分""酒逢知己千杯少，话不投机半句多"说的即是这种现象。研究还发现，处在同一压力背景下的人们，更容易摈弃不友好，而互相支持，互相喜欢。例如，一些灾难性事件如洪水、地震发生时，人们都亲如手足。另外，行为的类似也是人们互相吸引的一个因素，即所谓"同声相应，同气相求"。生活中常有"夫妻相"之说，即夫妻感情越好，其行为举止越相似。"不是一家人，不进一家门"，是说夫妻之间没结婚之前就是相似的。从进化的角度来看，相似的人很可能具有相似的基因，如果选择相似的人作为配偶的话，他（她）的基因延续下去的概率会更高。

（2）互补性　不仅相似性能够促进人际吸引，互补性也可以，如性格倔强的人会找一个性格温顺的人作为配偶，急性子和慢性子合作愉快，爱说的和爱听的成了朋友，正说明了这种互补性关系的特点。

相似性和互补性看上去似乎是矛盾的，实际上是一致的。例如，在恋爱、婚姻中往往支配型的男性和顺从型的女性彼此有吸引力。这是因为他们对男女关系中的男女角色看法一致，认为男性应起支配作用，女性应顺从。相似使人们互相吸引，但互补使关系得以保持。初识时的志同道合导致吸引，结识后，双方需要共同面对一些问题，这时互补显得很重要，只有取长补短，互相能够从彼此获得助益，关系才能持久。美国社会心理学家克切霍夫（Kerckhoff，1962）等人以恋爱中的大学生为研究对象，探究相似性与互补性在双方从朋友到夫妻关系过程中的作用。结果发现对短期伴侣来说，导致相互吸引的主要是相似的态度、信仰、价值观等，而驱使伴侣发展长期关系的动力则主要是人格特质和需求上的互补。

3. 人际吸引的个人特质因素

（1）外表和容貌　"爱美之心人皆有之"，毋庸置疑，外貌越吸引人，越能被人们所喜欢。外貌美可以产生一种光环效应，即认为外貌美的人也具有其他优良品质。柏斯切德和沃尔斯特（Berscheid & Walster，1972）的一项研究表明外貌确实影响人们的判断，他们从大学年鉴上选出一些学生照片让被试者看。有些照片很有魅力，有些一般，有些无魅力，要被试者判断照片上的学生的个性品质。结果是：学生越是有魅力，就越被认为是有好的个性品质。人们都带有一种偏见，认为五官不端正者（比如前额狭小，下颌短）通常会有一些不好的品质，俗话说"丑人多作怪"，影视作品中，坏人的形象总不免畸形或形貌丑陋。

人们为什么会喜欢漂亮的人呢？一种原因是前面所说的光环效应，另外也因为在人们的生活经验中，爱的对象总是漂亮的人，即便客观上不那么漂亮，也有"情人眼里出西施"，经验会影响人们的判断。同时，和漂亮的人在一起，人们会觉得荣耀和光彩。从基因的角度来看，人们会认为漂亮的人具有更多好的基因。

（2）才华和能力　对于相貌不出众者，如何吸引他人呢？才华和能力是令人喜欢的另一个重要因素。一个人的能力比较突出，其本身就是一种吸引力，使他人欣赏其才能并产生敬佩感，愿意与之交往。才华和能力出众的人总比一般人更有见解，更有办法，更有可能提供帮助，但并不是才华、能力越突出越好。研究发现对男性而言，他们更喜欢能力突出但又犯点错误的人，而女性则更喜欢能力突出又不犯错误的完人。这一点可以从进化心理学的角度得到理解，对女性而言，强壮有能力的人可以得到更多的食物，从而其配偶和后代可以有更大的生存概率，因此女性先天喜欢那种才华和能力突出的人。而男性则不同，对方才华和能力越突出，对他们而言则越有竞争力，使男人在竞争和比较中处于劣势，因此他们更欣赏那些有点缺点的才华、能力突出者。

（3）个性品质　美貌固然能起相当大的作用，但是人的个性品质也很重要。美的东西是好的，好的东西也是美的。一个有高尚品德和才智的人，往往被认为外貌也是有吸引力的。心理学家安德逊（Anderson，1968）的研究表明在人际关系中最受欢迎的十项人格特质依次排列为：诚恳、诚实、理解、忠诚、可信、可靠、聪明、关怀、体谅和热情。

4. 人际吸引的社会因素　人们会喜欢对自己有利益的人，根据社会交换理论，人们会详细地核算为了维持人际关系所付出的成本与收益，根据成本-效益的关系来评估当前的关系是否满意。如果预期和某人交往会给自己带来好处，人们会喜欢这个人；反之，则很难产生喜欢。社会经济地位也是影响人际关系的一个重要因素，社会交换理论中可以预测经济地位较高的人，更容易被人喜欢，人们更愿意与之交往，现实生活中也确实如此。

喜欢具有相互性，人们倾向于喜欢那些喜欢自己的人。贝克曼（Backman）和西科德（Secord）发现，如果告诉甲组成员，乙组成员喜欢他们，那么后来在新成立小组时，甲组成员更愿意选择乙组成员。但通常我们会更喜欢那些逐渐喜欢我们的人，研究发现，相对于一直喜欢你的人，那些逐渐喜欢你的人会得到更高的评价，人们会更喜欢先不喜欢你而后来喜欢你的人。另外，人的名字有时也可以影响到别人所形成的印象，一些字眼，如女孩姓名中常用的颖、慧、茵、娟等，常使人联想到对应的人会更漂亮。心理学家让被试者阅读四五年级小学生的作文，文章的水平有高有低，作者的名字有常见的有不常见的。结果发现同样的文章因作者的名字不同而有不同的评价，常见的能引起积极联想的那些作者名字的文章其评价分数更高。

第三节　人际沟通

⇒ **案例引导3-2**

　　案例：一则笑话说，某人请客，到约定的时间点了，客人才来了7、8个，这时主人就嘀咕，怎么该来的还没来，先来的客人听了，立马就有2、3个人推说有事走了。这下主人又嘀咕了，咋搞的，不该走的走了。剩下的客人听到主人这么说，纷纷说有急事要处理，全都走了。

　　问题：相信同学们都明白了这则笑话中客人走了的原因，这个笑话很好地体现了在人际沟通中存在的障碍，同学们想知道是什么导致了沟通障碍，以及如何处理沟通障碍？

一、人际沟通的概念

　　人际沟通（interpersonal communication）是指人们之间的信息交流过程，也就是人们在共同活动中彼此交流各种观念、思想和感情的过程。这种交流主要通过言语、表情、手势、体态以及社会距离等来表示。

　　沟通是人际关系中最重要的一部分，我们要与任何人建立任何关系，都必须透过沟通，越会沟通、越擅长沟通，我们与人建立的关系就越好。人际沟通是人与人之间传递情感、态度、事实、信念和想法的过程，所以良好的沟通指的就是一种双向的沟通过程，不是你一个人在发表演说、对牛弹琴或者是让对方唱独角戏，而是用心去听对方在说什么，去了解对方在想什么，对方有什么感受，并且把自己的想法回馈给对方。

　　人际沟通可以发生在个人与个人之间，也可以发生在个人与群体或群体与群体之间，还可以发生在大众传播过程中。人际沟通总是为了达到某种目的、满足某种需要而展开的。人们在沟通时，会根据双方的特点选择沟通的内容、途径以及策略，从而达到影响对方的目的。

　　按照信息传播理论，沟通的过程可以分解为以下七个步骤：①产生观念（ideation），先有一个观念产生了，才会想要把它传达出去；②编码（encoding），将要传达的信息进行处理，如"信号化（数字化）"或变成口头语言等；③传播（transmission），选择合适的途径将信息传达出去；④接收（receiving），另一方接收被传递的信息；⑤解码（decoding），理解所收到的信息，将接收到的信息还原；⑥理解（understanding），接收者判断、解读所收到的信息；⑦行动（action），根据接收到的信息采取相应的行动（响应），你可能产生下一个沟通的需求（观念），于是又进入下一阶段的沟通。

（一）人际沟通的特点和要素

　　按照信息论的观点把人的观念、思想、情感等看作信息，把人际沟通看作信息交流的过程，人际沟通即是一个信息传播的过程，且具有以下几个特点。

　　1. 个体主导性　在沟通过程中，信息发出者必须判定对方的情况，分析他的动机、目的、态度等，并预期从对方的回答中得到新信息。

　　2. 信息交流的互动性　人们之间的信息交流不同于设备之间的信息交流，沟通双方借助符号系统相互影响，人与人的交流产生的影响是以改变对方行为为目的的。

　　3. 符号系统性　良好的信息交流效果只有在发送信息和接受信息的人掌握统一的编码译码系统的情况下才能实现，即双方都熟悉同样的符号系统（如相同的语言）。

4. 影响因素相关性 人际沟通可能产生沟通障碍，这些障碍与沟通渠道、编码译码及心理因素有关。

（二）人际沟通的功能

1. 传达信息 人际沟通最基本的功能是进行信息的传达，通过沟通彼此进行信息的交换。人际沟通是相互了解，进一步交往的前提，同时也是人际交往的结果，交往越多，沟通交流越多。

2. 心理功能 人际沟通具有满足心理需要的功能。马斯洛的需要层次理论认为人有归属的需要，有获得他人尊重与认可的需要。人际沟通中通过表达自己的身心状态，可以实现与他人的联系，从而使归属与尊重的需要得以满足。人如果缺乏信息交流，其语言能力及其他认知能力都将受到严重损害，一些报道的狼孩、猪孩的故事就是这方面的例子。丰富的社会性刺激能够促进儿童心理发展的速度，也能够减缓老年人的认知衰退速度。

3. 社会功能 沟通最基本的功能就是能够促进人们之间的相互了解，协调人们的社会生活，使人们的行为能够更好地适应社会环境，从而使社会生活维持动态的平衡。

二、沟通的基本方式

（一）言语沟通

语言是一定社会约定俗成的符号系统。人们运用语言符号进行信息交流，传递思想、情感、观念和态度，达到沟通目的，通过语言沟通的过程叫作言语沟通。言语沟通是人际沟通中最重要的一种形式，大多数的信息编码都是通过语言进行的。言语沟通分为口头言语沟通和书面言语沟通。

在面对面的人际沟通中，人们多数采用口头言语沟通的方式，例如会谈、讨论、演讲以及对话等。口头言语沟通可以直接、及时地交流信息、沟通意见。在间接沟通过程中，书面言语用得比较多。书面言语沟通的好处是它不受时空条件的限制，还有机会修正内容，并便于保留，沟通的信息不容易造成失误，沟通的准确性和持久性都较高，所以很多人特别是职场上更倾向于用电子邮件而不是电话进行沟通。

（二）非言语沟通

人们在沟通中要全方位地发出信息，既有语言的，也有非语言的。非言语沟通在人际沟通中占有很大的比例。非言语沟通是指用语言以外的非语言符号系统进行的信息交流。非语言符号系统包括身体动作、面部表情、仪表服饰、语音语调等。非语言行为能准确地反映出话语的真正思想和感情，如语音语调（如咳嗽、叹息、哭声、笑声等）能传达很多情感信息，有时比所用的言语内容本身更有意义。

非言语沟通的类型很多，如面部表情（微表情）、身体距离、姿势、动作、眼神、声调、音量、仪表服饰、身体接触甚至你所布置的环境等。体态语言是常见的非语言沟通，又被称作人体语言、动作语言。以表情为例，人类祖先为了适应自然环境，达到有效沟通的目的，逐渐形成了丰富的表情，这些表情随着人类的进化不断发展、衍变，逐渐成为非言语沟通的重要手段。人们通过表情来表达自己的情感、态度，也通过表情理解和判断他人的情感和态度，学会辨认表情所流露的真情实感，是人类社会化过程的主要内容。微表情是非言语沟通中可以无形中影响对方的因素。微表情是一种快速出现的表情，持续时间很短暂，通常反映潜在的真实感受。微表情可以让对方不知不觉中受到影响。

再比如服饰，服饰在人际沟通中可起到传播信息的功能。服饰相当于一幅活广告，可以传递职业、爱好、社会地位、性情气质、信仰观念、生活习惯及风俗等信息。服饰也是一种文化，它可以反映一个民族的文化素养、精神面貌和物质文明发展的程度。

三、沟通中存在的问题

（一）语言障碍

人们的语言修养差异很大。同样一种思想，有人表达得很清楚，有人则表达不清楚，导致的理解也不同。单纯用语言表达思想和事物有较大的局限性，而且脱离沟通过程的语言情境，也可能导致理解的偏差，如一些正话反说。另外，跨文化的人际沟通和交流中，语言障碍显得更为突出。

（二）身份障碍

由于阶级、政治、宗教、职业的不同而形成了不同的意识、价值观和道德标准，使人们对同一信息会有完全不同的解释，这会成为一种沟通障碍。比如不同党派的人对同一事件有完全不同的看法；不同职业的人在沟通中常有"隔行如隔山"的困难；在组织中地位高的人和地位低的人进行沟通，地位低的人往往不能畅所欲言等。

（三）信息失真

人际沟通的基本要求是信息在沟通过程中不失其真实性。信息传递者有时会有表述不清或传递了错误信息的情况，而信息的接收者也可能使信息失真。信息在传递出去以后，由于接收者的加工和转换，信息在沟通前后可能不完全一样。口头语言传达的信息失真在群体中比较常见。"传话"之类的语言沟通常常会达不到沟通的目的，甚至最后的信息恰与原来的相反。在大型的组织中，层次繁多，必然加大信息之间的传递距离，逐级传递信息由于中间环节多，会造成信息的流失和失真。

四、沟通的技巧

（一）倾听

有效的沟通是一种双向的沟通，强调双方面的沟通，而不是一厢情愿的沟通。有效沟通的目标在于不要让对方观念与你的观念相距太远。常言道人有两个耳朵，一个嘴巴，要的就是我们少说多听。通过倾听，使对方感觉到被接纳、被尊重。倾听是有反应的听，很专注、很用心、有目的性的听，而不是人云亦云，没有思考及逻辑地听。了解对方意思后，可以请对方举个例子，把经过情形说一遍，在叙述的过程中，可以让对方回头整理自己的思想或情感，最后再用自己的话讲出来，内容和程度可以扩大一点，来验证对方是不是这个意思。

（二）共情

很多人都只从自己的视角来看周围的人和事，人们往往从自己的经验出发，有很多先入为主的观念，也就不能够接受不同的行事风格或不同的价值观，从而导致沟通出现问题。因此，良好的沟通需要从对方的角度来看问题，从对方的观点来了解她或他传达的信息。

（三）尊重

在与人沟通时，保持对对方的尊重是关系持续的重要条件。记住他人的姓名是最大的尊重。姓名突显了每一个人的独特性，所以记住一个人的名字，并能叫出来，使人觉得受到了尊重，能轻易赢取他人的好感，使他人觉得具有重要性，这对良好人际关系的维持具有重要价值。

（四）平等

能够持久下去的人际关系是平等的，人际交往中不平等的关系很难维系，在与人相处的过程中，一味地忍让或过于强势都不利于人际沟通，在与人沟通交流的过程中，应保持不卑不亢。

（五）善意

若有批评的必要，宜先称赞再温和地批评。若有改正他人错误的需要时，宜就事论事，避免人身攻击，善意地指出不足。在沟通时要注意有理和有"礼"，包括礼貌和礼让，使沟通中的信息流动更顺畅。

（六）真诚

良好的人际关系要从结交真正的朋友出发，而不只是想引起别人的注意，要让别人留下良好印象，真诚才能打动人心。随声附和对方的话，配合对方的意见来呈现自己的态度，让对方了解到你的意见，但却不会感到你强硬的态度，才是良好的沟通方式，说话时要注意对方的眼睛，经常称赞对方的行为或意见，但是一定发自内心，过度的话就会变成奉承的人。让对方信任你之后，再将自己的想法或意见提出来，如此一来就可以得到更多的认同。

五、护患沟通

护理人员和患者之间的沟通，对患者的康复、减少护患间的摩擦与纠纷十分重要。护理人员经常到患者床边与患者交谈，不但解除了患者的孤独寂寞感，而且使患者感到无比亲切，消除紧张拘束，主动参与护理计划的制定和执行。另外，通过沟通，护理人员能更加了解患者的病情及心理状态，以便更好地制定、修改护理方案。患者也可通过和护理人员的沟通了解所患疾病的诊断、治疗、护理和预后等相关知识。

护理人员要始终保持良好的工作情绪，微笑服务。护理人员的微笑不但会使患者感到亲切、心情舒畅，而且会给患者带来积极的动力。当患者违反规定，微笑着去批评患者，他们会感觉不好意思，马上改正。

不良的沟通会导致护患关系紧张，比如语言不规范，使用简单、生硬的语言容易引起沟通不畅。沟通方式不妥和技巧欠缺方面，常见以自我为中心，不顾患者想法，使用说教式的语言，谈话中随意改变话题，打断患者表达感情和信息，这些沟通方式会使患者及家属心情不愉快，有碍良好的护患关系的形成。在工作繁忙时，只顾发出信息而忽略了患者的反馈，成了单方面的沟通。

良好的护患沟通应正确运用语言，掌握好语音语调，语言应清晰、通俗易懂，不要过多使用专业术语，语调应平稳、柔和，语速应流畅而不太快，体现出对患者的关心。正确使用身体语言，言语沟通中配合相应的动作、表情、手势等体态语言，如以触摸、搀扶等来表达对患者的关爱，建立良好的护患关系。

当患者陈述病情或表达心声时，护理人员应认真倾听，并诱导患者交谈。在倾听过程中，护理人员应充分体现出对患者的关心，不要东张西望、漫不经心，也不要随意打断患者的讲话。护理人员要经常站在患者角度，体会患者的感受，使护患关系更加融洽。护理人员也要保持积极稳定的情绪。健康、稳定的情绪有助于营造和谐的心理气氛，形成良好的护患关系，促进护患间的人际吸引。

⊕ **知识链接3-1**

"良言一句三冬暖，恶语伤人六月寒"这句俗语的意思是告诉人们要学习用"爱语"结善缘。因为一句同情理解的话，能给人很大安慰，增添勇气，即使处于寒冷的冬季也能感到温暖。而一句不合时宜的话，就如一把利剑，刺伤人们心灵，即使在夏季六月，也感到阵阵的严寒。护士美好的语言可使患者感到温暖，增加战胜疾病的信心和力量，产生药物不能起到的作用。

答案解析

目标检测

一、选择题

A 型题

1. （　　）是指在社会交往过程中所形成的、建立在个人情感基础上的人与人之间相互吸引或排斥的关系

    A. 人际关系　　　　　　　　　　　　B. 人际交往

    C. 人际距离　　　　　　　　　　　　D. 心理关系

    E. 以上都不是

2. 莱文格和斯诺克的人际关系发展的相互依赖模型认为，在（　　）状态下，双方互不相识，甚至相互间均未注意到对方的存在，彼此无任何感情联结。心理距离为零

    A. 零接触状态　　　　　　　　　　　B. 开始注意状态

    C. 表面接触状态　　　　　　　　　　D. 情感卷入状态

    E. 以上都不是

3. 关于"指导－合作型"护患关系模式，以下描述错误的是（　　）

    A. 是在生物－医学－社会医学模式指导下，以患者为中心的护患关系模式

    B. 其原型是"父母－儿童"

    C. 护患双方是微弱的心理差位关系

    D. 主要适用于神志清楚的急症患者

    E. 护士的主体作用是"让患者选择做什么"

4. 人们常说的"近水楼台先得月""向阳花木早逢春""远亲不如近邻"，说明了（　　）对人际关系的影响

    A. 相似性和互补性　　　　　　　　　B. 邻近性和熟悉性

    C. 个人特质因素　　　　　　　　　　D. 社会因素

    E. 以上都不是

5. 下列不属于人际沟通功能的是（　　）

    A. 传达信息　　　　　　　　　　　　B. 心理功能

    C. 社会功能　　　　　　　　　　　　D. 适应社会环境

    E. 以上都不是

6. 下列不属于沟通中存在问题的是（　　）

    A. 语言障碍　　　　　　　　　　　　B. 身份障碍

    C. 信息失真　　　　　　　　　　　　D. 理解偏差

    E. 以上都不是

二、问答题

1. 简述护患关系的三种模式与特点。

2. 简述人际吸引的影响因素。

3. 简述人际沟通的技巧。

（张　瑜　石小盼）

书网融合……

本章小结　　　　　微课　　　　　题库

第四章 心理卫生 微课

PPT

1. **掌握** 心理卫生概念、心理卫生的工作内容及范围。
2. **熟悉** 不同年龄阶段及不同群体的心理卫生。
3. **了解** 心理健康概念及诊断标准。

技能要求

掌握不同年龄阶段及不同群体的心理卫生特点及规律；能够结合临床护理实践提出有针对性的心理卫生维护措施。

素质要求

提高相关护理从业人员对提升全民心理健康水平的认知程度和责任感。

第一节 心理卫生概述

➡ **案例引导4-1**

案例：张某，男，51岁。10年前确诊2型糖尿病。患病以来他一直注意饮食，保持足够强度的锻炼，并按时口服药物来控制血糖。但近一月余，张某的糖尿病突然恶化，通过严格控制饮食和锻炼均无法有效缓解。

入院后，经访谈得知，张某刚刚升职，增加了几项新工作由他负责，有时晚上还要加班。母亲两月前因脑卒中入院，需要陪护。张某自觉整天处于"紧张状态"。

问题：请问案例中的张某存在心理卫生方面的问题吗？导致张某糖尿病恶化的原因是什么？

一、心理卫生的概念

心理卫生（mental hygiene）指通过教育和研究，预防疾病、促进心理健康状态以适应当前社会环境，使生理、心理和社会适应功能都保持良好状态。

心理卫生有狭义与广义之分，狭义的心理卫生着重于预防精神疾病、神经症、病态人格、发育迟滞和心身疾病等病症并促进其康复。广义的心理卫生则以促进人的心理健全状态，实现生物－心理－社会和谐统一，发挥更大的心理效能为目标。

> 💡 **考点提示**
>
> 心理卫生的概念。

心理卫生在预防疾病、维护和促进人们的心理健康方面形成了三级式递进目标：初级目标为减轻疾病患者的伤残程度，提高其社会适应能力；二级目标为发现心理亚健康症状，并提供心理及医学干预；三级目标为普及心理健康知识，预防和减少心理疾病的发生，提高全民心理健康水平。

⊕ 知识链接4-1

心理亚健康

　　随着社会进步和经济的高速增长，推动了医疗卫生事业的快速发展，增强了人们的竞争意识。同时，也给人们的身心带来空前压力。心理亚健康是个人或群体处于心理健康和心理疾病之间的中间状态，这种心理状态是动态的，既是发展的，又是可逆的，这种中间心理状态既可能发展成为心理或精神疾病，也有可能通过一定的干预恢复到健康的心理状态。2017 年由中华医学会健康管理学会牵头完成的《中国城镇居民心理健康白皮书》中指出，73.6%的城镇居民处于心理亚健康状态，心理健康的城镇居民仅占 10.3%。可见，新时代背景下，心理亚健康的预防与管理具有重要的心理卫生价值。

二、心理卫生运动简史

　　人类对心理卫生的认识有着悠久的历史。在儒家培养人才所奉行的"格物、致知、诚意、正心、修身、齐家、治国、平天下"的修身路线中，"正心"作为修身的重要环节不仅指提高道德修养，而且还包括了对人本身的情感和欲望进行调控的心理卫生内容。孔子主张"君子不忧不惧""不迁怒"，从而保持"中庸"状态；墨子主张"去六辟"，即"去喜、去怒、去乐、去悲、去爱、去恶而用仁义"（《墨子·贵义》）；老子主张"少私寡欲"；庄子主张"无情""无以好恶内伤其身"（《庄子·德充符》），即认为人只有摆脱情感才能获得"悬解"，如若受情感的束缚就犹如置于"倒悬"的状态；荀子主张"然则从人之性、顺人之情，必出于争夺，合于犯分乱礼，而归于暴"（《荀子·性恶》）。中国古人在构建"国泰民安"的思想上亦包含了治情节欲的主张，可见维护心理卫生的重要性由来已久。我国古代医学更是把心理卫生视为维护身心健康的重要因素。《黄帝内经》指出："喜怒不节则伤脏，脏伤则病起于阴也。"因而提出了"养身莫若养性"的心理卫生原则。古代西方对心理卫生的作用也早有认识。古希腊的许多学者认为人有三种心理活动，分别为智慧、情欲与理性，而情欲应服从理性的调控，以避免危害身体健康和促使人性的完满。古希腊的斯多葛学派也像庄子一样，认为人应该做到"无情"。古希腊的希波克拉底提出体液说，即现在心理学所讲的气质类型，认为人的身体健康和人格健全与否与 4 种液体（血液、黄胆汁、黑胆汁、黏液）的比例是否恰当有关。上述这些主张虽然现在看来有欠科学之处，但它表明在心理卫生形成为一门科学和社会运动之前，人类对心理卫生的意义与作用早已有某种认识。

　　心理卫生作为一项社会运动，是由美国人毕尔斯（CW. Beers）所创导的。毕尔斯曾因患精神病住了 3 年精神病院，亲身感受了心理失常所带来的痛苦和住精神病院所受的折磨。出院后，他于 1908 年出版了一本名为《一颗发现自我的心灵》的书（*A Mind That Found Itself*）。此书详细叙述了当时精神病院对待精神病患者的非人道待遇，提出了心理因素对维护心理健康的重要作用，并发出了维护人类心理健康和预防心理疾病的呼吁。毕尔斯这一呼吁的提出得到了当时美国著名心理学家、精神病学家及社会各界的同情与支持，他们纷纷表示愿意帮助毕尔斯推进他所规划的心理卫生运动，该事件标志着心理卫生运动的飞跃发展。1908 年 5 月在美国各界人士的帮助下，毕尔斯在故乡康涅狄格州成立了世界上第一个心理卫生组织——康涅狄格州心理卫生协会。翌年，美国成立了全国心理卫生委员会。其后，随着心理卫生运动影响的扩大，于 1930 年在美国华盛顿召开了第一届国际心理卫生大会，来自包括中国在内的 53 个国家代表出席了该大会，成立了国际心理卫生委员会，呼吁全世界人民重视心理卫生。在世界潮流的推动下，中国心理卫生协会于 1936 年在江苏南京召开中国心理卫生协会成立大会，但由于抗日战争的爆发，实际上未能开展工作。1985 年 9 月中国心理卫生协会在山东泰安正式成立，并相继出版了《中国心理卫生杂志》《中国健康心理学杂志》《中国临床心理学杂志》《心理与健康》等刊物，对我国人民的全民健康与社会的文明、进步起到了积极的促进作用。心理卫生运动虽然首创于美国，迄今只有约百年的历史，但是已经在全世界造成影响，形成一种国际性的心理保健运动。

三、心理健康的标准

关于心理健康的概念，在当前学术界仍然存在争议。我们对已有的心理健康定义进行整合后重新做出界定：所谓心理健康（mental health），是指个体在环境中能自觉调整自身心理结构，保持心理上、社会上的正常或适应良好的一种持续而积极的心理功能状态。

心理健康的标准，是心理健康概念的具体化。由于学者们对心理健康的概念理解不同，所以对于其界定标准也未形成统一化。国内外心理学家们从不同角度提出了各种观点。美国学者坎布斯（A. W. Combs）认为，一个心理健康、人格健全的人应有 4 种特质：①积极的自我观念；②恰当地认同他人；③面对和接受现实；④主观经验丰富，可供取用。美国心理学家马斯洛提出判断心理健康者的10 条标准：①充分的安全感；②充分了解自己，并对自己的能力作适当的评估；③生活的目标切合实际；④与现实环境保持接触；⑤能保持人格的完整与和谐；⑥具有从经验中学习的能力；⑦能保持良好的人际关系；⑧适度的情绪表达与控制；⑨在不违背社会规范的前提下，能适当地满足个人的基本需求；⑩在不违背团体的要求下，能做有限度的个性发挥。我国黄希庭教授等曾提出判断心理是否健康的 5 条标准：①个人的心理特点是否符合相应的心理发展的年龄特征；②能否坚持正常的学习和工作；③有无和谐的人际关系；④个人能否与社会协调一致；⑤有没有完整的人格。

根据国内外学者对心理健康的界定，经过对理论和实践的探索，我们认为以下十项因素在制定心理健康标准时应加以考虑。

1. 智力正常 智力是人的各种能力的总和，包括观察能力、记忆能力、思维能力、想象能力和实际操作能力，它是保证人们进行正常社会活动的最基本的心理条件。智力正常与否可通过智力测验来判定。

2. 情绪稳定、心境乐观 人们的情绪是激发心理活动和行为的动机。健康、稳定、乐观的情绪有助于生理、心理健康和促进社会功能良好发挥。

3. 意志健全、行为协调 意志的健全在于行动上的自觉性、果断性、坚韧性和自制性。人的行为是意志的载体，意志是行为的体现，心理健康的人意志与行为是统一协调的。

4. 注意力集中 注意力是心理活动对特定对象的指向性和集中性，是一切心理活动的基本特性，是判断心理健康与否的重要指标。如果长期出现注意力保持时间短、指向力低、分配能力差，常提示心理有问题。

5. 人格完整统一 心理健康的人有相对正确的信念体系和世界观、人生观，并以此为核心把动机、需要、态度、理想、目标和行为方式统一起来。如果某人经常行为表现与道德观念相冲突，行为方式与意志不相一致，那么他的心理必定是不健康的。

6. 积极向上、面对现实，社会适应能力较好 这是国际上公认的心理健康的重要标准。具体来说，表现在三个方面：①适应各种环境的能力；②人际关系的适应能力；③处理、应付家庭和社会生活的能力。

7. 反应能力适度 外界事物的刺激度与人们的反应能力相匹配，既不十分过敏，也不极为迟钝。

8. 心理特点与实际年龄相符 一个心理健康的人，其心理特点与实际年龄阶段的心理特征是大致相符的。

9. 自我认知正确　自我认知是个体对自己作为主体和客体存在的各方面的认知，自我认知产生自我体验和自我控制。心理健康的人能正确认识和客观评价自己，摆正自我的位置，妥善地处理人际关系，有自信心、自尊心，能够自觉地发展自己。心理不健康的人通常没有发展目标，整天浑浑噩噩，或者妄自尊大、好高骛远，或者自轻自贱、悲观失望，甚至试图逃避现实、消极厌世。

10. 具有高创造性、成就感　马斯洛认为，人的内部存在生长需要和缺失需要，而生长需要的最高层为自我实现的需要。自我实现的需要包括现有完满人性的实现和个人潜能的开发，就是使自己成为理想的人，也可以说是一个人对实现自身潜能的不断追求，这通常可以通过个人创造力的发挥程度和成就感的高低来衡量。

四、心理卫生的工作内容及范围

心理卫生最初是作为一种心理保健运动而诞生的，但是在其发展过程中人们逐渐开始探讨心理健康的本质和机制，研究各种心理障碍和心理疾病产生的原因和发展的规律，探求各种心理疾病预防和治疗的措施与方法，以及如何促进人的心理健康和提高人的心理素质等，使得心理卫生作为一门专门的学科应运而生。同时，毕尔斯最初倡导心理卫生运动时，着眼点主要是精神病的预防和治疗，心理卫生的工作对象是精神病患者。然而随着时代的发展，人们日益认识到心理因素对健康的重大影响，认识到维护心理健康和提高心理素质是顺利完成一切工作的重要条件。因此，心理卫生工作的对象就不再局限于精神病患者，而是转到以全体人民群众为对象。心理卫生的任务也不仅仅再是精神疾病的预防和治疗，而是转到以维护和促进人民群众的心理健康和提高人民群众的心理素质为任务。促进人们的心理健康与提高人们的心理素质，是心理卫生工作两项统一不可分的任务。有人把心理卫生同精神医学混为一谈，有的人则把心理卫生学视为心理学的一个分支或者等同于健康心理学，这些看法都是不恰当的。

⊕ **知识链接4-2**

世界心理卫生年

19世纪西方一些国家开始关注在儿童、青少年教育过程中的情绪适应问题和心理健康问题，在法律上把少年犯和成人犯分开处理。进入20世纪后，许多国家普遍重视社会成员的心理卫生服务，并逐渐综合运用医学、心理学、教育学、法学、社会学等方面的知识和方法于其中。各国的心理卫生组织纷纷成立，多次举行了国际性心理卫生会议和活动，联合国于1960年发起了"世界心理卫生年"活动。

第二节　不同年龄阶段的心理卫生

⇒ **案例引导4-2**

案例：患者，女，17岁，家中独女，两个月后即将参加高考，一个月前开始出现饭后呕吐，不敢吃东西的情况。自述注意力无法集中，不明原因的烦躁，无法完成作业，近日开始失眠、多梦，无缘无故地想哭。有时只想一个人独处，有时又觉得孤单，想找人倾诉。来医院内科、精神科就诊，未见异常。无精神病家族史，无脑外伤史和其他躯体疾病。

问题：患者处在哪一个年龄阶段？在此年龄阶段的心理行为特点是什么？你考虑如何对她进行帮助和建议？

一、胎儿期心理卫生

胎儿期指从受孕成胎到出生的时期。胎儿期的生长主要受遗传和生物因素的控制，但也受到内外环境和母亲自身状况的一部分影响。因此，除了注意配偶的选择、婚前检查、最佳孕龄选择、避免各种环境污染之外，还应重视孕期心理卫生。

（一）拥有良好的夫妻感情基础

保持双方的社会认知、兴趣爱好、价值取向、意志的相协调。形成良好的家庭环境氛围，为保持愉悦心境和增进胎儿早教活动创造条件。

（二）养成良好的行为习惯

父母吸烟、酗酒等不良行为，有可能导致胎儿畸形或智力低下。乙醇（酒精）进入血液可损害生殖细胞，影响胎儿发育；吸烟除吸入化学毒物外，还会引起一氧化碳、血红蛋白增多及血氧含量降低，影响胎儿发育。此外，偏食、出入有噪声污染的娱乐场所等都会造成胎儿的不健康发展。

> 💡**考点提示**
>
> 不同年龄阶段的心理卫生注意事项。

（三）创造良好的胎儿发育环境

首先，孕妇要注意预防各种疾病，孕妇的身体健康对胎儿的发育至关重要。孕妇感染风疹、严重缺碘、妊娠高血压症、心脏病、慢性肾病、癫痫等疾病均可能导致胎儿不同程度地获得心脏畸形、白内障等发育缺陷，甚至导致死产或早产。

其次，孕妇要保持良好的情绪状态。我国古代妇科医书《妇人秘科》提到："受胎之后，喜怒哀乐，莫敢不慎"。孕妇在平静放松的情绪状态下，灌注胎盘的血液量增加，有利于增加对胎儿营养物质和氧气供应，对胎儿的生理和智力发展形成有利条件。如果孕妇长期处于忧郁、紧张的心理状态会造成血液循环不良和血管痉挛，会引起胎儿畸形。因此，母亲在妊娠期间一定要心情舒畅、情绪稳定，保持良好的心理状态。

（四）进行科学积极的胎教

胎教是为开发胎儿潜在能力而施行的胎儿教育。广义胎教指为了促进胎儿生理上和心理上的健康发育成长，同时确保孕产妇能够顺利地渡过孕产期所采取的精神、饮食、环境、劳逸结合等各方面的保健措施。狭义胎教是根据胎儿各感觉器官发育成长的实际情况，有针对性地、积极主动地给予适当合理的信息刺激，使胎儿建立起条件反射，进而促进其大脑功能、躯体运动功能、感觉功能及神经系统功能的成熟。目前常用的胎教方法有音乐胎教、语言胎教、运动胎教等，科学的胎教应该在心理学家、早教专家及妇产科医师的指导下完成。

二、婴幼儿期心理卫生

婴幼儿期是指个体0~6岁时期，分为婴儿期（0~1岁，新生儿时期）、幼儿前期（1~3岁）、幼儿期（3~6岁）。从出生到6岁是个体口头语言、运动技能、性别认同、神经系统迅速发育、兴奋抑制过程日趋完善的重要阶段，是个体认识世界、发展智力、形成稳定情感的最佳时期，同时也是个体人格形成的重要时期。此阶段要做好的心理卫生工作主要有以下几点。

（一）重视不同阶段的针对性培养

心理学研究表明：脑细胞开始的增殖主要涉及遗传因素，但是早期经验可以改变不受遗传因素控制的微神经元的功能性。新生儿脑重约390g，1岁时达到900g，2.5~3岁时增加至900~1011g，相当于成人的2/3。5~6岁幼儿大脑皮质发育正处在第一次显著加速期，幼儿大脑结构与功能发育已接近成熟水平。兴奋的增强使幼儿的睡眠时间渐渐减少，觉醒时间延长，皮质的抑制过程加强，表现在幼儿逐步学会控制自己的行为，能综合分析外界复杂事物。约从4岁起，内抑制的发展更为迅速，但兴奋过程仍占优势。

在口头语言方面，婴儿前期父母有意识地为孩子提供适量的刺激，有益于促进婴儿对应感觉器官的发育，尤其在此阶段为语言发展的关键时期，父母与婴儿进行交谈和鼓励婴儿说话有助于加强第二信号系统的暂时联系。

在性别认同方面，6个月大的婴儿能够区分图画中的成年女性与男性，10个月大婴儿能区分他们的面部，到18个月时，他们就能够匹配女性与男性的面部和嗓音。2~2.5岁，他们能够准确地标记男童和女童的照片，学会了区别男性与女性的儿童，对玩具和同伴表现出更多特定的偏爱，婴儿的性别自我概念逐渐形成。

在运动技能方面，幼儿出现了简单的逻辑思维，并出现了独立的愿望和基本的道德感和理智感。游戏是幼儿的主导活动，玩具和游戏有助于增长幼儿知识，培养思维、想象力和促进人格发展，家长应创造宽阔自由的活动空间，所选玩具最好是可装可拆的，以发挥其想象力和训练其技能。同时，对于其独立性的发展应因势利导，以心平气和的方式去关注儿童的需要，理解其感受，并给予指导和教育。

（二）重视接触与交流

出生后新生儿对胎教还会留有"记忆"，持续进行胎教时的内容有助于使婴儿的情绪得到抚慰，对新生环境建立信任感。母亲通过母乳喂养和爱抚可提供充足的母爱，给予儿童适当的刺激，建立亲密的、持久的情感联络，满足婴儿心理发展需求。英国精神分析学家鲍尔比（Bowlby）认为，如果个体婴儿期缺少母亲的照顾或没有形成一种安全可靠的情感联系，那么个体成人后可能会对他人缺乏信任感和不具备形成稳定和亲密关系的能力。同时幼儿期家长对儿童恰当及时的关注有助于减轻幼儿不合理依赖行为，进而建立健全的信任机制和培养独立、自由、合作型人格。

（三）重视良好行为习惯的培养

1. 适时给婴儿断奶　母乳喂养有效满足了婴幼儿对食物和依恋心理的需求，但从6个月开始母乳已不能完全满足生长发育的需要，WHO建议纯母乳喂养到6个月，然后再逐步有计划地添加辅食，以有利于婴儿心理和生理的健康发展。断奶过早或过晚都不利于儿童的健康发育。

2. 培养良好的睡眠习惯　从小培养婴幼儿良好的睡眠习惯，养成规律的作息制度和保证足够的睡眠时间以促进身体的生长发育。同时家长要做到不把睡觉当成是对儿童的一种惩罚，不在睡前用威吓的话逼迫儿童入睡和避免用睡觉讲条件，以避免形成不良情绪性条件反射。

3. 正确对待婴幼儿的不良行为表现　美国心理学家古迪诺芙把儿童发怒表现规定在以下范围：①无指向发泄，如踢腿、喘气、深呼吸、大喊；②行为或口头反对，如不肯合作、不肯听话，不让人拉其手，不让人抱；③还击行为，如咬人、打人、向人喊叫。研究发现在2~5岁，婴幼儿无指向发泄行为有逐渐缓和的趋势，而还击行为增加。面对婴幼儿在成长过程中出现的情绪不稳、爱发脾气、任性、多动、以自我为中心、破坏性行为的特征，家长不应采取粗暴的行为进行严惩，否则容易造成婴幼儿不良情绪反应和人格特征的形成。同时，也不能用溺爱的方式去盲目地顺从儿童的要求，应以细致耐心的教育方式培养儿童良好的生活习惯、自理能力、克服困难的勇气、坚强的毅力及与人交往的技能等优良品质。

4. 重视家庭、学校环境的影响作用　婴幼儿具备高度发展的观察和模仿能力，但缺乏对是非的辨别能力。家长和教师的言行举止对其成长和健全人格的形成十分重要。

三、儿童心理卫生

学龄期也称儿童期，一般指 6~12 岁。

（一）学龄期儿童的生理心理发展特点

在生理发展方面儿童脑重量已经接近成人。与随意运动和言语发展有密切关系的大脑额叶显著增大，大脑皮质功能发展，兴奋和抑制功能进一步加强。第二信号系统随着学习活动和成人复杂化交际而日渐发展，并占据主导地位。儿童智力发展特征主要表现在视觉和听觉方面的突出发展，手关节和肌肉的感受力有了迅速的提高，反应能力强、动作灵活，观察事物快而准确。语言表达和概括能力显著提高，有意识记和意义识记开始占优势，但由于知识经验终归不足看问题容易出现片面性和绝对性。情感十分丰富和强烈，遇事容易动感情，也很容易被激怒。儿童期逐渐形成一些高级的社会情感（道德感、理智感和美感），逐步对自己、对他人、对集体及对外界事物形成相对稳定的态度，能认识到自己的优缺点，并且能初步分析自己缺点产生的原因。在权威性方面，儿童对老师的言行从初期的绝对信任、效仿逐渐发展到自己独立评价，在集体生活中，他们的集体意识逐渐建立，集体荣誉感逐渐发展起来。同伴关系形成，并有选择地建立友谊关系，处在"帮派时期"，同伴群体会对童年个体品质产生重要影响，而这种影响主要通过舆论和群体压力来实现。儿童期个性得到进一步的发展，能力、气质和性格也日益成熟和稳定，好奇心强，可塑性大，喜欢模仿，容易接受新鲜事物，独立生活能力增强。家长不能事事包办，否则会使儿童养成懒惰、娇气、依赖和畏惧的消极个性心理品质。

（二）学龄期儿童主要的心理问题

1. 学习问题 学习问题是学龄期儿童的主要问题。很多儿童上小学后，由于种种原因，均表现出适应不良的问题。具体体现为注意力不集中、注意短暂、学习困难，甚至厌学等。在儿童学习问题中，学习困难是最常见的，一般是指适宜学龄期儿童，由于种种原因致使学习技能的获得或发展出现障碍，表现为经常性的学业成绩不良或降级。

2. 情绪问题 在学龄阶段，儿童从家庭、幼儿园走入学校和更广泛的社会中，常因不适应而产生惧怕、焦虑和类似神经症的表现，且经常伴随睡眠问题、食欲缺乏及自主神经系统紊乱症状。具体表现为情绪不稳、过分任性、冲动和常有出乎意料的行为。

3. 品行问题 儿童的品行问题主要表现为偷窃、打架、骂人、扰乱课堂秩序、经常性说谎、多次离家出走、逃学、攻击和破坏行为等。这些表现常因诸如家长对儿童溺爱、采取放任不管的态度或管教过严、亲子关系紧张、单亲家庭或家庭不和睦、学业失败和受坏人教唆等导致。针对这些原因，家长与老师应密切配合，通过调整亲子关系、师生关系，耐心说服教育，尊重儿童的人格和自尊，以便矫治。

4. 顽固性不良习惯 儿童顽固性不良习惯包括吮指、啃咬指甲、遗尿、口吃、偏食等问题。

（1）**吮指** 是从人生命早期吮吸活动中遗留的习惯行为，一般在 1~2 岁最为频繁，随着年龄的增长，这种现象逐渐减少，至学龄期大都自然消失。儿童长大后如仍有这种行为，大部分是由于某种心理问题引起的，如缺乏母爱、不被人关注、受挫折等，可通过给予更多的关怀或适当使用奖惩等心理疗法加以矫正。

（2）**咬指甲** 是儿童较为常见的不良习惯。大多从四五岁起，8 岁左右为高峰，到 11 岁后逐渐减少，有的学生还啃咬铅笔头、橡皮或红领巾等物品。心理学家认为，儿童啃咬习惯是一种内心紧张的发泄。例如教师或家长对待儿童过于严厉，功课太难等，都可导致儿童咬指甲。对于这种情况，除注意减少儿童的压力和紧张的心情外，可鼓励儿童多用手做一些事情，分散注意力。

（3）**遗尿** 是指儿童在 5 岁以后反复发生不适宜的不自主排尿，即在清醒时不能控制排尿反射，或在睡眠中失去排尿警觉而将尿排在床上，俗称尿床。男童尿床约为女童的 2 倍多。其发生常与心理紧张有关，如受父母责打或家庭不和睦等，也有因发育迟缓、异常或因泌尿系统感染而引起的排尿功能异常。有遗尿的儿童往往易产生自卑感，不愿与伙伴交往，为遗尿而担忧等。对待遗尿，切忌羞辱儿童，而要查出原因，有针对性地进行帮助。

（4）口吃　俗称结巴，是一种语言障碍。多发于 2~7 岁，男女比例约为 3：1。发生原因多见于父母对儿童学话过于急躁，做过多的矫正或强迫儿童讲话造成的。有口吃的儿童因害怕受到其他小朋友的讥笑，不愿与人交往，极易形成羞怯和自卑的性格，同时也更容易兴奋激惹、情绪不稳。如果能消除环境中的不良刺激，避免周围人的讥笑，并培养儿童从容不迫的讲话习惯，树立自信心，将非常有利于口吃矫治。

（5）偏食　在独生子女家庭中尤为常见。偏食易造成营养不合理，进而导致儿童营养缺乏、消化不良、肥胖等，不仅对儿童的身体发育带来严重影响，而且不利于儿童健康的心理发展。家长要注意培养儿童良好的饮食习惯，让儿童了解平衡膳食和合理营养的重要性，以预防儿童偏食。

四、青少年心理卫生

青少年期又称青春期，一般指 12~16 岁，主要处于初中和高中阶段。

（一）青少年的生理心理发展特点

青春期为第二次身体发育突增阶段，女童比男童提前 2 年左右。以生殖器发育成熟、第二性征发育为标志。在认知方面有意识记忆和意义记忆逐渐占优势。言语驾驭能力得到发展，思维基本完成了由经验型向理论性水平过渡的阶段。青少年情感丰富多彩，并逐步形成高级的情操，情绪的波动和敏感性较大，自我意识继续发展，对自我与他人及与环境关系的认识加深，自尊心和自信心的建立成为这一时期的重点问题。性心理方面开始发展，对性知识开始关注和追求，对异性产生好感和爱慕，并经历 3 个时期，分别为疏远异性期、接近异性期、两性初恋期，且产生性欲望和性冲动。

（二）青少年主要的心理问题

1. 学业问题　在当今竞争激烈的社会中，青少年面临着升学和就业的压力。他们是在父母、老师的高期待下成长起来的，学习负担过重是普遍存在的问题。特别是毕业班和学习差的学生达不到家长和老师的期望，常使青少年产生厌学情绪。有些家长"望子成龙"心切，对学习差的子女要求过严，有些家长则对子女学习失去信心，放任不管，这些做法都不会给青少年带来帮助，只会造成他们的反感，有时会产生焦虑、紧张、厌学、拒绝上学、逃学和离家出走等心理卫生问题。

2. 情绪问题　情绪问题是青少年心理卫生的一个重要问题。青少年因外界环境而表现为情绪不稳，经常表现为烦恼、焦虑和抑郁等现象。青少年情绪的另一个特点是情绪反应强度大且易变化，容易狂喜、愤怒，也容易极度悲伤和恐惧，情绪来得骤然，去得迅速。青少年有一定自我调节、控制情绪的能力，但发展还不够成熟，因此常由于情绪问题而影响心理健康。

3. 人际关系问题　青春期是人生中第二反抗期。处于青春期的青少年与家庭的关系逐渐疏远，对父母的教导产生疑虑，对家庭的一些传统习惯不愿遵从。在学校里，青少年有时对老师的话持怀疑态度，使师生关系紧张。鉴于青少年的这些心理特点，如果家长和老师了解青少年的心理特点，给他们更多的理解，耐心地倾听他们的意见，教给一些解决问题的基本技能，给予正确的帮助和引导，将会给青少年很大的支持，有利于解决人际关系问题。

4. 不良行为　青少年不良行为包括吸烟、酗酒、吸毒、赌博等。青少年由于好奇心及模仿性强，这种心理状态使他们很容易受他人影响。青少年产生不良行为的原因很多，主要是由于他们认识社会的能力还不够强，在分析思考问题方面，常带有直观、片面、感性的特点。不良行为不仅影响青少年的学习，对身体造成危害，而且也不利于心理健康，不利于维护社会治安。

（三）青少年心理卫生工作的意义和目标

青少年良好的心理素质是成年后心理健康的基础。特别是在身心发育迅速的青春期，对青少年进行适时、适度的心理健康教育，不仅可以帮助他们认识自我，不断调整自己的情绪和行为，提高心理素质，还可以预防吸烟、酗酒、少女妊娠、离家出走、自杀、暴力、违法犯罪等一系列行为问题，同时也有利于维护社会治安。因此，加强青少年心理卫生工作的研究与服务具有重要意义。为使青少年获得健康的心理，必须贯彻预防为主的方针，制定工作目标，采取各种适宜的技术和卫生措施，系统地进行干预和教育。具体可以从以下几个方面进行：①发展良好的自我意识，青春期是自我意识发展的重要阶段，学校应及时开展相关教育，使青少年能够认识自身的发展变化规律，学会客观地认识自己和面对现实。②引导性意识健康发展，应及时地对青少年进行性教育，包括性生理健康、性心理健康、性道德和法制教育，从而消除青少年对性器官及第二性征的神秘、好奇、不安、恐惧。培养高尚的道德情操，提高法制观念，自觉抵制黄色影视书刊的不良影响，学会讲究性器官的卫生，预防性病。③培养情绪情感调节能力，青少年情绪波动大，而且不善于处理情感与理智之间的关系，以致不能坚持正确地认识和理智地控制。因此，情绪情感的调节尤为重要。④消除心理代沟，代沟（generation‐gap）是指父母与子女间心理上的差异和距离，以及由此引起的隔阂、猜疑、苦闷，甚至离家出走等，是中学生中常见的心理问题，应该通过心理咨询、心理指导等方式促进双方及早进行心理调适，目标是促进相互尊重、理解和信任。

五、青年期心理卫生

青年期年龄阶段的划分一般是指个体从生理成熟到社会成熟这一时间阶段，具体年龄界定为十七八岁到三十五岁。青年期个体在身体方面有形态结构与生理功能的一系列变化，个体发展的主要特点是自我意识得到了迅速发展，自我同一性确立，人生观、价值观趋于稳固，个体进入了一个相对平静、相对成熟的发展时期。在心理方面则有认知、情绪、行为等的急剧发展；在社会行为方面，其活动范围由家庭到学校步入更为复杂的社会群体。青年人在这个时期的任务是要完成进入成年期的各种准备，如通过学习训练获得为社会服务的本领；在人际交往过程中使自己逐步完成社会化并且形成正确的自我观念；经过恋爱、结婚组成家庭，进入复杂的姻亲关系；就职立业，争取为社会所接纳等。青年期心理卫生的防治主要有以下两点。

1. 加强自我修养，提高人际交往能力 青年人的认知和思维能力迅速提高，但仍缺少一定的经历或历练，看问题容易导致主观或片面，应注重培养理性思维和感性思维有机结合的思维习惯。同时，青年人情感缺乏稳定性，情绪起落大，易致激情，应合理调控自我情绪，与他人建立良好的人际关系，增强社会适应能力，最终实现逐步缩小"理想我"和"现实我"的距离，实现自我认同。

2. 建立正确的职业价值观与婚恋观 青年期是个体从学校走向社会，开始职业生涯的重要阶段，选择职业时不要单纯地考虑职业经济收入，应根据兴趣、能力、社会需求理性择业。理性、认真地择偶，把学识、能力、修养、性格、为人等不易改变的因素放在首位考虑。正确对待婚恋关系，做好为人子女到为人父母角色转换的准备。

六、中年期心理卫生

中年期的年龄阶段为 35~60 岁，是人生中比较特殊的一个阶段。这一时期个体生理功能相对稳定，但已开始转弱，生命细胞的再生能力、免疫能力、内分泌功能等正在下降。心理能力不断增长，认知、情绪情感和意志发展到最佳的稳定状态，并具有灵活的调控能力，个性发展趋于成熟，人生观、价值观逐步明确，社会角色基本稳定。中年期是个体一生中最成熟、精力最充沛、工作能力最强的阶段，但同时社会负担加重，体力和脑力的工作量超过生理和心理所能承受的范围，容易导致躯体疲劳、失眠、不同部位的疼痛等，各种心理症状也随之出现，社会适应能力下降。中年期心理卫生的防治主要有以下几点。

1. 做好身心健康和追求成就的平衡工作　大多数中年人社会责任和工作任务较重，在家庭中还须承担赡养父母和抚养子女的责任，对事业成就有较高的追求，同时还需要协调各方面的人际关系，这使中年人长期持续承受高强度的心理紧张和压力。中年人应正确认识和接纳自我，协调好智力和体力的关系，正确看待成败，淡泊名利地位，提高对挫折的承受能力。

2. 营造良好人际关系　中年人应合理处理家庭、同事、朋友、长幼等的对应关系，并协调彼此之间的联系，建立良好人际圈。

3. 做好更年期心理卫生工作　更年期是由旺盛的生育期向老年期过渡的一个转折时期，是一个比较特殊的生命变更时期，女性一般为45~55岁，男性一般为55~65岁，主动学习有关更年期的科学知识，认真处理更年期症状，提高自身调节和控制能力，顺利度过更年期。

七、老年期心理卫生

老年期指60岁至死亡这一阶段。在此阶段老年人生理功能和心理功能逐渐衰落，情绪趋向不稳定，晚年生活质量下降。老年人在社会中所扮演的角色起了急剧的变化，随着年老，可出现视力减退、听觉迟钝、动作反应迟缓，活动和交往能力都受到了限制，身体的外貌和功能也起了变化，常产生失落、孤独感、多疑以及面对死亡的恐惧心理。老年人的身心健康，是社会稳定、进步与文明的重要体现，更是护理工作者及老年人家庭、社会不容推卸的责任。

老年期心理卫生的防治主要有以下几点。

1. 加强身体锻炼　正确看待衰老、疾病和死亡，以"动、静、乐、寿"原则为导向坚持脑体力活动，避免无所事事，同时注意休息，保持心境平静。

2. 培养业余爱好，发挥余热　帮助老年人坚持学习、坚持用脑，培养和发展对生活的新兴趣、新爱好。学会量力而行的学习、工作与生活，争取在社会生活各个领域发挥自己的价值。同时，为老人创造必要的社会和精神环境，促使老人回归社会。

3. 养成良好的饮食行为习惯　主要指养成不吸烟、少饮酒、不偏食、不过度饮食等生活和行为习惯。

4. 社会和家庭给予关注和照顾　发挥社会支持系统的作用，做好相应老年人的心身保健工作。

⊕ **知识链接4-3**

中国进入中度老龄化社会

据2020年全国第七次人口普查数据显示，我国60岁及以上人口总数达2.64亿人，占总人口的18.7%。中国老龄化程度正持续加深，"十四五"时期将快速迈进中度老龄化社会。老年人人口数量的增多对于社会养老、看病就医和社会福利事业的发展均具有重要影响。随着生活水平、社会关系与身体状况的改变，老年群体容易出现抑郁、自卑等负面情绪，长此以往还会对老年身体起反噬作用。因此，应加强对老年人的专业化护理，树立"健康老龄化"的新观念，通过当代全新的老年护理观念和方法，维护老年群体的身心健康。

第三节　不同群体的心理卫生

⇒ 案例引导4-3

案例：患者，女，出生于一个幸福的工薪家庭，她自小学习刻苦、成绩优异。大学毕业后就职于某大型企业的后勤部门，每天除了打印资料、登记各部门领取物品等事情外，基本没有繁重的工作。虽然工作量不大，但每天的工作时间将近10个小时。刚上班的时候，患者任劳任怨，无论做什么事情都很积极，慢慢地，她发现自己所做的工作都很琐碎且"熬人"，不忙的时候同事们喜欢聊些八卦，却显得自己"格格不入"。毫无新意的工作让患者感到很抓狂。渐渐的脾气越来越大，经常和家人吵架，甚至默默哭泣。

问题：患者现在的行为表现是由什么原因导致的？有什么解决的办法？

群体是指通过一定的社会关系结合起来进行共同活动而产生相互作用的集体。群体的共同特征包括：共同的目标和利益；成员彼此依赖、影响和支持；共同的准则、纪律和规范。形成群体的主要基础有血缘关系、地缘关系、业缘关系。同时，结构系统、社会角色和社会标准是构成群体的三个基本内容。

💡 考点提示

群体的概念。

人们的心理卫生不仅受到个体心理发展规律的影响，而且与群体心理环境关系密切，群体心理卫生对个体心理保健形成重要的影响作用。因此，改善群体心理环境，增进群体心理健康是提高整体心理健康水平的重要途径。

一、家庭心理卫生

家庭是以婚姻和血缘关系为基础的社会生活群体，它不仅是社会的细胞，也是每一个成员生活时间最多的地方。健康的家庭及其家庭生活，不仅是社会稳定的基础，而且是每个家庭成员获得健康心理和生理的保证。维护家庭心理卫生的要点如下。

1. 牢固树立社会主义婚姻家庭的幸福观　家庭中应讲究民主，男女平等，尊老爱幼，互相帮助，把夫妻双方的幸福凝聚在一起，每位成员都要共同维护家庭的安定团结。

2. 夫妻双方要以身作则，树立榜样　夫妻是家庭中的核心角色，应承担家庭义务，万事顾全大局。首先，夫妻双方应做到不断深化夫妻感情、讲究伦理道德、学习文化知识、提高自身修养、更新思想观念。其次，夫妻间要互相谅解、体贴、支持、忍让，有时甚至还需要做出牺牲。双方本着大事讲原则，小事讲风格的原则，在日常生活中多奉献，尽可能在子女教育、老人抚养、经济开支等方面统一认识，注意在子女面前维护对方的威信，妥善处理好工作、事业及其他社交活动与家庭生活的冲突。

3. 正确对待家庭成员所发生的不良生活事件　家族中有人重病、车祸、失学、下岗、失恋、经济困难时，应伸出援助之手，帮助他们渡过难关。

4. 让家庭里充满爱　爱是家庭幸福和快乐的源泉，爱他人和被他人爱，会化冷漠为温暖。生活在一个充满亲情之爱的家庭中，即使遇到挫折和不幸，也会很快从消极情绪中摆脱出来。反之，生活在一个缺少爱的家庭里，烦恼和忧愁的负面影响力更强。因此，要改善家庭气氛，使家庭快乐。

5. 尽量满足家庭成员的合理需要　心理学研究证明，人的情绪与其需要能否得到满足密切相关。当需要得到满足时，一般都会产生积极的情绪，而其需要得不到满足时，则多产生消极情绪。因此，每个家庭成员尤其是核心成员，应尽最大努力去满足亲人合理的物质和精神需要，给予亲人关心、帮助、安慰、鼓励和赞赏。

6. 搞好家庭成员间的关系　亲人之间相互尊重，相互体谅，增进团结，提倡家庭民主，是营造融洽的家庭气氛不可缺少的重要内容。每个成员尤其是家庭核心成员，应该学会和善于引导积极情绪的扩散，及时遏止和消除消极情绪的产生和传播。

7. 丰富精神生活，杜绝不良嗜好　促进兴趣多样化，培养业余爱好，经常开展有益的娱乐活动。

8. 子女应尽赡养老人的义务　在父母年迈之时，患病之日，儿女应勇于承担责任，善待父母，使他们老有所养，老有所归，老有所福，愉快地度过晚年生活。

二、学校心理卫生

学校对人的成长至关重要，是一个对心理健康有较大影响的环境。学校的教育不止于知识和技能的传授，应以形成完整的人格、实施综合素质教育为最终目的。加强学校心理卫生工作是一项构筑学生心理健康的希望工程。学校的心理卫生教育应通过如下途径进行。

1. 心理卫生教育渗透到各科教学中去　各科教学在教学原则、方法、组织管理诸方面都致力于促进学生的全面发展，使学生树立科学的世界观和正确的人生观。因此，我们应着眼于提高教师素质，特别是提高教师对心理卫生教育重要性的认识，使之能自觉地把心理卫生教育有意识地渗透到各科教学活动之中。

2. 树立榜样，促使学生形成健康的人格　榜样教育是教育者通过榜样这一价值载体的人格形象，激励和引导学习者自我内化榜样精神品质，生成自我人格和创新行为方式的一种教育活动。学生榜样与青少年在年龄、周围环境、爱好、价值观等方面相近，相对于其他类型的榜样来说，学生榜样带给青少年的影响会更加深刻持久，而且往往是"悄无声息"的，使青少年更容易接受。不过，学校在树立健康学生的榜样时存在选取的标准单一，发掘、评选、树立的机制尚不健全的问题。因此，学校应重视学生全面发展、个性化发展理念，丰富榜样评选标准，完善榜样树立机制，将心理健康纳入评选的标准之一，促使学生健康人格的形成。

3. 开设心理咨询门诊，对学生进行心理咨询　学校对学生的心理咨询，主要是心理健康方面的咨询，也应重视心理修养方面和人生观、世界观、职业观等方面的咨询指导。

4. 根据学生的身心发展情况，开设相应系列的心理卫生知识讲座　讲座形式有利于促进心理咨询从障碍性咨询向发展性咨询过渡，有利于咨询工作的进一步开展和普及，使学生更系统、更深刻地了解心理卫生知识，减少个别咨询中较易出现的心理阻抗，且影响范围广，时间利用率高。讲座更符合青少年闭锁心理和易感心理，能较好地针对不同年龄段学生群体的特点，做到有的放矢，对症下药。

5. 开展积极的校园文化活动　将心理卫生教育与各类活动相结合，是心理卫生教育的重要途径。

6. 优化育人　学校应为学生创设一种和谐、积极、向上的教育环境。除此之外，学校要加强校风、学风和领导作风建设，提高学校教职工的思想素质。同时，也要把校园环境建设与学生的年龄、心理特征结合起来考虑，把校园环境建设好。

7. 自我教育　"外因是变化的条件，内因是变化的根据。"教会学生进行自我教育，自我保健是学生心理卫生教育的重要目的之一。学生心理卫生教育必须与自我教育相结合。

8. 其他　与家庭配合对青少年进行心理卫生教育。

三、工作场所心理卫生

人们通常将职业的性质和工作环境视为社会生活和社会环境的重要组成部分，职业在很大程度上决定着人们的安宁、幸福、前途等问题。工作场所的劳动资源、劳动组织及人际关系等方面的不良因素为影响现代人心身健康的主要应激源。不安全的工作环境往往引发精神紧张、焦虑、情绪不稳定、注意力不集中等心理反应，并容易导致工伤事故。与个体不相适应的工作状态和工作性质容易导致职业枯竭，包括长期从事枯燥、重复、缺乏社会交往的单调劳动，无章可循、班次更迭的工作时间安排，知识更新的挑战等。职业群体心理卫生的任务是改善工作环境、科学组织劳动、提倡劳逸结合、鼓励协作精神、发掘创造潜能、完善奖励制度，从而提高工作满意度，促进人际关系和谐，实现工作环境优化和劳动组织合理化，提高职业群体的健康水平。

人们在职业群体中，会获得许多有利于个体心理卫生发展的机会。如：得到与人交往并可能获取赞誉或奖赏的场合，进入一个能同步共进、患难同行的集体等。工作场所中可能出现的心理卫生问题及其解决办法主要有以下几点。

1. 完善职工心理卫生保健体系 在职业选择上可能出现就职岗位存在理想与现实形成反差的状况，进而造成持久性的心理困扰，难以自解。当一个人对工作安排违心屈就时，通常会引起烦恼而导致心情不畅，易疲劳和厌倦，感觉整个生活索然无趣。针对此情况单位可与医疗卫生部门或心理咨询机构联合起来，制定相应保健措施，及时监测职工心理健康水平，并提供相应的知识讲座、咨询开导服务，帮助他们通过种种方式来缓解心理矛盾，从而安于职守并排除精神紧张。

2. 优化职业环境，促进职工人际关系和谐 劳动者长期在一个固定的场所工作，可能会因为职业环境的相对稳定及与外界的交往受到限制而造成心理上的特异性"畸变"。例如，认识上及思想方法上的"心理圈限""意识范围狭窄"或固定思路和习惯定向；行为上发生的印记性习惯动作；情绪状态上缺乏"中和"而趋于偏执；与其他群体之间发生心理上的疏隔难以沟通；在人格特征上，出现愿意、态度、观点、信念等方面的歧义乃至"格格不入"；还有某些行业造成的特有的精神紧张等。因此，对于因职业固定或场所限定带来的种种心理卫生问题，都必须采取有效措施加以矫正或补足。

3. 群体领导者的心理卫生状况，对整个群体的精神面貌具有重要影响 一个优秀的领导者，应当首先使自己成为人格健全的人，进而采取多种措施建设整个群体的心理卫生。例如，树立和创造有利于保护全体成员心身健康的气氛和环境；设置能够克服群体弱点的条件，安排一定的场合，便于同异业异境的单位加强沟通；开阔群体成员的视野和思路，调剂其感情生活，丰富其人格特质，缓解或排除各种紧张刺激给成员心身健康带来的消极影响等。

4. 注重建立公平的评价、奖罚体制 在工作场所开展真诚的赞誉和善意的批评可以使每个成员经常保持自尊、自信与心情舒畅。

5. 开展有的放矢、富有成效的咨询活动 以满腔热忱和审慎应对的态度受理工作场所中的群体成员提出的各种心理卫生问题，启发他们自知、自爱，加强自我意识的调节作用，学会自制、自励，帮助其排遣心理上的困扰。

四、社区心理卫生

社区是社会的基本共同体或群体生活场所，是以地缘关系为纽带的一个群体生活组织，它包含着住宅、工厂、商店、街道、居民的一个生活网络或生活系统。同时，它不仅是一个空间概念，还是人与人之间互动，相互影响的文化群体概念。其中有不同的婚姻状况、家庭构成、职业类型、民族组成、教育消费水平、语言等，而这些均与人的心理健康有密切联系，人们相互之间有协作、竞争、利益也有矛盾和斗争。社区从心理健康的角度讲，就是要维护、巩固、促进和提高社区居民的心理健康水平，提高健康人的心理保健质量，研究正常人的心理对整体健康、生活、工作、学习的影响及应对策略，而对心理障碍者或精神病患者应早辨别、早诊断、早治疗。社区心理卫生主要有以下几个特点。

（1）服务和干预是社区心理卫生服务的重心，对人们的心理危机要早干预和介入，对社区中的精神病患者要及早介绍入院治疗，同时开展广泛的心理咨询服务，进行义务宣传活动、医疗服务，组织社区娱乐活动。

（2）社区活动要做到长期、有序，就必须得到各方的有力协作，其机构涉及社区中的居委会、心理咨询机构等。

（3）要提高社区居民对心理健康的重视程度，树立预防重于治疗的观念。

（4）要经常听取广大居民的意见，举行各种宣传活动，定期或不定期邀请心理学家或心理辅导人员来社区做讲座以提高人们对心理健康的关注程度。

在社区心理健康教育中提倡社区心理健康的"三次性预防"理论。一次性预防理论指使社区中心理不健康现象或精神疾患的发生率降低，尽可能消除产生心理障碍的环境因素；二次性预防理论指社区对居民心理障碍和精神疾患早发现、早就诊、早治疗；三次性预防理论是指使社区中有心理障碍、精神疾患的人数减少，为他们创造良好的社会回归环境。

社区心理卫生是社会发展过程中的必然产物。重视社区心理卫生可以给居民的心理健康以基本保障。随着社会迅速发展，生活水平的提高，人们的心理问题接踵而来，重视社区心理卫生，可以帮助人们认识自我、他人和社会，提高心理健康水平，更好地适应社会生活。

目标检测

答案解析

一、名词解释

1. 心理卫生　　2. 群体　　3. 心理健康

二、选择题

A 型题

1. 心理卫生运动是由（　　）创立的

 A. 毕尔斯　　　　　　　B. 希波克拉底　　　　　　　C. 孔子

 D. 黄希庭　　　　　　　E. 以上都不是

2. 青少年期是指下列哪一个年龄阶段（　　）

 A. 6～12 岁　　　　　　B. 12～18 岁　　　　　　　C. 18～35 岁

 D. 12～15 岁　　　　　　E. 以上都不是

3. 不属于学校心理卫生教育途径的有（　　）

 A. 自我教育

 B. 与家庭配合对青少年进行心理卫生教育

 C. 优化育人

 D. 注重建立公平的评价、奖罚体制

 E. 以上都不是

4. 学习困难的学生具有的特征是（　　）

 A. 智力落后　　　　　　　　　　　B. 生理上有缺陷

 C. 智力正常　　　　　　　　　　　D. 有明显的精神疾病

 E. 以上都不是

5. 青少年主要的心理问题是（　　）

    A. 学习问题   B. 情绪问题   C. 人际关系问题

    D. 不良行为   E. 以上均是

6. 下列对于老年期心理卫生特点的叙述不正确的是（　　）

    A. 老年人生理功能和心理功能逐渐衰退

    B. 在社会中扮演的角色易发生急剧的变化

    C. 活动和交往能力都受限

    D. 可出现视力减退、听觉迟钝、动作反应迟缓

    E. 总是情绪稳定、心情愉悦

7. 对于婴幼儿无指向发泄行为，家长应（　　）

    A. 进行严厉的惩罚

    B. 顺从并满足孩子的各种需求

    C. 应以细致耐心的教育方式培养、引导孩子

    D. 不予理睬，顺应自然

    E. 以上均不是

8. 群体的共同特征包括（　　）

    A. 共同的目标和利益   B. 成员彼此依赖

    C. 共同的准则、纪律和规范   D. 成员之间彼此影响和支持

    E. 以上均是

三、问答题

1. 心理卫生预防疾病的三级式递进目标是什么？

2. 衡量心理健康的 10 项标准是什么？

（洪菲菲）

书网融合……

     本章小结   微课   题库

第五章　心理应激

PPT

学习目标

知识要求

1. 掌握　应激、应激源的概念及分类、应对、社会支持、一般适应综合征、应激的心理中介、应激调节的概念及方法。

2. 熟悉　应激的心理反应、应激后果、应激对健康的影响、各型应激障碍的概念及临床特点。

3. 了解　应激的生理反应、应激的理论及理论模型、心理应激的意义。

素质要求

树立正确人生价值导向，提高自身心理健康水平，培养高尚道德情感与心理学专业素养，为患者提供优质服务。

第一节　应激概述

案例引导5-1

案例： 患者，女，23岁，在校大学生，两天前的晚上，与男朋友在公园里散步时遭到抢劫，男朋友被歹徒杀害。患者当即晕厥，醒来后出现茫然，目光呆滞，自言自语，反应迟钝，不认识亲人，不饮不食。

入院检查： 患者意识清晰度下降，对周围环境不能够清晰地感知，定向力障碍，检查不合作，问话不答，难以建立正常交谈，情感反应迟钝，行动迟缓。

入院诊断： 急性应激障碍。

问题： 什么是心理应激？应激有哪些理论？

一、应激的概念及其研究发展过程

（一）应激的概念

在护理心理学领域中，应激（stress）的含义可概括为三个方面。

考点提示

应激的概念。

1. 应激是一种刺激物　这是把人类的应激与物理学上的定义等同起来。人具有承受应激的限度，但超过它也会产生不良后果。

2. 应激是一种反应　应激是对不良刺激或应激情境的反应。Selye（1956）认为应激是一种机体对环境需求的反应，是机体固有的，具有保护性和适应性功能防卫反应，从而提出了"一般适应综合征"学说。

3. 应激是一种察觉到的威胁 Lazarus（1976）认为，应激发生于个体处在无法应对或调节的需求之时。它的发生并不伴随于特定的刺激或特定的反应，而发生于个体察觉或评价一种有威胁的情境之时。

现代应激理论认为：应激是个体面临或察觉（认知评价）到环境变化对机体有威胁或挑战时做出适应或应对的过程。

（二）应激理论及其研究发展过程

1. 贝尔纳德的适应研究 19 世纪中期，贝尔纳德发现无论外部环境如何变化，独立的生物体都会采取最适当的方法维持生命，并控制内部环境使之保持一定的稳定性。比如，人吃各种各样的食物而血液中的组成成分却保持恒定不变。虽然气温变化，但人的体温大致上保持恒温，生物生存的环境虽有变化，而体液中的化学成分和物理特性仍然维持在一定状态等。贝尔纳德认为这些现象都是生理对外界环境的适应。

2. 坎侬应激研究 20 世纪初，美国生理学家坎侬（Cannon WB.）最早提出了稳态学说和应激概念。生物体在一定范围内具有保持内部环境稳定的能力，此能力与自主神经系统有关。自主神经系统包括交感神经和副交感神经，使全身功能紧张的是交感神经，缓和全身功能使之"休息"的是副交感神经，两者保持协调以维持机体的稳定性，这就是体内平衡概念。比如，当机体遭遇危险时，交感神经发挥作用，其兴奋性增高，体内肾上腺髓质激素分泌增加，动员全身力量以应对外界环境刺激，使机体产生防御反应。此时，瞳孔扩大、出汗、血压升高与呼吸加快等，这些反应为下一步采取应激反应的行为活动提供能量或战斗或逃跑。

3. 塞里的生理应激研究 20 世纪 40 年代，加拿大著名生理学家塞里（Selye H）将应激定义为对身体的非特异性反应。即不管刺激的种类是什么，引起紧张的原因是什么，常常显示出同样类型的应激反应，塞里称此反应为"一般适应综合征"（general adaptation syndromes，GAS）。此综合征包括警戒期、抵抗期与衰竭期三个阶段。

> **考点提示**
>
> "一般适应综合征"的三个阶段的特点。

（1）**警戒期** 表现为体重减轻，肾上腺皮质增大。外周反应为肾上腺素分泌增加，血压升高，脉搏与呼吸加快，心脑血管血流量增加，血糖增高等。这些反应唤起了体内的防御能力，使机体处于最好的姿势，以增强力量，准备做出"战斗或逃跑"反应。如果应激非常严重，可以直接引起动物死亡。

（2）**抵抗期或耐受期** 表现为体重恢复正常，肾上腺皮质变小，淋巴结恢复正常，激素水平恒定。机体对应激源表现出一定的适应，对其抵抗力增强。若机体继续处在有害刺激下或刺激过于严重，则会丧失所获得的抵抗力而进入下一个阶段。

（3）**衰竭期** 肾上腺增大，最终耗竭，体重再次减轻，淋巴系统功能紊乱，激素水平再次升高后降低。当个体抵抗应激的能力枯竭时，副交感神经系统异常兴奋，常出现疾病甚至死亡。

4. Homes 的应激理论 20 世纪 60 年代，美国心理生理学家 Homes 和 Rahe 提出了社会生活变化单位的概念。某些一时性的、急性的与客观性的生活事件变化，可以成为发生疾病的心理社会刺激因素。如配偶死亡、亲人离去、失业和环境变迁等变化，这些在生活中可以测定的事件与个人的健康有着密切的关系。这些生活事件的心理意义和情绪反应因人而异，差异很大，但作为共同点，各事件发生时都需要个人做出适应的努力，这些是能够被观察到的。

5. Lazarus 的应激理论 Lazarus 认为日常生活中虽不引起急剧变化，但程度持续的、缓慢的生活紊乱情况，对健康与不健康的预测是重要的。Lazarus 重视日常生活中的紧张应激，他将应激过程区分为初级认知评价和次级认知评价，两次认知评价之间互相影响，是一种循环型的关系。

初级评价（primary appraisal） 是指个体在某一事件发生时立即通过认知活动判断其是否与自己有

利害关系。这里所谓的"利害关系"，不是完全指物质需要方面的关系，而更多的是精神需要方面的关系，如果初级评级与己无关，则个体进入适应状态；如果初级评价与己有关，则进入次级评价。

次级评价（secondary appraisal） 是指一旦初级评价得到事件与己有利害关系的判断，个体立即会对事件是否可以改变即对个人的能力做出估计，这就是次级评价。伴随着次级评价，个体会同时进行相应的应对活动。如果次级评价事件是可以改变的，采用的往往是问题关注应对；如果次级评价为不可改变，则往往采用情绪关注应对。

认知再评价（cognitive reappraisal） 是1993年提出的补充概念。这是指在前两级评价基础上，个体对现实情境的再度认识，对潜在应激源做出再评价，确定是否应激。

二、应激的理论模型

应激理论模型是对应激现象本质的概括，是用来解释应激发生、发展过程的理论体系。借助这些理论模型，可以更好地理解应激。

（一）应激的认知评价模型

1979年，Woolfolk 和 Richardson 正式提出了应激的认知评价模型。认为应激反应不是环境因素的直接结果，许多环境因素本来是中性的、无关紧要的，它们之所以引起一些人的应激反应，是由于这些人将其视为"至关重要的""威胁性的"和"必须慎重应对的"。因此，该模型认为应激反应是个体对情景或事件认知评价的结果，人们感受和评价事物的方式、对应激源赋予的意义决定着应激反应的发生和程度。

（二）应激的系统模型

应激有关因素之间不仅仅是单向的从因果或从刺激到反应的过程，而是多因素相互作用的系统。对个体而言，现实生活中的任何人都生活在自然和社会环境中，人与环境之间在不同的水平相互影响、相互作用。从自身来看，人的心理功能和生理功能也是相互联系、相互作用的（图5-1）。

考点提示

应激系统模型的基本特征中，什么因素是核心？什么因素起关键作用？

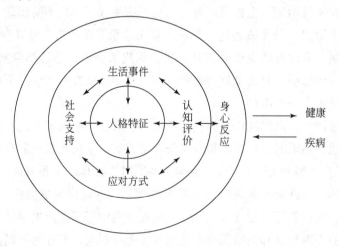

图5-1 应激"系统"模型示意图

应激系统模型的基本特征：①应激是多因素的系统；②各因素互相影响，互为因果；③各因素之间动态的平衡或失衡决定个体的健康或疾病；④认知因素在平衡和失衡中起关键作用；⑤人格因素起核心作用。

系统模型认为心理应激是由个体的生活事件、认知评价、应对方式、社会支持、人格特征和心身反应等生物、心理、社会多因素构成相互作用的动态平衡"系统"。当某种原因导致系统失衡，就是心理应激。

（三）应激的过程模型

该模型倾向于将心理应激看作是由应激源（生活事件）到应激反应的多因素作用过程，即"应激过程模型"，如图 5 - 2 所示。

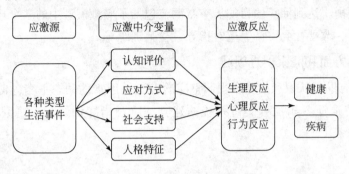

图 5 - 2　应激过程模型

应激过程模型认为：心理应激是个体在应激源作用下，通过认知、应对、社会支持和个性特征等中间多因素的影响或中介，最终以心理、生理反应表现出来的作用"过程"。该定义强调应激是个体对环境威胁和挑战的一种适应过程。应激的原因是生活事件，应激的结果是适应的和不适应的心身反应。从生活事件到应激反应的过程受个体的认知、应对方式、社会支持等多种内外因素的影响。

三、心理应激的意义

心理应激的理论模型为护理心理学研究提供了框架和思路，在应激与疾病的发病机制、健康促进领域具有指导意义。

（一）在医学认识方面

心理应激理论特别是"系统模型"，使我们认识到个体实际上是生活在应激多因素的动态平衡之中。随着工业化、现代化和竞争日趋激烈、人际关系日趋复杂，人们感受到的生活压力增大，心理应激程度也不断增强，由此而引起的生理和心理反应及形成的症状和体征，正成为当代人们身体不适和精神痛苦的根源。这种从整体上对健康和疾病的认识，有助于我们的健康工作决策，也有助于医学模式的转变。

（二）在病因学方面

"系统模型"和"过程模型"有助于清晰理解心理疾病和心身疾病的发生发展过程。例如近些年来在国内外许多研究中，将心身健康的变异情况（如情绪反应、心身症状）作为应激作用的结果或应激反应来看待，而将与健康和疾病有关的各种心理社会因素，例如生活事件、认知因素、应对方式、社会支持、个性特点和某些生物学因素悉数作为应激有关因素进行多因素的分析研究，取得了较好的研究成果。

（三）在婚恋适应指导方面

系统模型基础上的有关婚姻问题中"爱"与"适应"原则，可用于指导恋爱问题、婚姻家庭问题、离婚后问题。

（四）在临床心理咨询方面

根据系统模型，对患者的心身问题及相关因素做出评估。首先，评估分析患者的应激反应和心身症状情况；其次，评估分析生活事件、认知评价、应对方式和社会支持程度，确定应激各因素在"问题"中的地位以及因素之间的互动关系；再次，评估分析人格特点。在系统模型的评估基础上，以系统论与整体观的水平做出干预决策。

（五）在治疗方面

根据"过程模型"可以通过任何消除或降低各种应激因素的负面影响，促进机体系统因素之间的良性循环而实现新的平衡，达到治疗的目的。应激调节包括了应激模型中的多个环节，如控制或回避生活事件、改变认知评价、改善社会支持、应对指导、松弛训练等。

（六）在预防医学方面和健康促进领域

"认知评价模型"有助于认识和指导合理调整应激各有关因素的动态平衡，促进个体在不同内外环境下的健康成长或保持适应。如社会支持系统的建立、应对指导训练、人格健全的促进等心理保健措施。

第二节　应激过程

⇒ 案例引导5-2

案例：患者，男，50岁，2周前和工友乘坐三轮车回家，遭遇车祸，患者目睹了司机及工友当场被撞死，非常害怕。此后经常失眠，做噩梦，反复梦见车祸场景，白天不由自主想起车祸的情景，挥之不去，每当看见汽车或听到汽车的声音就联想到车祸，心中充满恐惧。精神萎靡，常有莫名的恐惧感，注意力集中困难，情绪低落，对周围事物兴趣减退，严重影响正常生活。

入院诊断：创伤后应激障碍。

问题：患者的应激源是什么？应激的中介机制是什么？

一、应激源 🄴微课

（一）应激源的定义

应激源（stressor）是指那些能引起应激的各种刺激物，也就是应激的原因。人在自然界生存，又在社会环境中活动，各种自然界和社会环境的变化，以及自身生理和心理的变化，都可以作为应激

> 🔆 **考点提示**
>
> 应激源是以什么作为研究中心？

源而引起应激。因此，目前在心理应激研究领域，应激源是以生活事件（life events）作为研究中心的。不过目前实际研究中的生活事件除了心理、社会和环境刺激外，还包括了躯体生理病理变化过程，如分娩、患病等，因而在许多医学心理学文献中，往往将生活事件和应激源作为同义语来看待。

（二）应激源的分类

1. 按应激源性质分类

（1）躯体性应激源　指对人的躯体直接发生刺激作用的刺激物，包括各种物理的、化学的和生物学的刺激物，如强烈的噪声、过高过低的温度、不良食物、微生物等。这一类应激源是引起人们生理应激和应激的生理反应的主要刺激物。

（2）心理性应激源　指来自人们头脑中的紧张性信息，主要指冲突、挫折和各种原因导致的自尊感降低。心理性应激源与其他类应激源的显著不同之处是它直接来自人们的头脑，但也常常是外界刺激物

作用的结果。大量事实说明，任何能引起恐惧、愤怒、悲伤与焦虑的因素都可以成为应激源，引起"全身性适应综合征"，并伴有明显的生理心理反应。

（3）社会性应激源　社会因素是指政治体制、社会制度、经济状况、社会生活条件、医疗水平等在心理过程中的作用，社会生活中的各种刺激都会影响个体的心身健康状况。包括：①工作或学习应激源，如竞争加剧、繁忙劳累、调动频繁，或劳动条件差、工作负荷大，或学习压力重等，都可导致人的适应不良而引起心理应激。②社会环境的意外变化，如战争、政治变革、环境污染等突然出现，常常导致家毁人亡，使个体形成强烈的应激反应。③生活事件困扰，如犯罪、暴力、离婚、意外伤亡等强烈的心理应激事件。④人际关系的矛盾，如果人际关系不协调，会使人产生压抑和不愉快的慢性心理应激反应。

（4）文化性应激源　指因语言、风俗和习惯的改变而引起应激。人虽然生活在社会大环境中，但经常与个体发生联系并能适应的外界环境毕竟有限。如环境变化剧烈、文化迁移等引起个体生活背景中的主要因素发生较大变动，而又不能及时有效地加以调整适应，就会引起心理应激反应。如从农村移居城市、由国内移居国外，由于生活方式、习惯与风俗、信仰及语言的不同都可导致应激现象发生。

2. 按生活事件的现象学分类　最常见的应激源是生活事件，生活事件的内容很广，从现象学角度可以分为以下几类。

（1）工作事件　指工作环境或工作性质具有极强的紧张性和刺激性，易使人产生不同程度的应激。常见有：①长期从事高温、低温、噪音、矿井下等环境的工作；②高科技、现代化需要注意力高度集中和消耗脑力的工作；③长期远离人群（远洋、高山、沙漠）或高度消耗体力及威胁生命安全或是经常改变生活节律无章可循的工作，或是长期从事单调重复的流水线工作，或是社会要求和个人愿望超出本人实际能力限度的工作，都可成为心理应激的来源。

（2）家庭事件　是日常生活中最多见的应激源。如多次恋爱不成功或失恋、夫妻关系不和、离婚、爱人患病、配偶死亡，本人患病、外伤、分娩、手术、子女管教困难、住房拥挤、经济拮据，有长期需要照顾的老年人、残疾人或是家庭成员之间关系紧张，都可成为长期慢性的应激事件。

（3）人际关系事件　包括与领导、同事、邻里、朋友之间的意见分歧和矛盾冲突等。

（4）经济事件　包括经济上的困难或变故，如负债、失窃、亏损和失业等。

（5）社会和环境事件　每个人都生活在特定的自然环境和社会环境当中，无数自然和社会的变化，包括各种自然灾害、战争和动乱，社会政治经济制度变革、工业化、现代化和都市化所带来各种环境的污染，交通的拥挤、人口的过度集中、加快的生活节奏、知识的更新、竞争的加剧，犯罪行为所造成的人为事件，都会成为某些人的应激源。

（6）个人健康事件　指疾病或健康变故给个人造成的心理威胁，如癌症诊断、健康恶化、心身不适等。

（7）自我实现和自尊方面事件　指个人在事业和学业上的失败或挫折，以及涉及案件、被审查、被判罚等。

（8）喜庆事件　指结婚、立功受奖、晋升晋级等，需要个体做出相应心理调整。

3. 按事件对个体的影响分类　按生活事件对当事人的影响性质，可分为正性和负性生活事件，是以当事人的体验作为判断依据。

（1）正性生活事件（positive events）　是指个人认为对自己具有积极作用的事件。日常生活中有很多事件具有明显积极意义，如晋升、提级、立功、受奖等。但也有在一般人看来是喜庆的事情，而在某些当事人身上同样出现消极的反应，如"范进中举"。

（2）负性生活事件（negative events）　指个人认为对自己产生消极作用的不愉快事件。这些事件都具有明显的厌恶性质或带给人痛苦悲伤心境，如亲人死亡、患急重病等。研究证明，负性生活事件与心身健康相关性明显高于正性生活事件。因为负性生活事件对人具有威胁性，会造成较明显、持久的消极情绪体验，而导致机体出现病感或疾病。

4. 按生活事件的主观和客观属性分类

（1）客观事件（objective events）　某些生活事件的发生是不以人们的主观意志为转移的，是无法掌握无法控制的，多为突然发生的灾难，如洪水、地震、滑坡、火灾、车祸、空难、海难、空袭、战争等，当然也包括人的生老病死事件。灾难事件或者创伤性事件可以引起强烈的急性精神创伤或延缓应激反应或创伤后应激障碍（post traumatic stress disorder，PTSD）。

（2）主观事件（subjective events）　实际上，很多人就处在应激性环境之中，如居住条件差、工资收入低，父母、子女、夫妻、邻里、同事、上下级之间长期关系紧张，晋升提级受到挫折，工作学习负担过重，对职业不满意而又无法改变等。但这些事件相对地是可以预料和可以被个人所控制的，具有一定的主观属性。

二、应激的中介机制

（一）应激的生理中介

心理应激的生理中介是指参与介导或调节应激源和应激生理反应的生理解剖结构和功能系统。应激相关的生理基础是一个复杂、互动的整体，应激反应通常是通过神经系统、内分泌系统和免疫系统中介途径而发生的，这三条途径又是一起协同起作用的。

1. 神经生化的中介途径　当机体处在急性应激状态时，应激刺激经过中枢神经的接受、加工和整合，将冲动传递到下丘脑，使交感神经－肾上腺髓质轴被激活，释放大量儿茶酚胺，引起肾上腺素和去甲肾上腺素的大量分泌，导致中枢神经兴奋性增高。由于交感神经的激活，机体出现了一系列的内脏生理变化，如心率、心肌收缩力和心输出量增加，血压升高，瞳孔扩大，汗腺分泌增多，血液重新分配，脾脏缩小，皮肤和内脏血流量减少，心、脑和肌肉获得充足的血液，分解代谢加速、肝糖原分解、血糖升高、脂类分解加强、血中游离脂肪酸增多等，为机体适应和应对应激源提供充足的功能和能量准备。如果应激源刺激过强或时间太久，也可造成副交感神经活动相对增强或紊乱，从而表现心率变缓，心输出量和血压下降，血糖降低造成眩晕或休克等。

2. 神经内分泌的中介途径　该机制通过下丘脑－腺垂体－靶腺轴进行调节。当应激源作用强烈或持久时，冲动传递到下丘脑引起促肾上腺皮质激素释放因子（CRH）分泌，通过脑垂体门脉系统作用于腺垂体，促使腺垂体释放促肾上腺皮质激素（ACTH），进而促进肾上腺皮质激素特别是糖皮质激素氢化可的松的合成与分泌，从而引起一系列生理变化，包括血中 ACTH 和皮质醇、尿中 17－OHCS 增多，血糖上升，抑制炎症，蛋白质分解，增加抗体等。这些生理变化对机体适应环境和应对策略提供了一定物质基础，例如由于分解代谢类激素水平升高，促进糖原、脂肪和蛋白质分解，使血中的糖和游离脂肪酸含量增高，为机体在应激情况下的需要提供必要的能量。

3. 免疫功能的中介途径　心理应激对免疫功能有显著的影响。在应激反应过程中，免疫系统与中枢神经系统进行着双向性调节，短暂而不大强烈的应激不影响或略增强免疫功能，长期较强烈的应激会损害下丘脑，造成皮质激素分泌过多，使内环境严重紊乱，从而导致胸腺和淋巴组织退化或萎缩，抗体反应抑制，巨噬细胞活动能力下降，嗜酸性粒细胞减少和阻滞中性粒细胞向炎症部位移动等一系列变化，从而造成免疫功能抑制，降低机体对抗感染、变态反应和自身免疫的能力。

（二）应激的心理中介

1. 认知评价（evaluation or appraisal）　是指个体对遇到的生活事件的性质、程度和可能的危害情况做出估计。

认知评价在生活事件中遇到应激反应的过程中起重要的中介作用，这是 Folkman 和 Lazarus 等提出的应激交互作用理论的核心因素。Folkman 和 Lazarus 将认知评价与应对方式一起作为应激的重要中介因素。对生活事件的认知评价会直接或间接地影响个体应对活动和心身反应。

认知评价本身也受其他各种应激有关因素的影响。如社会支持一定程度上可以改变个体的认知过程，个性特征也间接影响个体对某些事件的认知，生活事件属性的不同而出现不同的认知评价。应对方式本身就涉及许多认知调节的问题，应激反应并不总是单向地"接受"各种应激源或中介变量对它的汇聚，实际上应激反应同样影响认知评价。

目前一些自我估分的生活事件量表，实际上已部分结合个人认知评价因素。在临床心理研究工作中，可以根据问题性质和客观条件，选择采用问卷或访谈的方法，将被试对有关事件的认知特点——做出等级评估。

2. 应对方式（coping） 又称应付，由于应对可以被直接理解成是个体解决生活事件和减轻事件对自身影响的各种策略，故又称为应对策略（coping strategies）。目前一般定义为，应对是个体对生活事件以及因生活事件而出现的自身不平稳状态所采取的认知和行为措施。

心理防御机制（psychological defense mechanism）与应对比较相近。但两者理论基础不同。前者是精神分析理论的概念，是潜意识的；后者是应激理论的概念，主要是意识的和行为的。但两者也存在着一定联系，例如两者都是心理的自我保护措施。目前各种应对量表中，几乎都包含有许多心理防御性质的条目或因子，如合理化、压抑、迁怒等。

⊕ **知识链接5-1**

心理防御机制

心理防御机制是精神分析理论的概念，当个体潜意识中本我的欲望与客观实际条件出现矛盾而造成潜意识心理冲突时，个体会出现焦虑反应，而心理防御机制则起到减轻焦虑的作用。心理防御机制分为：①精神病性防御机制，如否认、曲解、外射等，这些机制常被精神病患者极端地使用；②神经症性防御机制，如合理化、反向作用、转移、隔离等，这些机制常被神经症患者极端采用；③不成熟型防御机制，如退行、幻想、内射等，多发生于幼儿时期，但也被成人所采用；④成熟型防御机制，如幽默、升华、压抑等，是一些较有效的心理防御机制。

由于应对是多维度的概念，从应对的指向性看，其应对策略是针对事件还是个体的情绪反应可分为问题关注应对和情绪关注应对；从应对是否有利于缓冲应激的作用，对健康产生有利或者不利的影响来看，有积极应对和消极应对；从应对策略与个性的关系来看，可能存在一些与个性特质有关的、相对稳定的和习惯化了的应对风格或称为特质应对。例如，日常生活中某些人习惯于幽默，而有些人习惯于回避，如"借酒消愁"。

研究证明，应对与应激相关因素之间存在相互影响、相互制约的关系。应对与生活事件、认知评价、社会支持、个性特征、应激反应等各种应激因素相关，还与性别、年龄、文化、职业、身体素质等有关。

应对的测量方法是多种多样的。如 Folkman 和 Lazarus（1980）的应对方式量表、肖计划等（1996）的应付方式问卷、姜乾金等（1999）的特质应对问卷等。

3. 社会支持（social support） 社会支持是指个体与社会各方面包括亲属、朋友、同事、伙伴等，以及家庭、单位、党团、工会等社团组织所产生的精神上和物质上的联系程度。反映了一个人与社会联系的密切程度和质量，具有减轻应激的作用，是应激作用过程中个体"可利用的外部资源"。

社会支持主要分为客观支持与主观支持。客观支持是指一个人与社会所发生的客观的或实际的联系程度，包括得到的物质上直接援助和社会网络。这里的社会网络是指稳定的（如家庭、婚姻、朋友、同事等）或不稳定的（非正式团体、暂时性的交际等）社会联系的大小和获得程度。主观支持是指个体体验到在社会中被尊重、被支持、被理解和满意的程度。

研究证明，社会支持与应激事件引起的心身反应呈负相关，说明社会支持对健康确实具有保护性作用，并可降低心身疾病的发生和促进疾病的康复。

有证据表明，幼年严重的情绪剥夺（相当于失去社会支持，或者失去依恋关系），可产生某些神经内分泌的变化，如 ACTH 及生长激素不足等。动物实验也证明社会支持与心身健康之间的肯定联系。有人发现如果有同窝动物或动物母亲存在、有其他较弱小动物存在或有实验人员的安抚时，可以减少在实验应激情境下小白鼠的胃溃疡、地鼠的高血压、山羊的实验性神经症和兔的动脉粥样硬化性心脏病的形成。相反，扰乱动物的社会关系，如模拟的"社会隔离"可导致动物行为的明显异常。

社会支持也受其他应激有关因素的影响。许多生活事件可以直接导致社会支持的问题；认知因素可影响个体社会支持的获得，且特别影响主观支持的质量；某些应对方式本身就涉及社会支持的问题，如求助、倾诉，因此成功的应对也可得到成功的社会支持；个性特征也直接或间接影响个体的社会支持，个性可以影响一个人的客观社会支持程度，也可影响其主观社会支持程度。

由于社会支持涉及面广，除了采用多维的分类方式之外，还形成了不同的社会支持量表。如肖水源（1987）的社会支持评定量表、Blumenthal（1987）的领悟社会支持量表等。

4. 个性特征　应激系统论模型强调个性特征在应激多因素相互作用中的核心作用。个性特征与生活事件、认知评价、应对方式、社会支持和应激反应等因素之间均存在相关性。

个性可以影响个体对生活事件的感知，有时甚至可以决定生活事件的形成。态度、价值观和行为准则等个性倾向性，以及能力和性格等个性心理特征因素，都可以不同程度影响个体在应激过程中的初级评价和次级评价。这些因素决定个体对各种内外刺激的认知倾向，从而影响对个体现状的评估，事业心太强或性格太脆弱的人就容易判断自己的失败。个性有缺陷的人往往存在非理性的认知偏差，使个体对各种内外刺激发生评价上的偏差，可以导致较多的心身症状。

个性特征一定程度上决定应对活动的倾向性即应对风格，不同人格类型的个体面临应激时可以表现出不同的策略。个性特征间接影响客观社会支持的形成，也直接影响主观社会支持和社会支持的利用度水平。人与人之间的支持是相互作用的过程，一个人在支持别人的同时，也为获得别人对自己的支持打下了基础，一位个性孤僻、不好交往、万事不求人的人是很难得到和充分利用社会支持的。

个性与应激反应的形成和程度也相关，同样的生活事件在不同个性的人身上可以出现完全不同的心身反应结果。

按照传统的心理学观点认为人格是"不能"改变的，即"江山易改，本性难移"。在基础研究和临床工作中也可以发现，那些处于长期慢性心理应激状态下的个体，其行为模式和性格特征会渐渐异化。例如慢性疼痛综合征患者，随着病程迁延，慢慢地会出现宿命观念、自卑、丧失信心、依赖及 MMPI 测查的疑病量表分升高等个性方面的变化。过多过重的生活事件、负性自动思维、消极应对方式、社会支持缺乏和严重应激反应等情况的长期存在，可以影响个体的个性健全。

三、应激引起的反应

（一）应激反应的概念

应激反应（stress reaction）是指个体因为应激源所致的各种生理、心理和行为方面的变化，常称为应激的心身反应（psychosomatic response）。目前，心身反应一词已经是心身医学和临床心理学等多个领域的常用术语，需要提及的是人们虽然普遍接纳应激反应包括"刺激"及"反应"两个部分，但由于历史或职业原因，在部分心理学及医学领域，仍有许多学者使用"应激"概念，此概念往往近乎于应激反应。

（二）应激的生理反应

心理刺激与生物刺激一样，同样可引起生理反应。例如让一受试者皮肤接触荨麻叶时立即出现荨麻疹，接触枫叶时不出现荨麻疹。现在让患者掩盖双目，皮肤上真正接触的是枫叶，但告之接触的是荨麻叶，结果局部出现了荨麻疹。这说明语言刺激（心理刺激）也可直接引起生理反应。常见的生理反应有以下几种。

（1）搏斗或逃跑是人类和动物遇到危险时的反应，其准备战斗或者逃离危险是一种适应性生存机制。坎农描述"搏斗或逃跑"主要的表现为：心率加快，心收缩力量加强，心输出量增强，血压升高；呼吸加快，潮气量增加；脾脏缩小，肌肉及脑血流量增加；肝糖原分解，血糖升高，脂肪分解，血浆游离脂肪酸增加；凝血时间缩短。这些应激急性期的基本反应，被认为主要是交感－肾上腺系统兴奋，儿茶酚胺大量释放的结果。

（2）紧张在个体不能用"搏斗或逃跑"来对待困境时出现，是应激生理反应的最基本表现。Maddi（1989）研究长期处于紧张情境之下的人，随着肌体消耗增加，最薄弱的系统或器官就会出现问题，有的人出现高血压，有的人出现胃溃疡，还有的人出现偏头痛。

（3）塞里提出的"一般适应综合征"（GAS）包括警戒、抵抗和衰竭三个时期。其表现如前所述。

（三）应激的心理反应

1. 情绪性应激反应　个体在应激时产生什么样的情绪反应及其强度如何，受很多因素的影响，差异很大。这里介绍几种常见的情绪反应。

（1）焦虑（anxiety）　是最常出现的情绪性应激反应，是个体预期将要发生危险或不良后果时所表现的紧张不安、担心等情绪状态。适度的反应性焦虑可提高人的警觉水平，是一种保护性反应，而焦虑过度或不适当，就是有害的心理反应。

（2）抑郁（depression）　是消极、悲观的情绪状态，表现为兴趣活动减退、言语活动减少，无助、无望，自我评价降低，严重者出现自杀行为，常由丧失亲人、离婚、失恋、失业、遭受重大挫折和长期病痛等原因引起，属外源性抑郁。内源性抑郁与人的内在生理素质有关。

（3）恐惧（dread）　是企图摆脱特定危险的情景或对象时的情绪状态，伴有交感神经兴奋，肾上腺髓质分泌增加，但常常缺乏应对的信心，表现为回避或逃跑，严重时出现行为障碍和社会功能的损失。

（4）愤怒（anger）　是与挫折和威胁有关的情绪状态，由于目标受到阻碍，自尊心受到打击，为排除阻碍或恢复自尊，常可激起愤怒，并多伴有攻击性行为。

2. 认知性应激反应　轻度应激刺激，可以适度唤起注意和认知过程，以适应和应对外界环境的变化。强烈的应激刺激由于唤起水平过高，超过最适水平，会影响认知功能，导致认知能力下降，产生负面的认知性应激反应。

（1）偏执（paranoia）　个体出现认识上的狭窄、偏激和认死理，平时很理智的人，此时可能变得固执，钻牛角尖，蛮不讲理。也可表现过分自我关注，即注意自身的感受、想法、信念等内部世界，而不是外部世界。

（2）灾难化（catastrophizing）　个体经历应激事件后，过分强调应激事件的潜在和消极的后果，导致整日的消极情绪和行为障碍。

（3）反复沉思（rumination）　不由自主对应激事件反复思考，从而影响适应性应对策略如升华、宽恕等机制的出现，导致适应受阻。这种反复思考往往具有"越是不想就越想"的特点，具有强迫症状特性。

（4）闪回（flashback）与闯入（intrusive）性思维 是指遭遇严重灾难性应激事件后，生活中经常不由自主闪回灾难的影子，或者脑海中突然闯入既往的一些灾难性痛苦情景或思维内容，表现为挥之不去的特点。这些也是创伤后应激障碍的重要症状特点。

3. 行为性应激反应 伴随应激的心理反应，个体在外表行为上也会发生改变，这是机体为缓冲应激对个体自身的影响摆脱心身紧张状态而采取的应对行为策略，以顺应环境的需要。

（1）逃避（escape）与回避（avoidance） 是常见的消极应激反应。逃避是指已经接触到应激源后而采取的远离应激源的行为；回避是指预先知道应激源会出现，而提前远离（如拖延、闭门不出、离家出走、辞职等）应激源。

（2）退化（regression）与依赖（dependence） 个体遭受挫折或应激后，出现不成熟的应对方式，失去成人式解决问题的态度和方法，退行至幼儿时期的应对方式。退化常伴有依赖心理和行为，即依靠别人关心照顾而不是自己去努力完成本应自己去做的事情。

（3）敌对（hostility）与攻击（aggression） 敌对是内心有攻击的欲望但表现出来的是不友好、谩骂、憎恨或羞辱别人；攻击是在应激刺激下个体以攻击方式做出反应，攻击对象可以是人或物，可以针对别人也可以针对自己。其共同的心理基础是愤怒。

（4）无助（helplessness）与自怜（self-pity） 无助是一种无能为力、无所适从、听天由命、被动挨打的行为状态，其心理基础包含了一定的抑郁成分；自怜即自己可怜自己，其心理基础包含对自身的焦虑和愤怒等成分，多见于独居、性格孤僻、对外界环境缺乏兴趣者。

（5）物质滥用（substance abuse） 某些个体在心理冲突或应激情况后，选择饮酒、吸烟或服用某些药物的行为方式来转移痛苦。这些不良行为方式通过负强化机制逐渐成为个体的习惯。

4. 综合性应激反应 所有的应激反应都是综合性的，是一个整体，有以下几种形式。

（1）亚健康状态（sub-health） 指人处于健康与疾病之间的状态，表现为慢性疲劳和精力低下。过程大致可以分为三个阶段。① 应激唤起阶段：表现为失眠、焦虑等。② 能量储备阶段：有慢性的懒散、疲乏和淡漠。③ 耗损阶段：慢性抑郁、心身疲惫、社会孤独、自杀倾向等。

（2）崩溃（burnout） 是一种由于强烈的心理应激而带来的一种无助、绝望的情感体验。表现为体力与精神的极度耗损。

（3）延缓应激反应 重大生活事件除了对健康造成即时损害外，还会产生"余波效应"，又称为创伤后应激障碍（PTSD），指在应激事件后一段时间才体验到反应。该障碍往往病程迁延，严重影响患者的心理和社会功能，多见于突发性的自然灾害（如洪水、地震等）、灾难性事故（如火灾、空难等）以及经历了其他残酷的场面（遭强暴、战争等）之后。

四、应激后果

应激的后果，常常有三种转归。

1. 适应 当应激源作用于机体时，机体为保持内环境平衡而改变的过程。所有的生物对行为的最终目标为适应，个体通过保持内环境稳态，并调整自己的情绪、认知、行为，使之最终适应社会生存。具体表现为生理层面积极应对，免疫力短暂增强，心理层面承受力、信心、应对能力增强，人际层面改善人际关系，获得更多的社会支持等。

2. 亚适应 应激源刺激后生理及心理水平表现为亚健康状态，常表现为疲劳、失眠、食欲差、情绪不稳等。情绪亚健康状态，表现为情绪易波动，存在焦虑及抑郁体验，但尚达不到情感障碍及神经症诊断标准；认知亚健康状态，表现为绝对化思维，非黑即白的观念等，常会影响个体看问题的态度。当亚健康持续发展，可进入"潜临床阶段"，此时个体已出现发展为某些疾病的高危倾向，出现慢性疲劳或持续的身心失调，且常伴有反复感染、慢性咽痛、精力减退、反应能力减退、适应能力减退等症状。

当个体生活中慢性应激持续存在达 2～5 年，甚至更长时间，慢性应激存在时间积累效应，容易发生精神障碍或心身疾病。慢性应激非常常见，如婚姻危机、工作不满、人际困难、已明确诊断的重症疾病、烧伤、性侵犯、家庭暴力等。当慢性应激持续存在且得不到有效干预时，个体症状常迁延不愈。

3. 不适应 应激源刺激下机体出现一系列功能、代谢紊乱和结构损伤，并出现精神障碍和心身疾病，严重时可出现危险或破坏性行为如自伤、自杀、伤人、毁物、出走等。

第三节 应激与健康

> **⇒ 案例引导5-3**
>
> 案例：患者，女，50 岁。2 天前全家开车外出发生车祸，丈夫和女儿在车祸中丧生，患者当即晕厥，醒来后出现目光呆滞，言语不连贯，反复念叨："这是什么地方？""他们不会死的，他们是和我开玩笑，想吓唬我的，他们到外面玩去了。"第 2 天情绪波动明显，时常号啕大哭，反复责备自己："那天，我要是不让他们出门就好了。"入院后表现检查不合作，情绪激动，坐立不安，不愿意多说话。
>
> 入院诊断：急性应激障碍。
>
> 问题：应激对健康有哪些影响？如何调节？

一、应激对健康的影响

心理应激是人类生活中不可回避的问题，它同人的健康有着密切的联系。这种联系是双向的：一方面心理应激可以影响人的健康，另一方面一个人的健康状况也会影响心理应激的反应强度和对应激的耐受力。

（一）心理应激对健康的积极影响

研究表明适度的心理应激对人的健康和功能活动有积极的促进作用。这种作用至少表现在以下三个方面。

> **考点提示**
>
> 心理应激对健康的积极影响。

1. 适度的心理应激是个体成长和发展的必要条件 人的成长和发展包括生理、心理和社会适应三个主要部分，遗传和环境是影响成长和发展的两个主要方面。对于个体来说，适度的应激反应不但可以看成是及时调整与环境的契合关系，而且这种应激性锻炼有利于人格和体格的健全，从而为将来的环境适应提供素质条件。一些研究表明，早期适度的心理应激经历可以提高个体后来生活中的应对和适应能力。心理治疗的临床经验也从相反的方面说明了这种情况，如心理应激缺失（比如被父母过度保护）的青少年由于环境适应能力较差，在离开家庭走向社会的过程中，往往容易发生环境适应障碍和人际关系问题。

2. 适度的心理应激是维持正常功能活动的必要条件 个体离不开适度的刺激，适当的心理应激对于维持人正常的生理、心理和社会功能是十分必要的。心理学的许多实验研究都已证明人被剥夺感情或处于缺乏刺激的单调状态，超过一定时间限度后，会出现幻觉、错觉和智力功能障碍等身心功能损害。工业心理学中有许多关于流水线工作的研究，说明工人从事单调和缺少变化的流水线工作时，容易注意力不集中、情绪不稳定。

3. 应激有助于人类适应环境 应激反应是个体对变化着的内外环境所做出的一种适应，这种适应是生物界赖以发展的原始动力。

考点提示

心理应激对健康的消极影响。

（二）心理应激对健康的消极影响

1. 急性心理应激 心理刺激引起的急性心理应激，常有较强烈的心理和生理反应，可以引起急性焦虑反应、血管迷走反应和过度换气综合征，类似于甲状腺功能亢进症、冠心病、低血糖和肾上腺髓质瘤（嗜铬细胞瘤）等的症状和体征。

2. 慢性心理应激 慢性心理应激下的人常常感到疲劳、头痛、失眠和消瘦，可以产生各种各样的躯体症状和体征。典型综合征是"神经血管性虚弱"，患者感到呼吸困难、易疲劳、心悸和胸痛。胸痛常局限于心尖区，也常出现焦虑的情绪反应和交感－肾上腺髓质轴活动增强的征象，如心率加快、血压升高、脉压增宽和心脏收缩期杂音等心血管功能活动加强的体征。

3. 对已有疾病的影响 心理应激下的心理和生理反应，特别是较强烈的消极反应，可加重一个人已有的疾病，或造成复发。心理应激还会对已有的精神疾病造成不良影响，有调查发现，门诊神经症患者的心理应激程度同疾病的严重程度呈线性相关关系。

4. 易致他病 造成机体抗病能力下降，处于疾病的易感状态，在其他因素的共同的作用下引起新的疾病。严重的心理应激引起个体过度的心理和生理反应，造成内环境的紊乱致机体抗病能力下降，使人处于对疾病的易感状态，使体内比较脆弱的器官和系统首先受累而发病，如心身疾病。

⊕ 知识链接5-2

心理应激案例

2001年9月11日，恐怖分子对美国世界贸易中心和五角大楼的袭击造成数千人丧生，数万人在恐惧中逃生，或遭受丧亲之痛。据报道，约有42.2万人在恐怖袭击后出现了不同程度的心理障碍，主要表现为焦虑、抑郁和创伤后应激障碍。不少救援者患上了"9·11病症"，多年来饱受身体疾病及心理障碍的困扰。

据最新统计，救援者中有3700人确诊罹患癌症。研究发现，曾参与救援的纽约消防局救援人员罹患肺病、甲状腺癌、结肠癌、前列腺癌和血液癌的风险远远高于普通人。

5. 引起精神心理障碍 ICD－10与DSM－V将应激事件的反应分为三组，分别是急性应激障碍、创伤后应激障碍及适应障碍。

考点提示

各型应激障碍的概念及临床特点。

（1）急性应激障碍（acute stress disorder，ASD） 急性应激障碍是指以急剧、严重的精神刺激（如自然灾害、战争、亲人丧失、严重攻击、性侵犯等）作为直接原因，患者在受刺激后数分钟至数小时发病，表现有强烈恐惧体验的精神运动性兴奋，行为有一定的盲目性或为精神运动性抑制，甚至木僵。急性应激障碍出现与否以及严重程度与个体的人格特征、认知评价、应对方式、社会支持、当时躯体健康状态等密切相关。

急性应激障碍早期表现为茫然状态，并伴有一定程度的意识障碍，如意识清晰度下降、注意力狭窄、定向力障碍。其核心症状有创伤性重现体验、回避与麻木、高度警觉状态。可以出现分离症状，表现为麻木、情感反应迟钝、意识清晰度下降、不真实感、分离性遗忘、人格解体或现实解体。也可以出现精神病性症状，表现为激越、兴奋话多或无目的的漫游，严重时出现思维联想松弛、片断的幻觉、妄想，或出现木僵状态；情绪障碍可表现为焦虑、抑郁。这些症状往往在24～48小时后开始减轻，一般持续时间不超过3天。一般病程时间也不超过1个月。如果应激源被消除，症状往往历时短暂，预后良好，缓解完全。

（2）创伤后应激障碍（post traumatic stress disorder，PTSD）　创伤后应激障碍是由于受到异乎寻常的威胁性或灾难性心理创伤，如战争、天灾人祸、严重事故、被强暴、目睹他人惨死等，导致延迟出现和长期持续的精神障碍。几乎所有经历这类事件的人都会感到巨大的痛苦，常引起个体极度恐惧、害怕、无助感。

创伤后应激障碍临床表现：① 警觉性增高。在创伤事件发生后早期出现，个体出现过分警觉、易激惹或易怒、惊跳反应、坐立不安、注意力不集中。② 反复体验。患者常常以非常清晰地、极端痛苦的方式进行着这种"重复体验"，包括反复出现以错觉、幻觉（幻想）构成的创伤性事件的重新体验（flashback，闪回），有时可反复出现创伤性内容的噩梦。患者仿佛又完全身临创伤性事件发生时的情景，重新表现出事件发生时所伴发的各种情感。患者面临、接触与创伤性事件有关联或类似的事件、情景或其他线索时，常出现强烈的心理痛苦和生理反应。③ 回避与情感麻木。是 PTSD 的核心症状，在创伤性事件后，患者对与创伤有关的事物采取持续回避的态度。回避的内容不仅包括具体的场景，还包括有关的想法、感受和话题。患者不愿提及有关事件，避免相关交谈，甚至出现相关的"选择性失忆"。患者似乎希望把这些"创伤性事件"从自己的记忆中"抹去"。

多数患者在创伤后的数天至半年内发病，症状持续 1 个月以上，长则可达数年，严重影响社会功能。多数患者在 1 年内恢复，少数患者可持续多年不愈或转变为持久的人格障碍。

（3）适应障碍（adjustment disorder）　适应障碍是指在明显的生活改变或应激事件后适应早期产生的主观的痛苦体验或情绪紊乱状态，通常影响到个人的社会功能。特别是生活环境或社会地位的改变，影响到个体社会网络或社会支持系统完整性，以及文化传统价值观，如出国、移民、离婚、入伍、患重病、退休等。患者的人格特征，易感性在发病中起着重大作用，患者的社会适应能力不强，面对新的处境，难以适应与应对，从而促使其发病。常在遭遇应激事件 1 个月起病，病程一般不超过 6 个月。

适应障碍的临床表现多种多样，以情感障碍为主，可同时出现适应不良行为及躯体不适。如抑郁、焦虑、胆小、不知所措，感到不能应对当前的生活或无从计划未来。行为上出现适应不良，如独处，退缩，出人意料的举动或突发暴力行为。青少年以品行障碍为主，表现为逃学、斗殴、盗窃、说谎、物质滥用、离家出走等。如发生在儿童，可出现退行性行为，如尿床、吸吮手指、稚声稚气地说话等。社会功能或工作受到损害，不能胜任原有的工作，不能承担家庭责任，人际关系恶化。

二、应激的调节

（一）应激调节的概念及过程

应激调节就是通过促进应激各有关因素之间的良性互动，将因素间的可能的恶性循环关系转化为良性循环，最终维护整个系统的动态平衡，达到减轻、预防和应对应激的目的。应激调节是多维度的系统工程，大致包括评估与诊断、干预方案制订与实施、干预效果的评估这三个阶段。

1. 评估与诊断　采用晤谈与观察、调查、测验和实验方法，掌握个体生活事件、认知评价、应对方式、社会支持、个性特征和应激反应等应激因素的偏离水平，特别是应激反应程度，同时可筛选应激易感者。

2. 干预方案制定与实施　选择和使用各种心理教育、心理指导、心理治疗和药物等手段，对评估出来的相应应激因素或应激敏感者实施多切入点的综合干预。

3. 干预效果的评估　通过干预，判断上述应激因素偏离程度的改善情况、压力反应程度的好转和压力系统平衡的形成等。

（二）应激的调节方法

在日常生活中，人们总是在遭遇各种各样的生活事件，如比赛、考试、晋升等，在这些情况下，过强或持久的紧张或压力，就会干扰妨碍心身健康，必须加以调节。

考点提示

应激的调节方法。

1. 控制或回避应激源 减少应激源的刺激是控制应激的理想方法。一些国家通过改造社会环境，指导人们改变生活方式，纠正不良行为等措施，使冠心病的发病率得到较好的控制。这充分说明消除应激源对控制应激具有重要意义。人在当今社会环境中生活，应激源比比皆是，要想彻底消除应激源是无法做到的，也无益于心身健康。对某些疾病的高危人群可采用"回避"或"逃避"的方法，远离应激源，也可以防止或减少某些心理应激的发生。例如，对高血压患者要避免与其争吵，年老体弱者避免参加遗体告别仪式等。

2. 改变认知评价 认知评价在应激系统论模型中被看成关键因素，认知活动是建立在个人的知识、经验和逻辑思维习惯的基础上。由于事物的多维性和多变性，即使当事人知识程度很高，思维逻辑性很强，难免有时候会出现"聪明一世，糊涂一时"的情况。通过采用各种可以影响认知过程的技巧来改变当事人的认知。例如，指导心理移位、指导角色身份转换、实施他暗示或指导自我暗示、安慰、激励技术等。

临床上的改变认知有时候是很困难的，且不一定是当事人缺乏知识或不讲理。我们知道，许多情况是由于当事人观念上的差异导致"负性自动性思维"，使当事人对应激事件或应激结果产生"认知偏差（或认知歪曲）"，导致严重应激反应。这时候，就需要通过后述的"再评价"等应对指导，或者通过"挖掘负性自动性思维"等认知疗法手段，加以管理。

知识链接5-3

关于应激后心理障碍的治疗

一些心理应激反应较重者，需要进一步进行心理治疗。应激者遇到了麻烦正在求助，其治疗就是帮助他们"修复"受挫的心理。包括早期评估和及时干预、尽快使应激者脱离刺激性环境、促进问题的解决、防止过激行为、必要时应用药物、巩固原则。其中解决问题是核心，应注意应激者的心理状态，其焦虑、抑郁的程度，是否有自杀观念，是否属于"心理急症"，是否需要提供"强化心理治疗"的干预措施。

3. 改善应对水平 指导人们提高对应激的积极应对水平，自然也就能调节应激和缓解由此而引起的不良反应。一个人的积极应对水平，和他对事物所采取的态度以及所具有的信念有密切的关系。乐观而有旺盛进取心的人，往往会有效地处理各种紧张情境。人的态度和信念，是长期在社会生活中受家庭、学校、社会教育的影响而逐渐形成的，形成之后，不容易改变。因此，从小就应该注意这方面的培养。在提高应对水平的同时，正确估计自己的应对能力也很重要。估计过低，使个体看不清光明的前景；估计过高，易遭受挫折，而导致失望、抑郁和沮丧，也不利于对应激做出正确的反应。

4. 寻求社会支持 作为应激可利用的外部资源，调动社会支持也是应激调节的重要一环。几乎所有处于应激情况下的人，都需要社会支持。处于危险位置（例如在高山之巅）时，人与人之间会显得非同寻常的友善和热情，说明人类在应激时具有天然的寻求社会支持的行为。然而，实际生活中，人们往往忽视社会支持的重要性。指导个体从单位、家庭、同事、亲友那里得到精神上或物质上的支持，对调节心理应激具有十分重要的作用。在临床工作中，不可低估患者家属、同事及医务人员对患者的支持。一个人已处于心理应激状态，除了客观支持外，还应帮助其改善主观支持和提高支持的利用度。

5. 改善个性特征 这里的个性特征是指个体的人格层面。个性特征在应激系统模型中属于核心因素，也是个体应激调节的核心内容。个性的调节同样涉及心理指导或心理治疗两途径。在心理指导方面，可以向来访者讲解，他（她）的某些人格特征，如观念方面的问题（价值观、爱情观、人生观）在其应激产生和发展中具有核心的作用，告知其因人格原因所致的"求全、完美"倾向的重要性，指导来访者进行某些积极的习惯性应对行为训练。如指导其面对"挫折"的训练，也是常用的针对人格方面的应激调节措施。在心理治疗方面，由于人格因素的相对稳定性，试图触动某些人格层面来实施应激调节，通常需要较长期的心理治疗程序。

6. 适当的运动 适度的体育运动能调节血压，改善血液循环，促进消化和吸收，平衡自主神经系统功能，还可转移个体对应激源的注意力，解除焦虑、抑郁等不良情绪。研究结果表明，经常进行体育锻炼的人，冠心病发病危险性要低得多。松弛心身紧张，提高应对应激能力，适宜的运动依次是跑步、游泳、跳绳、骑自行车（30kg/h）、步行、原地跑步。

7. 心理治疗 这是应对心理应激的有效方法。高血压患者可采用认知疗法、生物反馈疗法、松弛训练等，降低其紧张性。有心理危机的患者可采用支持疗法，使应激无害化。考试焦虑的学生，可采用行为疗法，放松训练，降低考前焦虑，并改善由此引起的头痛、失眠等症状。

8. 药物治疗 当个体应激反应严重，影响个体心身健康时，可针对症状，适当采用药物控制。常用的抗焦虑药有丁螺环酮、苯二氮䓬类等，可使肌肉和精神都得到放松。常用的抗抑郁药有帕罗西汀、米氮平、文拉法辛等。但药物都有一定的不良反应，长期使用可成瘾或产生药物依赖性，削弱应对应激的能力。因此，一般不主张依靠药物，在不得已的情况下，谨慎使用。

目标检测

答案解析

一、名词解释

1. 应激　2. 应激源　3. 全身适应综合征　4. 应激的调节

二、选择题

A 型题

1. 心理学研究表明，要取得最大的业绩，最佳的紧张度是 （ ）

　A. 高紧张状态 　　　　　　B. 低紧张状态 　　　　　　C. 适度紧张状态
　D. 无紧张状态 　　　　　　E. 超紧张状态

2. 可引起机体相应的功能障碍和器质性病变是由于心理社会因素的作用 （ ）

　A. 不强 　　B. 过强 　　C. 一般 　　D. 太弱 　　E. 无关

3. 同样的应激源对于不同的个体会产生 （ ）

　A. 相同的反应 　B. 不同的反应 　C. 类同的反应 　D. 积极的反应 　E. 消极的反应

4. 出现在应激源反应中不同的原因是因为个体对于应激源的 （ ）

　A. 体质不同 　　　　　　B. 认知评价不同 　　　　　　C. 敏感度不同
　D. 反应强度不同 　　　　E. 文化程度不同

5. 人们在遇到压力、痛苦、困境、困扰时引起自杀的主要原因是 （ ）

　A. 不想应对遇到的应激源 　　　　　　B. 已排除遇到的应激源
　C. 难以应对遇到的应激源 　　　　　　D. 对遇到的应激源无意识
　E. 想超越遇到的应激源

6. 社会支持有多种形式，但不包括（　　）

    A. 给予信息　　　　　　　　　　　　B. 给予指导和关怀

    C. 给予经济资助　　　　　　　　　　D. 给予影响和教育

    E. 提供鼓励和保证

7. 下列生活事件中，哪条属于正性生活事件（　　）

    A. 夫妻分居　　　B. 结婚　　　　C. 坐牢　　　　D. 子女离家　　　E. 改行

8. 一位女高中生，母亲因心脏病突然病故，1 年后父亲又与一女友结了婚。她感到很失落、很沮丧。这些重大的生活事件给她带来的打击引起了她之后 3 年多的烦恼。这些重大生活事件所构成的是（　　）

    A. 应激效应　　　B. 打击效应　　　C. 激活效应　　　D. 余波效应　　　E. 困扰效应

B 型题

在以下每道试题中，为每个题干选出 1 个最佳答案，每项备选答案可选用 1 次或几次，或 1 次也不选。

(9 ~ 10 共用备选答案)

    A. 躯体性应激源　　　　　　　　　　B. 心理性应激源

    C. 社会性应激源　　　　　　　　　　D. 职业性应激源

    E. 文化性应激源

9. 个体的强烈需求或过高的期望属于（　　）

10. 语言、风俗习惯的改变属于（　　）

三、问答题

1. 简述"一般适应综合征"的阶段及特点。

2. 简述应激系统模型的基本特征。

3. 应激的心理中介因素有哪些？

（张凤凤）

书网融合……

    本章小结　　　　　　　　微课　　　　　　　　题库

第六章　心身疾病

PPT

学习目标

知识要求

1. **掌握**　心身疾病的概念和特点；常见心身疾病及其致病因素。
2. **熟悉**　心身疾病的范围；心身疾病的诊断、治疗、护理与预防。
3. **了解**　心身疾病的流行情况、发病机制。

技能要求

学会心身疾病的诊断；能有效采集生物、心理、社会方面的病史资料；对发病的机制做出阐释；识别心身疾病中的心理社会学因素；制定有效的治疗方案。

素质要求

引导学生关注患者的生活环境及个性特征，从患者的个性、特殊性出发，理解关爱患者，有效帮助患者；了解心理和身体直接的相互关系，建立养身要养心的观点。

第一节　心身疾病概述

⇒ 案例引导6-1

案例：患者，女。2020 年被确诊为乳腺癌。她本想尽快评上副教授、换个大房子、给孩子和父母好一点的生活……在她看来，她得乳腺癌的概率如此之小，她才 31 岁，体质很好，又刚生完孩子喂了一年母乳。

在生命的最后时光，她输着氧气、敲着键盘，说出了这一代被物质追求压得喘不过气的人的无奈、恐惧、忧虑、烦躁。

问题：试分析患者患病的可能原因是什么？此案例反映出这一代人怎样的健康状况？

一、心身疾病的概念

心身疾病（psychosomatic disease）又称心理生理疾病（psychophysiological disease），指心理社会因素在其发生、发展过程中起重要作用的躯体器质性疾病和功能性障碍。心身疾病的含义有狭义和广义之分。狭义的心身疾病是指心理社会因素在疾病的发生、发展过程中起重要作用的躯体器质性疾病。广义的心身疾病则指心理社会因素在发病、发展过程中起重要作用的躯体器质性疾病和功能性障碍。

> **考点提示**
>
> 心身疾病的定义。

曾有学者将心身关系分为三类，分别是：① 心身反应（psychosomatic reactions），指精神性刺激引起的生理反应，当刺激去除，反应也就恢复；② 心身障碍（psychosomatic disorder），指精神刺激引起的功能障碍，但没有器质性变化；③ 心身疾病（psychosomatic disease），指精神刺激引起的器质性病变。

一般，将心身疾病和心身障碍混合使用。这种区分在理论上容易理解，但在实践中难以明确界定。自从世界卫生组织的《国际疾病分类》第 10 版（ICD－10）建议用"disorder"取代"diseases"后，这种分类便失去实际意义。心身疾病对人们的健康已构成严重威胁，成为当今死亡原因中的主要疾病，越来越引起人们的重视。虽然现在的疾病分类系统已无心身障碍、心身疾病的提法，但实际中仍在沿用。

多年来，人们将疾病分为两大类，即躯体疾病与精神疾病。1818 年德国精神病学家 Heinroth 在其关于失眠的论文中提出了"心身概念"，之后直到 1948 年美国精神病学家 Dunbar 才在《心身诊断和治疗纲要》一书中对此概念进行了系统论述。自 20 世纪 70 年代以来，健康领域工作者不但从生物医学观点思考问题，也应用生物－心理－社会医学模式指导医学理论研究与临床实践。现代心身医学已经存在 70 余年了，随着对心身关系研究的不断深入，越来越多地确认了心理社会因素在有些躯体疾病的发生与发展中的重要作用。美国心身医学研究所于 1980 年将这类躯体疾病正式命名为心身疾病。从此，心身疾病成为并列于躯体疾病和精神疾病的第三类疾病。

二、心身疾病的特点

随着对心身相关研究的不断深入，心身疾病的概念得到扩展，各种疾病分类系统的观点也在不断地改变。虽然心身疾病的概念在目前权威性心理障碍分类体系中已经被其他概念所取代，但实际中仍在沿用。

考点提示

心身疾病以什么为主？

心身疾病具有以下几个特点：①生物或躯体因素是心身疾病发生和发展的基础，心理社会应激往往起到"扳机"的作用；②个性特征与某些心身疾病密切相关；③心理社会因素在疾病的发生、发展及预后中起重要的作用；④以躯体的功能性或器质性病变为主，一般有较明确的病理生理过程；⑤心身疾病通常发生在自主神经系统支配的器官上；⑥同一患者可有几种心身疾病存在或交替发生；⑦患者常有相同或类似的家族史；⑧疾病常有缓解和反复发作倾向；⑨心身综合治疗比单纯的生物学治疗效果好。

三、心身疾病的流行情况

关于心身疾病，各国界定的范围不同，导致心身疾病患病率的流行病学调查结果差异较大。国外调查的人群患病率为 10%～60%，国内门诊与住院调查的结果约为 1/3。

心身疾病的流行特点有以下几个方面：①性别分布。总体上女性高于男性，两者比例约为 3：2，但个别病种男性高于女性，如冠心病、支气管哮喘、消化道溃疡等。②年龄特征。从青年期到中年期患病率呈上升趋势，更年期或老年前期末为患病高峰年龄，65 岁以上、15 岁以下人群患病率最低。③社会环境特征。如不同的种族、国家、地区、全人口年龄组成、体力劳动多寡、饮食习惯、职业环境下，心身疾病患病率不同。④人格特征。一些心身疾病与特定的人格类型有关，如冠心病的典型人格是 A 型，癌症的典型人格是 C 型人格，C 型人格癌症患病率是非 C 型人格的 3 倍。

四、心身疾病的范围

传统的心身疾病包括消化性溃疡、溃疡性结肠炎、甲状腺功能亢进症、局限性肠炎、类风湿关节炎、原发性高血压及支气管哮喘。目前，糖尿病、肥胖症、癌症等疾病也被纳入心身疾病的范围。以下是比较公认的心身疾病分类。

（一）内科心身疾病

1. 心血管系统 原发性高血压、冠心病、阵发性心动过速、心动过缓、期前收缩、雷诺病、神经性循环衰弱症等。

2. 消化系统　胃、十二指肠溃疡，神经性厌食、神经性呕吐、溃疡性结肠炎、过敏性结肠炎、贲门痉挛、幽门痉挛、习惯性便秘、直肠刺激综合征等。

3. 呼吸系统　支气管哮喘、过度换气综合征、心因性呼吸困难、神经性咳嗽等。

4. 神经系统　偏头痛、肌紧张性头痛、自主神经功能失调症、心因性知觉异常、心因性运动异常、慢性疲劳等。

5. 内分泌代谢系统　甲状腺功能亢进症、垂体功能减退症、糖尿病、低血糖等。

（二）外科心身疾病

全身性肌肉痛、脊椎过敏症、书写痉挛、外伤性神经症、阳痿、过敏性膀胱炎、类风湿关节炎等。

（三）妇科心身疾病

痛经、月经不调、经前期紧张综合征、功能性子宫出血、功能性不孕症、性欲减退、更年期综合征、心因性闭经等。

（四）儿科心身疾病

心因性发热、站立性调节障碍、继发性脐绞痛、异食癖等。

（五）眼科心身疾病

原发性青光眼、中心性视网膜炎、眼肌疲劳、眼肌痉挛等。

（六）口腔科心身疾病

复发性慢性口腔溃疡、颌下关节紊乱综合征、特发性舌痛症、口吃、唾液分泌异常、咀嚼肌痉挛等。

（七）耳鼻喉科心身疾病

梅尼埃病、咽喉部异物感、耳鸣、晕车、口吃等。

（八）皮肤科心身疾病

神经性皮炎、皮肤瘙痒症、斑秃、多汗症、荨麻疹、银屑病、湿疹、白癜风等。

（九）其他

癌症、肥胖症等。

随着心身医学研究的不断发展与深入，心理社会因素在疾病的发病、诊断、治疗和预后中的作用越来越受到重视，新的心身疾病也不断被提出。

第二节　心身疾病的致病因素与发病机制

⇒ **案例引导6-2**

案例：患者，女，49岁，大学毕业离开家乡随丈夫来到本地，多年来与婆婆共同生活，3年前丈夫因意外去世，没有孩子。平日工作认真，吃苦耐劳，为人谦和忍让，与人发生矛盾从不争吵，但常会独自闷闷不乐。身体偶有不适，也很少向他人提起或要求照顾，反而带病上班。每年回家乡探望父母一次，日常交际活动较少。在最近一次体检中，被诊断为宫颈癌。

问题：患者患宫颈癌的主要致病因素可能包括哪些方面？

一、心身疾病的致病因素

考点提示

心身疾病的发病原因。

心身疾病的危险因素涉及社会、文化、心理、生理等多个方面。

（一）社会文化因素

社会文化因素一般指人们的生活和工作环境、人际关系、家庭状况、角色、社会制度、经济条件、风俗习惯、社会地位、职业、文化传统、宗教信仰、种族观念等诸多方面。

流行病学调查显示：社会文化背景不同，心身疾病的发病情况也不同。在对美国、芬兰、希腊及尼日利亚等国的调查中，冠心病发病率从高到低的排名依次为美国、芬兰、希腊、尼日利亚。而处于同一社会文化背景的人群，由于地位和社会分工等的不同，心身疾病的发病率也各不相同。据统计，美国每年死于冠心病者高达60万人，占死亡者总数的1/3以上。1986年美国人口死因中心脏病占据榜首，占六大死因总数的37.6%，而在尼日利亚，连续8000例尸体解剖中仅发现6例心肌梗死，只占死亡者总数的0.75%。可见疾病的产生，绝不仅仅是生理上的原因，它的发生通常有着地域和社会文化背景的差别。

此外，工作环境如强烈的物理与化学刺激，重复、单调、枯燥无聊的工作，过长的劳动时间等都会使人产生烦躁、焦虑、失望等紧张情绪从而影响健康。生活事件也与心身疾病的发病密切相关，这一方面取决于刺激的强度、频度和时限，另一方面也取决于个人对生活事件的认知和体验。随着社会竞争力加大、生活节奏加快、矛盾冲突的增多，社会文化环境中的刺激必然会引起人类心身疾病的增多。

（二）心理因素

人们置身于社会与周围环境发生相互作用的同时，对作用于个体的大量外界信息，都会做出主观评价并采取相应的态度，必然产生相应的情绪体验，心理因素对躯体内脏器官的影响正是以情绪活动为中介而产生作用。积极情绪对生命活动具有积极的作用，可动员机体的潜能，以适应不断变化的环境，而消极情绪如悲伤、痛苦、恐惧、愤怒、忧郁等，虽也是适应环境的心理反应，但如强度过大或时间过久，都会使个体的心理活动失去平衡，导致神经系统功能失调，对健康产生不良影响。如果消极情绪反复出现，引起长期或过度的精神紧张，则可能产生神经功能紊乱、内分泌失调、血压持续升高等病变，从而导致某些器官、系统的疾病。人格特征影响个体的主观评价，因而影响个体的情绪反应与社会适应，进而影响个体的心身健康。

（三）生理因素

生理因素即某些心身疾病患者发病前的生理特点，它决定了个体是否易患疾病及易患疾病的种类。研究发现，一些重大灾难过后，仅少数人患心身疾病，而且所患疾病也各不相同，其原因除了个体的人格特征和行为方式外，主要取决于患者原有生理特点的差异。因此，心身疾病是生理始基和社会心理因素刺激共同作用的结果。如高三酰甘油血症是冠心病的生理始基，高尿酸血症是痛风症的生理始基，高蛋白结合碘是甲状腺功能亢进症的生理始基。

二、心身疾病的发病机制

心身疾病的发病机制比较复杂，目前有多种理论对其做出过解释，以下主要介绍四种理论。

（一）心理动力理论

心理动力理论由精神分析学家提出，重视潜意识心理冲突在各种心身疾病发生中的作用，认为个体特异的潜意识特征决定了心理冲突引起特定的心身疾病。例如，溃疡病被解释为由于患者试图得到他人喂养与款待的潜意识欲望被压抑而患病；原发性高血压是由于患者对自己攻击性决断的潜意识压抑而引起。

按照Alexander的观点，心身疾病发生的三个要素是：①未解决的心理冲突；②身体器官的脆弱易感倾向；③自主神经系统的过度活动性。心理冲突多出现于童年时代，常被压抑至潜意识之中，在个体成长过程中，受到许多生活或社会因素的刺激而重新出现。如果这些重现的心理冲突找不到恰当的疏泄途径，就会由过度活动的自主神经系统引起相应的功能障碍，造成所支配的脆弱器官损伤。目前认为，潜意识心理冲突是通过自主神经系统功能活动的改变，造成某些易感器官的病变而致病。

该理论认为个体特异的潜意识特征决定其特异的心理冲突，从而引起特定的心身疾病。心理动力理论对心身疾病的解释，过分夸大了潜意识的作用。

（二）心理生理学理论

心理生理学的主要研究目的是阐明心身疾病的发病机制，揭示哪些心理社会因素，通过何种生物学机制作用于何种状态的个体，导致何种疾病的发生。该理论认为，心理神经中介机制、心理神经内分泌机制和心理神经免疫机制是心身疾病的重要发病机制。

该理论研究重视不同种类的心理社会因素，可能产生的不同的心身反应过程，也重视心理社会因素在不同遗传素质个体上的致病性差异。

（三）学习理论

行为学习理论认为某些社会环境刺激引发个体习得性心理和生理反应，如情绪紧张、血压升高等，因个体素质或特殊环境因素的强化或泛化作用，使习得性的心理和生理反应被固定，从而演变成为症状和疾病。紧张型头痛、高血压等心身疾病症状的形成，均可用此机制解释。

心身障碍有一部分属于条件反射性学习，如哮喘发作会使儿童获得父母的额外照顾而被强化，也有通过观察或认知而习得，如儿童的有些习惯可能源于对大人的模仿。

行为学习理论对疾病发生原理的理解，虽然缺乏更多的微观研究的证据，但对于指导心身疾病的治疗意义越来越大。

（四）综合的心身疾病发病机制

心身疾病被认为是多种因素相互作用的结果，既不可以忽视心理社会因素的影响，也不可以忽视遗传生物因素的重要性，必须从整体的角度来看待心身疾病。当外界刺激作用于机体时，机体在认知－情绪－躯体－行为多个层面上发生一系列的变化，这些变化相互制约、相互影响，最终引起心身疾病。

目前，心身疾病的研究是综合心理动力学、心理生理学和行为理论，互相补充，形成了综合的心身疾病发病机制理论，其主要内容可概括为：①心理社会刺激物传入大脑；②大脑皮质联合区的信息加工；③传出信息触发应激系统引起生理反应；④心身疾病的发生。

第三节　心身疾病的诊断、治疗、护理与预防

⇒ **案例引导6-3**

案例：患者，男，56岁。平素性格争强好胜，自我要求极其严格，事业成绩突出。近来，其父亲患肺癌住院，母亲患病（甲状腺功能减退症）在家，其妻子患胆囊炎住院手术，其次子适值高考。因此，陈某压力巨大，每日除完成大量艰巨工作外，还奔波于医院照顾父亲和妻子，回家后还要关心和照顾儿子的高考复习，持续的高度紧张、忧虑状态导致了突发性的应激性消化性溃疡。

问题：对该患者应遵循怎样的治疗原则？

一、心身疾病的诊断

（一）心身疾病的诊断要点

（1）疾病的发生包括心理社会因素，其与躯体症状有明确的时间关系。

（2）躯体症状有明确的器质性病理改变，或存在已知的病理生理学变化。

（3）排除神经症性障碍或精神病。

（二）心身疾病的诊断程序

心身疾病的诊断包括躯体诊断和心理诊断，在心理诊断过程中，应注重心理社会因素的评估与分析。

1. 病史采集　对疑有心身疾病的患者，在采集病史的同时，应该注意收集患者的心理社会方面的有关信息，如患者个性或行为特点、社会事件及家庭或社会支持资源、个体认知评价模式等，分析这些因素与心身疾病发生、发展的关系。

2. 体格检查　注意患者在体检时的心理行为反应方式，分析患者的心理特点。

3. 心理行为检查　对疑有心身疾病的患者，应结合病史材料，采用行为观察、会谈、心理测验等心理评估方法，必要时采用心理生物学检查方法，以确定心理社会因素的内容、性质及其在疾病发生、发展和预后中的作用。

4. 综合分析　综合以上程序的资料和分析结果，同时结合心身疾病的基本理论，对是否患有心身疾病、患何种心身疾病以及起主要作用的心理社会因素及其可能的作用机制做出综合的分析。

二、心身疾病的治疗

（一）心理干预目标

1. 消除心理社会刺激因素　引导或帮助患者脱离某些存在刺激因素的环境以减少刺激。

2. 消除心理学病因　指导或帮助患者改变认知，矫正行为模式，从患者自身消除心理社会因素的刺激。

3. 消除生物学症状　通过长期松弛训练或生物反馈疗法等心理学技术直接改变患者的生物学过程，提高身心素质，促进疾病的康复。

（二）心身同治原则

心身疾病应采取心、身结合的治疗原则，对于具体病例则应有所侧重。对于急性发病且躯体症状严重的患者，应以躯体对症治疗

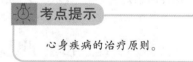

考点提示

心身疾病的治疗原则。

为主，辅以心理治疗，而对于躯体症状已呈慢性过程的心身疾病患者，则可在实施常规躯体治疗的同时，重点进行心理治疗。

三、心身疾病的护理

心身疾病的护理应涉及个体的心理、生理和社会三个方面，应采取心、身结合的护理原则，寓心理护理于基础护理之中。关于心身疾病的护理，大致可以分为以下几个方面。

（一）心身疾病的基础护理

应用护理的基本理论和基本技术，满足患者的基本生活需要和心理需要。如使用药物的方法、剂

量、时间应准确；改善环境因素，保证患者休养环境的安静、整洁、舒适；协调好医患、护患和患患之间的关系，消除患者的孤独感；帮助患者尽快熟悉环境，减轻患者焦虑；提高患者睡眠质量等，从而提高治疗效果，促进患者康复。

（二）心身疾病的心理护理

心理护理在疾病诊治中具有不可低估的作用，良好的心理状态、社会支持可以调整机体平衡，增强免疫系统功能，利于疾病向好的方向发展。包括：对患者进行有效的心理评估；根据患者的实际情况如性别、年龄、社会文化背景、应激状态、人格特征等有的放矢地开展心理护理；帮助患者及其家属获取社会支持；指导患者正确认识自身的行为特点，识别环境因素对自身的影响等。不同心身疾病患者的心理反应可能存在差异，具体的心理护理程序与措施将在后续的章节中讲解。

（三）心身疾病的健康教育

健康教育的核心内容即是通过健康信息的作用，消除和减少健康的不利因素，达到预防心身疾病、强身健体的目的。应采用多种内容、形式与方法使患者从心理、社会、文化、精神等更广阔的领域去了解致病因素，加强自我保健意识，提高应对危险因素的能力，并指导患者改变不良的生活方式，这是预防心身疾病的基础。具体措施如指导患者规范用药与自我救护、合理膳食、适量运动、戒烟限酒、保持心理平衡、定期复查等。

心身疾病的发病因素及机制既有共同的规律可循，又有各自的特点。因而心身疾病的护理既有共性又需要根据患者具体情况在不同方面有所侧重，在不同方法上有所选择，针对不同社会文化背景和个性特征患者的不同心身反应做动态、连续的调整。

四、心身疾病的预防

一般认为，心身疾病的预防应包含两个层面：①个体预防；②社会防御。心身疾病通过个体发生，因而个体预防是主要的预防方式，而社会防御是通过改善个体社会生活环境达到预防心身疾病目的的另一种方式。

心身疾病是心理社会因素和生物因素综合作用的结果，因而心身疾病的预防也应同时从心理社会和生理两个方面进行。心身疾病的预防应注意以下几点。

（一）注重早期心理健康教育

心理社会因素通常需要相当长的时间作用才会引起心身疾病，因而预防应尽早从细微的心理异常变化做起。对有心身疾病遗传倾向的患者尽早加强心理预防；对有明显的心理素质缺陷的人应尽早通过心理干预、心理治疗健全其人格；对有明显行为问题者需尽早进行综合行为矫正。

（二）消除各种有害的心理社会刺激因素

对存在明显应激源的工作与生活环境，应及时发现并提出调整和预防建议，及时发现心理危机并进行干预。

（三）加强心理卫生的宣教

宣传和普及心理卫生知识，提高全民的心理健康水平。

心身疾病的预防需要个人、家庭、组织与社会等多个层面共同重视和加强，而预防的方式方法也是具体多样的。

第四节　常见的心身疾病

⇒ 案例引导6-4

案例：患者，女，29岁。某企业中层管理者，硕士，未婚，5年来常出现发作性、搏动性一侧头痛，伴恶心、呕吐等症状。常于情绪紧张、焦虑、争吵、失眠、噪声过大、饥饿后发作。

问题：请对该女士的疾病做出初步诊断。查阅相关信息，分析其包括哪些致病因素。

一、冠状动脉硬化性心脏病

冠状动脉硬化性心脏病（简称"冠心病"）（coronary heart disease）指由于冠状动脉粥样硬化、管腔狭窄，导致心肌缺血、缺氧的心脏病。根据2013年发表的全球20岁以上人口死亡原因和疾病负担分析，2010年全球冠心病死亡的人数达7029300，占总死亡的13%。在2017年做出的统计，我国目前冠心病的发病率为10.2%，而且一直处于上升阶段，从2003年的4.6%升到2008年的7.7%，但到了现在就高达10.2%。冠心病在我国居民的死因顺位中排第三位，其死亡率近20年来呈持续上升趋势。由于我国居民快速老龄化及与生活方式密切相关的冠心病危险因素水平依然不断上升，预测今后20年，冠心病发病死亡的人数将持续增加，并有可能跃升为死亡的首要原因。

> **考点提示**
>
> 常见的心身疾病。

冠心病多见于中、老年人，其确切病因尚不十分清楚，近年来的研究发现，冠心病的发生、发展与许多生物、心理和社会因素有关，包括遗传、高血压、高血脂、吸烟、肥胖、缺少活动、A型行为、社会关系不协调和焦虑抑郁等。

1. 生活事件与心理应激　应激性生活事件常被作为冠心病发病的危险因素之一。与冠心病有关的心理应激因素一般包括社会低收入状况、恶劣工作环境、婚姻不幸等。当这些负性心理因素作用于人体后，一般表现为烦躁、争吵、愤怒、失控、悲痛、极度激动或惊恐发作等情绪改变。过分的焦虑、抑郁、持久高负荷的心理压力可诱发冠心病，引起胸闷、心绞痛、心律失常和气急等症状，甚至促发斑块形成和破裂，血栓形成，冠状动脉狭窄、痉挛，引发严重的心血管事件。

2. 社会环境与生活方式　冠心病发病率与社会结构、社会分工、经济条件、社会稳定程度有一定相关性。研究证实，社会发达程度高、脑力劳动强度大、社会稳定性差等均为冠心病的危险因素。另外，吸烟、饮酒过量、高脂肪与高胆固醇饮食、缺乏运动、肥胖也是冠心病的易感因素。

⊕ 知识链接6-1

A型与B型性格

弗里德曼（M. Friedman）和罗森曼（R. H. Rosenmon）进行了一项试验，选择一些A型和B型性格的个体围在一张桌子旁，桌上放着一瓶上等的法国白兰地。由医师提问，能在15分钟内回答问题者可以得到这瓶酒。结果是：A型性格者特别认真，显得非常紧张与兴奋；B型性格者却十分平静。当宣布A型性格者取胜时，他们兴高采烈，若宣布他们有误则十分恼火；而B型性格者泰然自若。之后体检发现A型性格者血压升高、心率加快、血浆中肾上腺素和去甲肾上腺素的含量均比试验前明显升高，且迟迟不能恢复；而B型性格者各项指标变化不大。

3. 人格特征　世界心肺和血液研究协会（NHLBI）于1978年确认A型行为属于一种独立的冠心病危险因素。A型行为（type A behavior pattern）指好胜心强、雄心勃勃、努力工作而又急躁易怒，具有时间紧迫感和竞争敌对倾向等特征。也有人将A型行为类型称为"冠心病个性"。A型性格者的行为表现，促使心脏负担加重，增加心肌的耗氧量，引起心肌缺氧，促使血浆中的三酰甘油、胆固醇升高，血液黏度增加，从而加速了动脉粥样硬化的形成。经过这些因素的长期作用，形成了冠心病的病理基础。D型人格（type D personality）又称作心理忧伤人格，是指同时具有高水平的消极情感（NA）和高水平的社交抑制（SI）的个性特征，倾向于担忧，对生活悲观、紧张和不愉快。D型人格是正常人格的一种亚型，是相对普遍的一种人格，它的流行率从普通人群中的21%到冠心病患者中的28%和高血压患者中的53%。有证据表明，D型人格是冠心病发生和冠心病患者死亡的独立危险因子，越倾向于D型人格者患冠心病的可能性越大，D型人格能独立预测冠心病的发生。且D型人格冠心病患者的预后差，生活质量差，影响治疗效果。

二、原发性高血压

原发性高血压是以血压升高为主要临床表现的综合征，通常简称高血压，是最常见的慢性病之一，也是心脑血管病最主要的危险因素，可导致脑卒中、心力衰竭及慢性肾病等主要并发症，是最早被列入心身疾病的危害人类健康的最严重的疾病之一。原发性高血压是复杂性疾病，是一定遗传背景下由于多种后天环境因素作用，使正常血压调节机制失代偿所致。其中遗传因素约占40%，环境因素约占60%，心理社会因素对其有着很重要的影响，但目前仍然没有确切的证据来阐明心理社会因素对高血压的影响机制。

1. 生活事件　有学者认为，应激与冲突多的社会中高血压发病率高。第二次世界大战期间，圣彼得堡（列宁格勒）被围长达3年之久，高血压患病率从战前的4%上升到64%。战争过后，大多数人的血压仍不能恢复正常，并造成许多人过早死亡。长期慢性应激状态较急性应激事件更易引起高血压，而童年期的应激如被虐待、社会隔离、低社会经济状态等可能导致个体青春期血压偏高，这些个体未来罹患高血压的可能性高于一般人群。也有研究显示：婚姻状态作为一种生活事件或生活状态，也严重影响个体的血压水平。有调查表明鳏夫和寡妇的高血压患病率高于配偶健在者，离婚者在离婚的前10年其平均血压水平明显高于未离婚者同期相应的血压水平。

2. 环境与文化因素　不同的文化背景和生活、工作环境下，人感受到的压力不同。研究表明，经常性的情绪紧张和各种应激，使大脑皮质及血管运动中枢兴奋性增高，儿茶酚胺释放过多，导致血压增高。有人对空中管制人员与空勤人员的原发性高血压患病率做了比较发现：管制人员比空勤人员的患病率高4倍，发病年龄也由48岁提前到41岁。认为这可能是由于空中交通管制人员工作异常繁忙、紧张、责任重大，从而易于引起严重、持久的应激反应（Cobb & Ross，1973）。

3. 人格特征　一般认为，原发性高血压患者的人格特征表现为求全责备、刻板主观、易激动、易冲动、过分谨慎、不善表达情绪、压抑情绪但又难以控制情绪。有研究表明，经常处于压抑或敌意的人血液中的去甲肾上腺素高出正常人水平30%以上。应激引起的神经内分泌或血流动力学反应的水平也比普通人的高，这可能会增加血管内壁的损伤和动脉粥样硬化物质的累积，最终导致血压升高。A型行为者的血浆肾上腺素活性较高，对应激呈现高反应性，引起血压上升。

4. 不良行为因素　流行病学研究发现高血压发病率与高盐饮食、肥胖、缺少运动、吸烟和酗酒有关。

5. 精神障碍　大量研究表明失眠、焦虑障碍、抑郁障碍和双相情感障碍都会影响血压、血压调节及血管内皮细胞功能。

三、糖尿病

糖尿病（diabetes mellitus，DM）是一种典型的内分泌系统疾病，基本病理特点是胰岛素分泌相对或绝对不足及靶细胞对胰岛素的敏感性降低或胰岛素本身结构存在缺陷，引起以糖代谢紊乱为主，继发脂肪、蛋白质及水、电解质等代谢障碍，表现为高血糖、糖尿，其病因和发病机制目前尚不十分清楚。有研究表明糖尿病患者中情感障碍的发病率达 12.3%，焦虑症为 5.6%，进食障碍为 15.2%，全部糖尿病患者的精神疾病诊断率为 18.7%。

1. 生活事件与心理应激 生活事件与糖尿病的代谢控制密切相关，一些糖尿病患者在饮食和治疗药物不变的情况下，可能因生活事件使得病情加剧，甚至出现严重并发症。糖尿病的发生与情绪也有密切关系。不良的情绪对糖尿病的代谢控制和病情转归会产生消极的影响。有研究发现：经历唐山大地震的人群远期空腹血糖有增高趋势，空腹血糖受损及糖尿病发生率增高，校正其他危险因素分析后，经历地震无亲人丧失者糖尿病风险增加 1.9 倍，有亲人丧失者则风险增加 2.3 倍，故经历地震应激是糖尿病发生的独立危险因素。

2. 人格特征 研究发现，糖尿病患者的性格倾向于内向、被动、感情不易冲动。有人也认为糖尿病与 A 型性格有关。很多患者倾向于压抑、不愿求助与倾诉，这种消极的应对方式易产生焦虑、抑郁等不良情绪，进而通过"免疫 - 内分泌"机制又成为患病的诱因。

四、消化道溃疡

消化道溃疡包括胃、十二指肠溃疡及溃疡性结肠炎，是较早公认的常见心身疾病。人群患病率可达 10% 以上。我国流行病学调查显示，有 60% ~ 84% 初患或复发的消化道溃疡患者，在症状出现前 1 周受到过严重生活事件的刺激。

⊕ **知识链接6-2**

> Brady 让 2 只猴子各自坐在约束椅上，每 6 小时给 1 次电击，每次电击持续 20 秒，每个猴子都有 1 个压杆，其中 1 只猴子在电击来临时压一下压杆，就能使 2 只猴子避免电击，否则 2 只猴子都遭电击。因此，这只猴子总要注意压杠杆，另一只猴子的压杆没有作用，则完全不操心压杠杆和电击。结果，虽然 2 只猴子被电击的次数和强度一样，但操作压杆的猴子患了胃溃疡，另一只猴子则安然无恙。该实验充分证明了心理因素与消化性溃疡的关系。

1. 生活事件与心理应激 与消化道溃疡关系密切的生活事件有：①严重的精神创伤，如失业、丧偶、失子、离异、自然灾害和战争等；②持久的不良情绪反应，如长期的焦虑、抑郁、孤独等；③长期的紧张刺激，如不良的工作环境、缺乏休息等。

2. 人格特征 国外有严格的对照研究发现：消化道溃疡患者具有内向及神经质的特点，表现为孤独、缺少人际交往、被动拘谨、顺从、依赖性强、缺乏创造性、刻板、情绪不稳定、遇事过分思虑、愤怒而常受压抑。消化道溃疡患者习惯于自我克制，情绪得不到宣泄，从而使迷走神经反射强烈，胃酸和胃蛋白酶原水平明显增高，易诱发消化道溃疡。

五、支气管哮喘

支气管哮喘（bronchial asthma）是由嗜酸性粒细胞、肥大细胞和 T 淋巴细胞等多种炎性细胞参与的气道慢性炎症，表现为反复发作性的喘息、呼吸困难、胸闷或咳嗽等症状，常在夜间和（或）清晨发作、加剧。

支气管哮喘是严重威胁人类健康的慢性疾病。全球已约有 3 亿哮喘患者，造成的疾病负担占到全球所有疾病伤残调整生命年（DALYs）的 1%，与糖尿病患者相当。哮喘常起病于幼儿或儿童早期，剧烈的运动、恐惧、紧张等刺激均可引发儿童哮喘发作。综合世界各地的哮喘患病率流行病学调查结果发现，儿童哮喘患病率在 3.3% ~ 29%，成人哮喘患病率为 1.2% ~ 25.5%。目前中国约有 2000 万人罹患哮喘，我国城市 0 ~ 14 岁儿童哮喘患病情况调查发现，1990 年患病率为 0.9%，2000 年平均累计患病率达 1.54%，10 年间上升了 64.8%，而 2010 年患病率为 3.02%，与 2000 年相比上升了 96.1%。我国哮喘患病率呈上升趋势，且较西方国家更为显著，与我国经济快速增长及生活环境显著变化相关。近年来，我国哮喘的患病率迅速攀升，哮喘总人数也大幅增长。2019 年，我国 20 岁及以上人群哮喘患病率为 4.2%，患者人数达 4570 万。

支气管哮喘与个体遗传、性别、种族、气道高反应性等生物学特征紧密相关，研究表明哮喘的发作与心理社会因素也密切相关。

1. 生活事件与心理应激　心理应激因素可能通过以下途径诱发或加重哮喘：①强烈的情绪变化作用于大脑皮质，大脑皮质兴奋作用于背侧丘脑，通过迷走神经促进乙酰胆碱释放，引起支气管平滑肌收缩、痉挛、黏膜水肿而导致哮喘。②不良的精神刺激通过中枢神经系统引起内分泌功能失调和各种激素分泌异常，包括促皮质激素、去甲肾上腺素、生长激素和内啡肽的变化；③心理功能失调通过中枢神经系统，特别是下丘脑，干扰机体的正常免疫功能和影响机体对外界各种不良刺激反应的敏感性。单独的心理因素虽不能引起发病，但是重要的促发因素，5% ~ 20% 的哮喘发作由心理因素促发。若合并焦虑或惊恐障碍，可能导致哮喘恶化。国外有研究显示，与工作无压力或压力较小的受试者相比，工作压力很大或极大的受试者，当前发生支气管哮喘的概率增加 2 倍，成人哮喘发作的概率增加 50%，该相关性在男女中均存在，而且不能用职业、年龄、体重指数和吸烟来解释。

心理因素是儿童哮喘的重要触发因素，常见的有母子关系冲突、亲人死亡、弟妹出生、家庭不和、意外事件、心爱的玩具被破坏、进入托儿所导致突然的环境改变引起的不愉快情绪等。有学者曾让 8 名哮喘非发作阶段的学龄儿童观看使之感到厌恶的电影，或做复杂无味的数学题，结果 8 名患儿全部呼吸减慢，呼吸道阻力增加。此外，母亲过分溺爱与患儿哮喘发作有关。这类患儿对与母亲分离十分敏感，由哮喘获得关爱而强化，易形成"发作 - 恐惧 - 发作"的恶性循环，迁延不愈。

2. 环境　室内与室外空气污染与支气管哮喘患病率增高密切相关。工作环境中的职业暴露引起患者出现可逆性气流受限和（或）气道高反应性，导致哮喘的发生或加重。目前发现有 300 多种职业致喘物，且随着相关研究的深入仍在继续增多。我国职业性哮喘患者平均发病年龄在 40 岁左右，以喷漆工、塑料加工及化工操作为主要发病工种，动物、植物蛋白类、无机化合物类及有机化合物类为主要致喘物。有研究证实父母职业性接触橡胶或杀虫剂、杀菌剂或粉尘可增加儿童哮喘的发病率；呼吸道感染与儿童哮喘的发生关系密切。

3. 生活方式　有研究显示，吸烟可增加男性及女性患哮喘的风险，且丈夫吸烟的女性烟民患哮喘的风险更高，吸烟还可以增加与某些职业性致敏物质的作用，两者具有协同作用，使得接触的工人患职业性哮喘风险明显增加。被动烟雾暴露能增加儿童和年轻人群哮喘和喘息发生率至少 20%；摄入某些特异性食物也可以引起哮喘；阿司匹林类解热镇痛药、普萘洛尔等心脏药物、磺胺药可诱发哮喘发作。

4. 人格特征　早期的研究发现，支气管哮喘者多有依赖、被动顺从、敏感、易受暗示、希望被人照顾和自我中心等性格；但近年来的研究表明，哮喘患者没有特异性的人格类型。

六、肿瘤

据估计，2016 年全国癌症新发病例 406.40 万例，其中肺癌是男性最常见的癌症，约占男性癌症总数的 24.6%，其次为肝癌、胃癌、结直肠癌和食管癌。女性中乳腺癌是最常见的类型，占所有新发癌症的 16.72%，其次是肺癌，结直肠癌、甲状腺癌和胃癌。这五种癌症占女性癌症死亡总数的 56.11%。

肿瘤（tumor）是一种严重危害人类健康及生命的常见病，其发病原因尚未完全阐明，一般认为是多因素作用的结果，心理社会因素是其中重要因素之一。

1. 生活事件与心理应激 国内外研究发现，癌症患者发病前的生活突发事件发生率较高，尤以家庭不幸方面的事件如丧偶、近亲死亡、离婚等最为显著。慢性应激可能通过影响神经内分泌从而影响包括恶性肿瘤的复杂性疾病的患病率。

2. 应对方式和情绪 研究发现，生活事件与癌症发生的关系，取决于个体对生活事件的应对方式和情绪反应。那些不善于宣泄生活事件造成负性情绪体验者，多为习惯于采用克己、压抑的应对方式，其癌症的发生率较高。有学者指出，不愿表达个人情感和情绪压抑是癌症发病的心理特点。

3. 人格特征 C 型人格又称为"癌症型人格"，表现为与他人过分合作，回避各种冲突，不表达负性情绪，屈从于权威，在遭遇重大生活挫折时，常陷入失望、悲观和抑郁情绪不能自拔，在行为上表现为回避、否认、逆来顺受等。研究发现，人格特征与恶性肿瘤的发生有一定的关系，尤其与 C 型人格的关系密切。

目标检测

答案解析

一、选择题

A 型题

1. 下列关于心身疾病的说法，不正确的是（ ）

    A. 生物或躯体因素是其发生和发展的基础　　　　B. 与个性特征密切相关

    C. 以躯体的功能性或器质性病变为主　　　　　　D. 患者常有家族史

    E. 一般没有明确的病理生理过程

2. 下列不属于心身疾病的为（ ）

    A. 冠心病　　　　　　　　B. 糖尿病　　　　　　　　C. 精神病

    D. 原发性高血压　　　　　E. 肿瘤

3. 下列选择项中与心身疾病的诊断无关的是（ ）

    A. 器质性病变的临床特点　　　　　　　　　　　B. 有明确的心理社会因素参与发病

    C. 排除神经症和精神病　　　　　　　　　　　　D. 单纯生物医学措施疗效甚微

    E. 由某种躯体疾病引发心理障碍

4. 下列属于心身疾病的是（ ）

    A. 精神分裂症　　　　　　B. 大叶性肺炎　　　　　　C. 抑郁症

    D. 消化性溃疡　　　　　　E. 精神发育迟滞

5. 研究表明，A 型人格是引起冠心病的独立危险因素，其核心特征是（ ）

    A. 焦虑抑郁　　　B. 愤怒敌意　　　C. 冷酷傲慢　　　D. 心情愉悦　　　E. 以上都不是

6. 王女士，35 岁，某工厂化验员，儿子 8 岁，上小学二年级，身体较弱，学习成绩较差。王女士常年患有支气管哮喘。近 1 年来，只要儿子患病或老师叫家长，王女士的哮喘必然发作，试分析王女士近来发病的主要诱因为（ ）

    A. 职业环境　　　B. 心理应激　　　C. 人格特征　　　D. 家庭环境　　　E. 食物、药物因素

7. 对抗高血压的健康促进行为包括：降低体重、低盐饮食、少饮酒以及多（　）

A. 睡觉　　　　B. 运动　　　　C. 社会交往　　　D. 接触阳光　　　E. 以上都是

二、问答题

心身疾病的诊断和治疗原则是什么？

（汪　泉）

书网融合……

本章小结　　　　　　微课　　　　　　题库

第七章　异常心理与不良行为

PPT

学习目标

知识要求

1. 掌握　异常心理的概念及判断标准；抑郁障碍、焦虑及相关障碍、强迫及相关障碍、躯体痛苦障碍、人格障碍等几种常见异常心理的含义及临床类型。

2. 熟悉　喂养和进食障碍、睡眠障碍的临床类型。

3. 了解　排泄障碍、临床常见不良行为表现的基本特点。

技能要求

掌握正常和异常心理的区分方法；运用于临床工作实践和日常身心健康维护。

素质要求

提高对异常心理特点及其临床表现的认识，避免不良行为。

世界上的一切事物都有正、反两个方面，人的心理活动也是如此。人的心理现象既包括正常心理，也包括异常心理。研究这些异常心理的科学被称之为变态心理学。心理活动的正常与异常是相对而言的，两者之间没有截然的界限，任何一种异常心理都会造成个体社会功能不同程度的损害，影响个体的心身健康。只有深入了解异常心理，才能更全面地理解异常心理活动，更好地维护心理活动的正常运行，促进心理健康的维护。

第一节　异常心理概述 微课1

⇨ 案例引导7-1

案例： 患者，男，19岁，家住在偏僻的山村，曾以全县文科状元的身份被某重点院校外语系录取，入学后发现他的分数在全班几乎是倒数第几，以前的优越感不再有，相反心理压力极大，曾经辉煌的他，在大学却变得如此落魄，他接受不了这样的现实，对自己的前途和未来开始担忧和绝望，觉得自己什么都不如别人，内心十分痛苦，甚至有了自杀的想法。

问题： 患者的心理正常吗？为什么？如何去区分和判别正常心理与异常心理？

一、异常心理的概念

异常心理是相对于正常心理而言的，它们之间并没有非常准确而清晰的界限。当人们对某种心理现象按其性质进行划分的时候，就会从不同的角度或采用不同的评判标准对其进行区分。从心理学的角度来说，人的正常心理活动功能包括以下三个方面；一是能够保障人顺利地适应自然环境而健康地生存发展；二是能够保障人适应社会而正常地进行人际交往，并且在家庭、社会团体、机构中正常地肩负责任，使社会组织正常运行；三是能使人正常、正确地反映、认识客观世界的本质及其规律，创造性地改造世界，为人类创造更好的生存条件。当个体具备良好的心理活动功能时，那么他的心理是正常心理；

当个体的心理活动功能受损或丧失时，导致心理活动的完整性、心理与外界环境的统一性遭到破坏，那么就会出现异常心理。概括起来讲，心理活动功能保持良好的心理活动是正常心理，心理活动功能受损或丧失的心理活动是异常心理。

二、异常心理的判别标准

💡 考点提示

异常心理的含义和判别标准。

在谈到异常心理这个概念时，我们需要思考一个问题：哪种心理才算作"异常心理"？异常就是不正常，也可以称为失常。异常心理即是偏离了大多数人所具有的正常的心理活动和行为。郭念峰教授提出区分心理正常与异常的三个原则：①主观世界与客观世界的统一性原则；②心理活动的内在协调性原则；③人格的相对稳定性原则。人的心理活动符合三原则的属于正常心理，而违背三原则中任意一条的心理活动则均属于异常心理。这种区分心理正常与异常的方法是临床心理应用中最通用的判断标准，因而被心理学工作者广泛运用。

心理学上常用的判别标准有如下几种。

1. 个人经验标准　人的心目中实际上都有一种主观标准，即根据自己的经验或体验来判断自己或他人心理活动是否异常，比如遇到高兴的事感到悲伤，遇到痛苦的事反而高兴，这就是一种异常，可能是个体丧失了自知力。精神科医师可以根据自己的临床经验对患者的心理做出判断。运用经验标准必须有个前提：判断者要具备一定的专业素养。否则，判断会黑白颠倒，如精神分裂症患者是难以判断自己和他人的，精神分裂症患者在病情严重时缺乏自知力。正是因为异常心理的经验标准因人而异，主观性大，即使是专家，在运用中也难免出现失误，这在实践工作中是有许多教训的。为了避免判断者的偏见，可以采用多位专家评定的办法，取其综合意见。

2. 社会文化标准　根据人的行为是否符合一定的社会文化环境、行为准则、道德规范、价值观念、民族传统和风俗习惯来判断心理是否异常是最常用的一种标准。适应者为正常，不适应者为异常。心理异常者缺乏良好的社会适应能力，人际关系差，与养育自己的社会文化环境格格不入。应用社会文化标准时，首先是将个体的行为与相应的社会文化常模进行比较，其次是注意个体的自身变化，看是否有反常态的现象发生。

3. 医学标准　又称症状和病因学标准。这种标准是将心理异常当作躯体疾病一样看待，试图从一个人身上找到某种异常心理的病变依据。这类标准的一个典型实例就是《中国精神疾病分类方案与诊断标准》（CCMD-3）及《国际疾病分类系统》（ICD-11）。CCMD-3主要是根据患者的症状来确定诊断，其中包括症状持续时间、严重程度、排除标准。检查患者的症状常常作为医师们采用的手段，临床检查方法包括医学系列检查和心理测验，可以发现异常的心理症状和体征，实验室的检查结果对判断神经方面的病变具有重要意义，而心理测验对确定人的智力低下、病态人格和情绪行为问题具有重要作用。

4. 数理统计标准　运用自然科学中的数理统计方法来研究社会人文科学中的问题，用量化分析取代定性描述，这是现代科学研究方法的发展趋向。心理异常的判断也采用了这一方法，即认为健康人的心理状态呈正态分布曲线，距均值较近的为大多数，称为正常，而远离均值的就可能存在异常，常常把均值加减两个标准差作为正常值范围，偏离此范围则为异常。统计学标准提供了心理特征的数量资料，比较客观，也便于比较，受到了很多人欢迎。当然，数理统计标准提供的是一个有效的参考指标，并不能代替临床经验而单独地做出评判。

三、异常心理的分类

异常心理的分类一直是个棘手的问题。各国都有自己的分类体系或方案。目前国际上常用的分类诊断系统有《国际疾病分类系统》（第11版）（ICD－11）和《美国精神疾病诊断标准》（第5版）（DSM－Ⅴ）。我国使用的《中国精神疾病分类方案与诊断标准》（CCMD－3）。实际工作中，采用CCMD－3同时，也会参考DSM－Ⅴ和ICD－11分类。

《国际疾病分类系统》（ICD－11）对异常心理的主要分类如下。

BlockLl－6A0　神经发育障碍

BlockLl－6A2　精神分裂症或其他原发性精神病性障碍

BlockLl－6A4　紧张症

BlockLl－6A6　心境障碍

BlockLl－6B0　焦虑及相关障碍

BlockLl－6B2　强迫及相关障碍

BlockLl－6B4　应激特有相关障碍

BlockLl－6B6　分离性障碍

BlockLl－6B8　喂养或进食障碍

BlockLl－6C0　排泄障碍

BlockLl－6C2　躯体痛苦或体验障碍

BlockLl－6C4　物质使用或成瘾行为所致障碍

BlockLl－6C7　冲动控制障碍

BlockLl－6C9　破坏性行为或去社会性障碍

BlockLl－6D1　人格障碍及相关特质特征

BlockLl－6D3　性心理障碍

BlockLl－6D5　做作障碍

BlockLl－6D7　神经认知障碍

BlockLl－6E2　妊娠、分娩及围产期相关的精神行为障碍

BlockLl－6E6　继发性精神行为综合征，与编码在他处的障碍或疾病相关

第二节　临床常见异常心理

⇒ **案例引导7-2**

案例： 患者，女，19岁，高中二年级起无明显原因自觉头晕、头胀、记忆力下降、注意力不集中，心悸、失眠，感到特别空虚和无聊。白天上课精神不振，"脑子不好使"，成绩下降。随着高考的临近，更加烦躁，学习总感觉力不从心。家人劝其休学，使其心情更加深重，觉得人生渺茫，怀疑人在世上没有什么意义。平时易激惹，遇到一点不顺心的事就万念俱灰，数次试图自杀。

问题： 该女生是何种心理疾病，为什么？临床上常见有哪些异常心理？

一、抑郁障碍

考点提示

抑郁障碍的临床症状表现有哪些?

抑郁障碍（depressive disorder）是指由多种原因引起的、以显著和持久的抑郁症状群为主要临床特征的一类心境障碍。抑郁障碍的核心症状是与处境不相称的心境低落和兴趣丧失。在上述症状的基础上，患者常常伴有焦虑或激越，甚至出现幻觉、妄想等精神病性症状。该障碍会给患者造成相当程度的主观痛苦和社会功能的受损。

据世界卫生组织统计，全球约有 3.5 亿抑郁障碍患者，平均每 20 人就有 1 人曾患或目前患有抑郁障碍。国际精神疾病流行病学联盟采用世界卫生组织复合式国际诊断访谈对来自美国、欧洲及亚洲共计 10 个国家的 37000 名受试者进行了调查，发现大多数国家抑郁障碍的终生患病率在 8% ~ 12% 之间。

（一）临床表现

抑郁障碍以显著而持久的心境低落为主要临床特征，临床表现可从闷闷不乐到悲痛欲绝，多数患者有反复发作的倾向，大多数发作可以缓解，部分可存在残留症状或转为慢性病程。抑郁障碍的临床分型有以下几种。

1. 抑郁发作　是最常见的抑郁障碍，表现为单次发作或反复发作，病程迁延，此病具有较高的复发风险，发作间歇期可能存在不同程度的残留症状。

2. 恶劣心境　过去称为抑郁性神经症，是一种以持久的心境低落状态为主的轻度抑郁，从不出现躁狂或轻躁狂发作。这种慢性的心境低落，无论从严重程度还是一次发作的持续时间，均不符合轻度或中度复发性抑郁障碍的标准，但过去（尤其是开始发病时）曾符合轻度抑郁发作的标准。病程常持续 2 年以上，期间无长时间的完全缓解，一般不超过 2 个月。患者具有求治意愿，生活不受严重影响，通常起病于成年早期，持续数年，与生活事件及性格存在密切关系。

3. 混合性抑郁和焦虑障碍　主要表现为在至少 2 周的大多数日子里同时存在抑郁和焦虑症状，分开考虑任何一组症状群的严重程度和（或）持续时间时均不符合相应的诊断，此时应考虑为混合性抑郁和焦虑障碍。若是严重的焦虑伴以程度较轻的抑郁，则应采用焦虑障碍的诊断；反之，则应诊断为抑郁障碍。若抑郁和焦虑均存在，且各自符合相应的诊断，则不采用这一类别，而应同时给予两个障碍的诊断。

（二）严重程度

抑郁障碍的分类比较复杂，首先根据抑郁发作次数，分为单次与多次发作，然后可根据其严重程度分为轻度、中度和重度三种类型，此外在中、重度单次及多次抑郁发作中，根据有无精神病性症状进行分类。

抑郁障碍的严重程度分类根据抑郁发作的核心症状和附加症状区分。三条核心症状：①心境低落；②兴趣和愉快感丧失；③导致劳累增加和活动减少的精力降低。七条附加症状：①注意力降低；②自我评价和自信降低；③自罪观念和无价值感；④认为前途暗淡悲观；⑤自伤或自杀的观念或行为；⑥睡眠障碍；⑦食欲下降。上述症状持续至少 2 周，并且存在具有临床意义的痛苦或社会功能的受损。

1. 轻度抑郁具有至少 2 条核心症状和至少 2 条附加症状，且患者的日常工作和社交活动有一定困难，对患者的社会功能轻度影响。

2. 中度抑郁具有至少 2 条核心症状和至少 3 条（最好 4 条）附加症状，且患者的工作、社交或生活存在相当困难。

3. 重度抑郁 3 条核心症状都存在和具备至少 4 条附加症状，且患者的社会、工作和生活功能严重受损。

4. 伴有精神病性症状符合中、重度抑郁发作的诊断标准，并存在妄想、幻觉或抑郁性木僵等症状。

妄想一般涉及自罪、贫穷或灾难迫在眉睫的观念，患者自认为对灾难降临负有责任；幻觉多为听幻觉和嗅幻觉，听幻觉常为诋毁或指责性的声音，嗅幻觉多为污物、腐肉的气味。

二、焦虑及相关障碍

焦虑及相关障碍（anxiety and fear – related disorders）的特征包括过度的焦虑和恐惧以及相关行为紊乱，导致患者个人、家庭、社会、教育、职业或其他重要领域的苦恼和（或）损害。该类障碍包括广泛性焦虑障碍、惊恐障碍、场所恐惧障碍、特定恐惧障碍、社交焦虑障碍、分离性焦虑障碍和其他特定或未特定的焦虑与恐惧相关障碍。

（一）广泛性焦虑障碍

广泛性焦虑障碍（generalized anxiety disorder，GAD）是一种以焦虑为主要临床表现的精神障碍，患者常常有不明原因的提心吊胆、紧张不安、显著的自主神经功能紊乱症状、肌肉紧张及运动性不安。患者往往能够认识到这些担忧是过度和不恰当的，但不能控制，因难以忍受而感到痛苦。患者常常因自主神经症状就诊于综合性医院，经历不必要的检查和治疗。GAD 是最常见的焦虑障碍，终生患病率约为6%，在普通人群中年患病率在 1% ~ 4%，女性患者约是男性的 2 ~ 3 倍。

广泛性焦虑障碍的主要临床特点表现在以下几个方面。

1. 精神性焦虑　这是广泛性焦虑障碍的核心症状，表现为内心的提心吊胆、紧张不安，一般分为漂浮不定的焦虑和预期焦虑。漂浮不定的焦虑是患者不能明确意识到他担心的对象和内容，而只是一种提心吊胆、惶恐不安的强烈内心体验；预期焦虑则是患者的担心是现实生活中可能发生的事情，但其担心、焦虑和烦恼的程度与现实很不相称。

2. 躯体性焦虑　主要表现为坐立不安和肌肉紧张。患者常常在紧张不安的基础上出现搓手顿足，来回走动，不能静坐，并见眼睑、面肌或手指震颤或患者自感战栗，全身多处肌肉紧张感或酸痛。

3. 警觉性增高　患者常因警觉性增高出现因旁人很小的举动或声响而做出惊跳反应，做任何事情都心神不定，难以集中注意力。多数患者出现睡眠障碍，并以入睡难、睡眠浅、梦多、易惊醒为特点。患者还对声音、光线以及自体的细小变化的感觉过于敏感，如表现为怕吵或身体上的轻微不适而引起高度关注。

4. 自主神经功能失调症状　心悸是自主神经功能失调的最常见症状之一，常为阵发性，持续时间长短不一，一般找不到明显的诱发因素，亦无时间节律可循，患者多因此而就诊于内科或心脏专科。同时还可表现为出汗、胸闷、呼吸急促、口干、便秘、腹泻、尿频尿急、面红或苍白以及阳痿、早泄、月经紊乱等症状。

（二）惊恐障碍

惊恐障碍（panic disorder）亦称急性焦虑障碍。其主要特点是突然发作的、不可预测的、反复出现的、强烈的惊恐体验，一般历时 5 ~ 20 分钟，伴濒死感或失控感，患者常体验到濒临灾难性结局的害怕和恐惧，并伴有自主神经功能失调的症状。惊恐障碍患病率为 1% ~ 4%，女性是男性的 2 ~ 3 倍。起病年龄呈双峰模式，第一个高峰出现于青少年晚期或成年早期，第二个高峰出现于 45 ~ 54 岁，儿童时期发生的惊恐障碍往往不易被发现或表现出与教育相关的回避行为。

惊恐障碍的主要临床特点是莫名突发惊恐，随即缓解，间歇期有预期焦虑，部分患者有回避行为。

1. 惊恐发作　典型表现是患者正在进行日常活动，如看书、进餐、散步、开会或做家务时，突然出现强烈的恐惧感，好像即将死去。这种紧张心情使患者难以忍受。同时患者感到心悸，好像心脏要跳出来，胸闷、胸前区有压迫感或呼吸困难，喉头堵塞，好像透不过气来，即将窒息死去，有明显的濒死感和失控感。因此，患者会惊叫、呼救或跑出室外，有的出现过度换气、头晕、面部潮红、多汗、步态不稳、震颤、手脚麻木、胃肠不适等自主神经症状以及运动性不安。这种发作，一般 5～20 分钟，时间较短，即可自行缓解，缓解后患者自觉一切正常。惊恐发作具有不可预测性，因此，患者在首次发作后难以预测何时、何地会再次发作。

2. 预期焦虑　由于惊恐发作的不可预测性，大多数患者在反复发作之后的间歇期，常担心再次发病，因而惴惴不安，并可伴有一些自主神经活动亢进的症状。

3. 求助和回避行为　惊恐发作时表现出来的强烈恐惧感，让患者难以忍受，因而都会采取紧急医疗求助。同时，患者在发作的间歇期担心旁边没有人陪伴，独自难以应对再次发病时的严重病情。因而，患者往往会回避独自一人出行或独处的情景，总希望有人始终陪伴。

（三）场所恐惧障碍

场所恐惧障碍（agoraphobia）是一种焦虑恐惧障碍，所恐惧的对象是特定场所或处境，如在出现惊恐发作和其他尴尬情况下难以逃离或不能得到帮助的场所，尽管当时并无危险。恐惧发作时往往伴有显著的自主神经症状。患者虽然知道恐惧是过分的或不合理的，但仍然回避所害怕的场所和处境，使个体的工作、学习和其他社会功能受限。场所恐惧障碍的发病率在不同文化和种族中差异不大，可起病于儿童期，于青少年晚期和成年早期的发病率达到顶峰。每年大约有 1.7% 的青少年和成人诊断为场所恐惧障碍，女性患病概率约是男性的 2 倍。

场所恐惧障碍的主要临床表现有：患者害怕处于被困、窘迫或无助的环境，患者在这些自认为难以逃离、无法获助的环境中恐惧不安。这些环境包括乘坐公共交通工具（公交汽车、火车、地铁、飞机），在拥挤的人群或排队，剧院、商场、车站、电梯等公共场所，在广场、山谷等空旷地方。患者因回避这些环境，甚至可能完全不能离家。患者常常有期待性焦虑，持续地恐惧下一次发作的可能场合和后果。患者恐惧的程度可以是焦虑不安，此时称为场所恐惧不伴惊恐发作，而恐惧达到惊恐发作时称为场所恐惧伴惊恐发作。一个患者信赖的亲友陪伴可以明显减少惊恐的发作。

（四）社交焦虑障碍

社交焦虑障碍（social anxiety disorder，SAD）又称社交恐惧症（social phobia），是以在社交场合持续紧张或恐惧，回避社交行为为主要临床表现的一类焦虑恐惧障碍。

社交焦虑障碍的主要临床表现有：患者显著而持续地担心在公众面前可能出现丢丑或有尴尬的表现，担心别人会嘲笑、负性评价自己，在别人有意或无意的注视下，患者就更加拘束、紧张不安，因此常常回避社交行为。尽管患者意识到这种紧张和恐惧是不合理的，但仍然设法回避相关的社交场合，在极端情形下可导致自我社会隔离，对必须进行的社交充满紧张不安，并在社交时有强烈的焦虑和痛苦、脸红、手抖、不敢对视等，在尽可能完成必需的社交行为后就匆忙离去，这些回避行为可严重影响患者的个人生活、职业功能和社会关系。

（五）特殊恐惧障碍

特殊恐惧障碍（specific phobia）是一种焦虑恐惧障碍，患者的恐惧或回避对象局限于特定的物体、场景或活动。特殊恐惧障碍一般在童年或成年早期就出现，如果不治疗，可以持续数十年。

特殊恐惧障碍的主要临床表现有：患者害怕的对象多是特定的自然环境（如高处、雷鸣及黑暗），动物（如昆虫），注射，处境（如飞行、电梯及密闭空间），害怕感染某种疾病（艾滋病）等。患者为减少焦虑而采取回避行为。患者通常害怕的不是物体或情景本身，而是随之可能带来的后果，如恐惧驾驶是害怕交通事故，恐惧蜘蛛是害怕被咬伤。这些恐惧是过分的、不合理的和持久的。尽管患者愿意承认这些对象没什么可怕的，但并不能减少他们的恐惧。对恐惧情境的害怕一般稳定存在，导致功能残缺的程度取决于患者对恐惧情境的回避程度。

（六）分离性焦虑障碍

分离性焦虑障碍（separation anxiety disorder）一般起病于童年早期阶段，患者针对与所依恋的人（通常是父母或其他家庭成员及照料者）分别而产生的过度焦虑，焦虑的持续时间和严重程度大大超出同龄儿童在分离场合的常见水平，并且使其社会功能受到明显影响；此外，还存在做噩梦和痛苦的躯体症状。

分离性焦虑障碍的主要临床表现有：患者与依恋对象离别前过分担心依恋对象可能遇到伤害，或者一去不复返。过分担心依恋对象不在身边时将发生自己走失、被绑架、被杀害或住院等不良情况，以致可能自己再也见不到亲人。每次离别时出现头痛、恶心、呕吐等躯体症状，或因害怕离别而不想上学，甚至拒绝上学。也可表现为离别时、离别后出现过度的情绪反应，如烦躁不安、哭喊、发脾气、痛苦、淡漠或社会性退缩。有的患者在没有依恋对象陪同情况下绝不外出活动，晚上没有依恋对象在身边时不愿意上床就寝，或反复出现与离别有关的噩梦，夜间多次惊醒。

三、强迫及相关障碍

强迫及相关障碍（obsessive-compulsive and related disorders）是一组依据相似临床特征进行分类的疾病，相似的临床特征有持续性、闯入性、非己所欲的强迫性思维、先占观念和反复的强迫行为等。强迫及相关障碍包括强迫症、躯体变形障碍、疑病障碍、囤积障碍、拔毛障碍、皮肤搔抓障碍、嗅觉牵涉障碍等。

（一）强迫症

强迫症（obsessive-compulsive disorder，OCD）是一组以强迫症状（主要包括强迫观念和强迫行为）为主要临床表现的神经症性障碍。强迫症终生患病率为 0.8%~3.0%，精神科门诊患者患病率约 10%，平均发病年龄 20 岁，男性（19 岁）稍早于女性（22 岁）。约 2/3 的患者症状起病于 25 岁前，不到 15% 的患者起病于 35 岁后。男性患病率稍低于女性，男女比为 1∶1.2。

强迫症状是指某一个观念或冲动在脑里反复出现，想要摆脱但又摆脱不掉，并具有以下特点：①患者是有意识的自我强迫和反强迫并存，两者强烈冲突使患者感到焦虑和痛苦；②患者体验到观念或冲动系来源于自我，但违反自己意愿，虽极力抵抗却无法控制；③患者也意识到强迫症状不是自己所期望的和所能接受的，但无法摆脱和自我控制；④病程迁延者可以仪式动作为主而精神痛苦减轻，但社会功能受损。

强迫症的主要临床表现有：①强迫观念包括强迫怀疑、强迫回忆、强迫性对立思维和强迫性穷思竭虑。强迫怀疑指患者脑内反复对已经完成的事情产生不确定的想法，如怀疑门窗、水龙头、煤气阀等没有关好，虽然经过多次核实，甚至自己已经清楚这种怀疑没

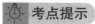
考点提示

强迫症的临床特点有哪些？

有必要，但心中仍不踏实；强迫回忆指患者脑内不由自主地反复回忆经历过的事情，因无法摆脱而感到痛苦；强迫性对立思维指患者脑内出现一个观念或看到一句话，便不由自主地联想起另一个对立性质的观念或词句，如想到"漂亮"，马上联想到"丑陋"；强迫性穷思竭虑是患者对一些常见的事情、概念或现象反复思考，总是不能自控地刨根问底，明知毫无意义仍探究不停，如喝水用的杯子为什么不叫"碗"而叫"茶杯"，人为什么要吃饭而不吃草等。②强迫情绪是指患者对某些事物表现出不必要的担心或厌恶，明知不合理但无法控制。如在社交场合把双手放头顶上，总是担心别人万一丢了钱包会怀疑到自己，或者见到某人就毫无理由地表现出厌恶或恐惧而极力回避。③强迫意向是指患者感到有一种要去做违背自己心愿事情的冲动，如感到自己看到陌生异性就想去拥抱，或抱着小孩就想把小孩扔到地上。患者明知不会真的这么做，但这种冲动却反复出现，难以控制。④强迫行为是指患者重复做出同一

种行为动作，明知没有必要，却无法控制而感到痛苦。强迫行为往往是为减轻强迫观念引起的焦虑，患者不由自主地采取的顺应行为。常见的强迫行为有强迫检查、强迫洗涤、强迫计数和强迫性仪式动作。

（二）躯体变形障碍

躯体变形障碍（body dysmorphic disorder，BDD）是指身体外表并无缺陷或仅是轻微缺陷，但患者却总认为自己存在缺陷，或过分夸大其轻微缺陷，觉得自己丑陋不堪或令人厌恶，且已引起他人注意，为此而苦恼的一种精神疾病。躯体变形障碍患病率为 2.4%，男女患病率大致相等。多数患者 18 岁前首次出现症状，最常见起病年龄为 12~13 岁。

躯体变形障碍的主要临床表现有：患者总认为自己的外形有缺陷或丑陋，通常涉及的部位有鼻、耳、口、乳房、臀部、阴茎等，也可涉及躯体的其他任何部位。患者通常认为所关注的身体部位存在缺陷、丑陋、不对称、过大或过小、不成比例，或埋怨头发稀疏、痤疮、皱纹、伤疤、血管纹理、面色苍白或发红或不够强壮等。大多数患者抱怨的部位比较固定，有些患者也可随时间而改变，还有些患者的主诉比较模糊，不能明确陈述存在何种具体不足或缺陷。患者的思维可能被自己的错误观念长期占据，并为此极端痛苦。另一方面，患者感到自己的缺陷受到他人注意、谈论或嘲笑，尽管在他人看来，其外表并无异常。患者常因自感丑陋不欲为他人所知，从而出现回避社交场所，并花费大量时间用于检查、修饰或掩饰自己的缺陷。这些频繁的行为只能加重其压力和焦虑。此类患者伴有高自杀风险，尤其是伴随抑郁症状时，自杀观念和自杀未遂发生率通常较高。这种先占观念如同强迫观念一样苦恼着患者，难以自制，并驱使患者照镜不止、过度修饰、向他人反复询问征求对自己外表的评价，以期得到这些部位是"正常"的保证。患者因此而产生痛苦，出现职业、社交等功能损害。

（三）疑病障碍

疑病障碍（hypochondriasis）是一种以担心或相信患有一种或多种严重躯体疾病的持久的先占观念为特征的精神障碍。此先占观念往往建立在对于一个或多个躯体症状或体征的错误解释之上。患者反复就医，各种医学检查阴性结果和医生的解释或保证均不能打消其疑虑，仍坚持已见。多数患者起病缓慢，病程持久；少数患者在重大生活事件后亚急性起病，特别是存在明显的身体健康问题诱因时。

疑病障碍的主要临床表现有：①常在躯体疾病或精神刺激诱因作用下发病，表现对身体健康或疾病过分担心，其严重程度与实际健康状况很不相称。患者为自己认为罹患的某种疾病感到苦恼，而非对疾病的后果或继发性社会效应感到苦恼。②常有敏感多疑、对健康过分关切并要求较高的个性特征，对日常出现的某些生理现象和异常感觉（如心跳、腹胀等）作出疑病性解释。③患者的疑病观念很牢固，缺乏充分根据，但不是妄想，因为患者知道自己的疾病证据不充分，才迫切要求检查和治疗。④患者的上述表现不尽相同。如疑病性躯体不适明显，伴有焦虑或抑郁者称为感觉性疑病症。疑病观念明显，但躯体不适，心境变化不明显的称为观念性疑病症。⑤虽经反复就医或医学检查，但阴性结果和医生的合理解释均不能打消其疑虑。⑥起病大多缓慢，病程持续，症状时轻时重，常导致社会功能缺损。

（四）囤积障碍

囤积障碍（hoarding disorder）是以对无用或价值不大物品的无休止的收集和不愿丢弃，从而占用了大量空间为特征的精神障碍。囤积障碍通常起病于青少年早期，持续终身，人群患病率为 1%~6%，男女无差异，独居者常见，与社交焦虑、退缩和依赖性人格特质较为密切。

囤积障碍的主要临床表现有：患者不仅不能丢弃无用或用坏的东西，也包括过分地收集财物，喜欢购买、收藏、囤积一切低价值甚至无价值的东西，比如垃圾、不穿的衣服、旧报纸、废旧物品、流浪的小动物等。一些患者可能花费大量的时间采购打折商品，或整天在马路上寻找废物，自视为宝。由于物品放置杂乱无章，导致居所混乱不堪，因而影响了其家庭生活，如无法在厨房做饭，无法在床上睡觉等；也可能会影响到邻里关系。患者收集物品是因为他们相信将来需要这些物品，或物品在将来有价值等歪曲信念所驱使。他们还会强烈地依恋这些物品而难以丢弃。丢弃物品时，患者会感到极大痛苦和悲痛。他们倾向于将所收集的物品赋予人格特质，感到"物品就是我的"。同时，患者能意识到其行为的问题。

（五）拔毛障碍

拔毛障碍（hair-pulling disorder）是一种以反复出现的、无法克制的拔掉毛发的冲动，导致明显的头发缺少为特征的一种慢性疾病。该症普通人群终生患病率为 0.6%～3.4%，女性多见，男女比高达 1∶10。

拔毛障碍的主要临床表现有：患者反复地用手、铁夹或镊子等物件，将自己的毛发强行拔除。拔毛部位可涉及身体的任何长毛发的区域，以头皮最多见，眉毛、睫毛、腋毛或阴毛等亦可受累。同一患者的拔毛部位较固定，但不同患者拔毛部位各异。有些患者的拔毛区域可随时间而改变。患者拔毛前通常有不断增长的紧张感，事后会有轻松感或满足感。由于反复拔除，头皮部常有大片脱发，形如斑秃，边界多不整齐，脱发处常有残存毛发及断发。拔毛可对毛发的生长或质量产生持久损害。患者常对他们的极度或失控行为感到羞愧，因而回避社交或其他公共场所，或以戴帽子、假发、画眉毛或者为头发做造型等方式来掩盖那些没有毛发的区域。据估计 35%～40% 的患者会咀嚼或吞食其拔下的毛发，其中约 1/3 者可在胃肠道集结成团，导致贫血、胃部疼痛、恶心、呕吐甚至肠梗阻或肠破裂。

（六）皮肤搔抓障碍

皮肤搔抓障碍（skin-picking disorder，SPD）或皮肤抓痕障碍（excoriation disorder）以反复、强迫性地搔抓皮肤为特征。普通人群患病率为 1%～5%，青少年精神病患者中约 12%。女性多于男性。SPD 的病程不尽相同，常起病于青春期，多数患者不能意识到治疗的必要性和有效性，求治率不足 20%。SPD 会引发患者痛苦，并影响其社会和职业功能，扰乱患者的学业和工作。

皮肤搔抓障碍的主要临床表现有：反复、强迫地搔抓皮肤，试图克制而难以自我控制，许多患者每天至少花费时间在 1 小时以上，甚至玩弄、吞咽抠剥下来的皮肤，有些患者是撕口唇黏膜或抠、咬指甲。脸是最常见的搔抓部位，手、手指、手臂、腿和躯干等亦为可见。多数患者使用指甲搔抓，或者用大头针、镊子等其他工具，还有皮肤摩擦、挤压、切割或牙咬等。搔抓可带来严重的瘢痕、组织损害或躯体问题，如局部皮肤感染、败血症等。患者在搔抓皮肤或结痂时可出现满足感、放松感、快感，或减轻了皮肤的不规则感、身体不适感，可伴有焦虑、厌恶等各种情绪。搔抓行为可先于这些情绪，也可在尝试抵抗搔抓冲动时发生。

（七）嗅觉牵涉障碍

嗅觉牵涉障碍（olfactory reference disorder）是以持续地认为身体存在臭味或其他令人不快气味（如口臭）的先占观念为特征的精神障碍。而这些气味在他人看来微不足道或难以被察觉，气味即使存在，别人也不太关注。该症以男性和独居者居多，平均发病年龄 25 岁。

嗅觉牵涉障碍的主要临床表现有：患者的先占信念通常包括坚信别人会注意、评价、议论等内容的自我牵连观念。一些患者会因其自我感知的体臭或口臭，在社交场合中出现明显的焦虑，担心被他人拒绝。因此会出现以下一些行为。①通过反复检查，以确认气味的存在或来源；②试图通过香水或除臭剂来掩盖气味；③试图通过洗澡、刷牙、更换衣物、回避进食某些食物来预防气味；④试图回避能增加刺激性体味痛苦的社交场合或诱发因素。许多患者有时对自己的想法和行为的不合理性缺乏自知力，甚至达到妄想程度。

四、喂养和进食障碍

喂养和进食障碍（feeding and eating disorders）是指由心理、社会因素为主要病因，以进食障碍为主要临床表现的一类疾病总称。

（一）神经性厌食症

神经性厌食症（anorexia nervosa）是一种多见于青少年女性的进食行为异常，特征为故意限制饮食，采取过度运动、引吐、导泻等方法使体重降至明显低于正常的标准，并常伴有过分担心发胖，甚至已明显消瘦仍自认为太胖，即使医生进行解释也无效。因此，常导致营养不良、代谢和内分泌紊乱，女性可出现闭经，男性可有性功能减退，青春期前的患者性器官呈幼稚型。有的患者可有间歇发作的暴饮暴食。本症并非躯体疾病所致的体重减轻，患者节食也不是其他精神障碍的继发症状。

神经性厌食症诊断标准有以下几条。

（1）明显的体重减轻，比正常平均体重减轻15%以上，或在青春期前不能达到所期望的躯体增长标准，并有发育延迟或停止。

（2）故意造成体重减轻，至少有下列1项：①回避"导致发胖的食物"；②自我诱发呕吐；③自我引发排便；④过度运动；⑤服用厌食剂或利尿剂等。

（3）常可有病理性怕胖：指一种持续存在的异乎寻常地害怕发胖的超价观念，并且患者给自己制订一个过低的体重界限，这个界限远远低于其病前医生认为是适度的或健康的体重。

（4）常可有下丘脑—垂体—性腺轴的广泛内分泌紊乱。女性表现为闭经（停经至少已3个连续月经周期，但妇女如用激素替代治疗可出现持续阴道出血，最常见的是用避孕药）；男性表现为性兴趣丧失或性功能低下。可有生长激素升高，皮质醇浓度上升，外周甲状腺代谢异常及胰岛素分泌异常。

（5）症状至少已3个月。

（6）可有间歇发作的暴饮暴食（此时只诊断为神经性厌食）。

（7）排除躯体疾病所致的体重减轻（如脑瘤、肠道疾病Crohn病或吸收不良综合征等）。

（二）神经性贪食症

神经性贪食症（bulimia nervosa）是一种进食障碍，特征为反复发作和不可抗拒的摄食欲望及暴食行为，患者有担心发胖的恐惧心理，常采取引吐、导泻、禁食等方法以消除暴食引起发胖的极端措施。可与神经性厌食症交替出现，两者具有相似的病理心理机制及性别、年龄分布。多数患者是神经性厌食症的延续者，发病年龄较神经性厌食症晚。本症并非神经系统器质性病变所致的暴食，也不是癫痫、精神分裂症等精神障碍继发的暴食。

神经性贪食症的诊断标准有以下几条。

（1）存在一种持续的难以控制的进食和渴求食物的优势观念，并且患者屈从于短时间内摄入大量食物的贪食发作。

（2）至少用下列一种方法抵消食物的发胖作用：①自我诱发呕吐；②滥用泻药；③间歇禁食；④使用厌食剂、甲状腺素类制剂或利尿剂。

（3）常有病理性怕胖。

（4）常有神经性厌食既往史，二者间隔数月至数年不等。

（5）发作性暴食至少每周2次，持续3个月。

（6）排除神经系统器质性病变所致暴食及癫痫、精神分裂症等精神障碍继发的暴食。

（三）暴食障碍

暴食障碍（binge－eating disorder）是一种以周期性出现的暴食行为为特征的进食障碍。患者在短时间（一般在 2 小时以内）进食超出常人量的大量食物，发作时感到无法控制进食，进食后心里感到痛苦，通常不会出现代偿行为如引吐、导泻、过度运动等。

暴食障碍的诊断标准有以下几条。

（1）在一段固定的时间（任意 2 小时内）进食，进食量超出常人，发作时感觉无法控制进食。

（2）在没有饥饿感的前提下进食大量食物，经常单独进食，进食速度快，直到有饱胀感，进食后感到内疚、自责，对暴食感到痛苦。

（3）不会出现下列一种或多种手段的代偿行为，如自我引吐、滥用泻药、间断禁食、过度锻炼。

（4）在 3 个月内平均每周至少出现 1 次暴食。

（5）排除躯体疾病和其他精神障碍所致的暴食行为。

（四）异食癖

异食癖（pica）为一种进食障碍，指儿童持续性地（超过 1 个月时间）进食非营养性、非食用性物质如泥土、颜料、头发、肥皂、树叶等。这些异食行为与患儿的发育水平不相称，不符合其所处的文化背景，且并非其他精神障碍所致。一般随着年龄的增长可自发缓解，偶尔可持续到青春期，甚至成年。

异食癖的诊断标准有以下几条。

（1）患者经常吃一些非营养物质，如泥土、颜料碎屑、毛发等。

（2）反复多次异食，至少一周两次，持续 1 个月。

（3）异食行为不被患者所处社会接受。

（4）排除其他精神障碍所致的异食。

（5）可伴有贫血、寄生虫感染、铅中毒、营养缺乏、肠梗阻等并发症。

五、排泄障碍

排泄障碍（elimination disorders）包括反复地排尿在衣服或床上（遗尿），以及反复的将粪便排在不适当的地方（遗粪）。排泄障碍的诊断只适用于个体的发展年龄已达到自制力的预期年龄（遗尿为 5 岁，遗粪为 4 岁），但仍存在问题的个体。

（一）遗尿症

遗尿症（enuresis）表现为反复的排尿在衣服或床上，可昼间或夜间发生。个体的发展年龄已达到自制力的预期年龄（5 岁）。

遗尿症的诊断标准有以下几条。

（1）年龄≥5 周岁仍不能自主排尿；

（2）遗尿每周至少 2 次，连续至少 3 个月；

（3）排除器质性疾病引起的遗尿，如脊柱裂、尿道狭窄、泌尿系感染或结构异常等。

（二）遗粪症

遗粪症（encopresis）表现为反复地将粪便排在不适当的地方。遗粪的诊断只适用于不适当的排便行为反复出现一段时间（例如每月至少 1 次，至少持续数个月）。个体的发展年龄已达到自制力的预期年龄（4 岁）。

遗粪症的诊断标准有以下几条。

（1）年龄≥4 周岁仍不能自主控制排便；

（2）遗粪每月至少 1 次，连续至少 3 个月；

（3）排除其他原因引起的遗粪，如与泻药、先天性巨结肠、甲状腺功能减退、结肠肿块、肠道感染性疾病有关。

无论遗尿症还是遗粪症，随着年龄的增长，患病率逐渐下降。

六、躯体痛苦或体验障碍

躯体痛苦或体验障碍（disorders of bodily distress and bodily experience）是以持续存在躯体症状为特征的精神障碍。这些躯体症状给患者造成了痛苦，使患者过度关注，产生反复就医行为，并引起个体功能损害。经多方检查，不能肯定这些主诉的器质性基础，或者患者对疾病的关注程度明显超过躯体疾病本身的性质及其进展的程度。患者的过度关注不能被适宜的医学检查以及来自医学方面的解释所缓解。通常躯体痛苦涉及多种躯体症状，且可能随时间的推移而发生变化。在个别情况下，患者可存在单个症状，通常是疼痛或疲劳。

躯体痛苦或体验障碍是 ICD‑11 的一个新类别，不仅包括 ICD‑10 的躯体形式障碍（somatoform disorders，SFD），还包括内科医生常使用的肌纤维痛、慢性疲劳综合征、过度换气综合征、肠易激惹综合征、非心脏性胸痛、疼痛综合征等。这些疾病常被称为功能性躯体综合征（functional somatic syndromes）或医学无法解释的躯体症状（medically unexplained somatic symptoms）。

（一）临床表现

1. 躯体痛苦或体验障碍患者的共同临床特点

（1）症状复杂多样、反复出现、时常变化，但未发现任何恰当的躯体疾病来解释上述症状。患者往往存在精神因素和情绪表达的躯体化特点。

（2）反复检查和治疗，疗效不好，医患关系不佳。患者为了查出原因会不惜代价反复就医检查，常依据对医学知识的一知半解，尝试各种方法治疗，服用多种药物，频繁更换医院和专家，但对治疗依从性较差。此类患者往往拒绝接受精神障碍的诊断及治疗。长期的非正规诊疗，导致治疗效果不好，容易出现医患之间的不信任。

（3）获得的诊断名称含糊、多样，强化患者的疾病感。一方面躯体痛苦患者很难接受精神障碍的疾病标签，常在非精神科反复就诊；另一方面非精神科医师对心理相关问题识别率较低，不同科室使用不同诊断名称，繁杂混乱。各种模棱两可的诊断或者假阳性的实验室检查结果会增加患者的疾病感，强化反复求医行为，增加疾病负担。

（4）患者病前常有应激相关问题，病后的应激又加重了疾病感。由于心理问题，患者倾向于将病前遇到的生活事件放大，产生过度的应激反应，病后又往往不被家人、同事、领导理解，应激加重，形成恶性循环。

2. 躯体化症状　主要表现为受自主神经支配的器官系统（如心血管系统、呼吸系统、胃肠道系统、肌肉骨骼系统、泌尿生殖系统等）的各种症状。通常为两个特点：一是以自主神经兴奋的客观体征为基础，如心悸、出汗、脸红、震颤等；二是非特异性症状，如部位不定的疼痛、烧灼感、沉重感、紧束感、肿胀感等。无论哪种类型症状，临床上都无法找到相关器官和系统的器质性病变证据。患者对疾病的体验具有明显的个体特异性和主观性。常见的躯体化症状有以下几种。

（1）呼吸循环系统　表现为心悸、胸闷、心跳加速、心前区不适、非劳力性呼吸困难、心因性咳嗽、非心脏性胸痛、过度换气综合征等。

（2）消化系统　表现为神经性腹泻、腹痛、频繁稀便、反胃、肠胃胀气、胃部痉挛等。

（3）肌肉骨骼系统　表现为上下肢疼痛、肌肉疼痛、关节疼痛、麻痹感或无力、背痛、转移性疼痛、令人不愉快的麻木或刺痛感等。疼痛患者共有的特征：①患者趋向于把他们的注意力全集中在他们的疼痛上，并用疼痛来解释他们的所有问题；②为了缓解疼痛，他们愿意接受各种治疗，经过检查未发现相应主诉的躯体病变，但患者也服用多种药物，甚至导致镇静止痛药物依赖；③常伴有焦虑、抑郁和失眠等；④社会功能明显受损。

（4）衰弱症状　常见的有注意力不集中、记忆力下降、过度疲劳、头痛、眩晕、慢性疲劳等。

（5）其他症状　如出汗、震颤、尿频、排尿困难、呃逆等。

上述躯体化症状如果涉及2个系统的3个症状，或者一个系统的4个及以上的症状称为单器官躯体痛苦障碍（single – organ type，BDD），如果患者的躯体症状涉及3个或4个系统3个以上的躯体症状称多器官躯体痛苦障碍（multi – organ type，BDD）。

（二）严重程度

确定存在躯体痛苦障碍，然后按照严重程度分类如下。

1. 轻度躯体痛苦障碍（mild bodily distress disorder）　患者过度关注某些躯体症状及其后果，但并没有因此被过度困扰（每天投入到对症状担心的时间不超过1小时）。虽然患者对躯体症状表示担心，并且对其生活造成一些影响，如人际关系紧张、学业或职业效率低下、放弃休闲活动等，但对其个人及家庭、社会、学业职业或其他重要的功能没有实质性的损害。

2. 中度躯体痛苦障碍（moderate bodily distress disorder）　患者过度关注某些症状及其后果（每天投入超过1小时的时间关注症状及后果），典型表现为与之相关的频繁就医。患者将自身大部分精力投入在对症状及其后果的关注上，造成各种社会功能中等程度的损害，如人际关系冲突、工作中的业绩问题、放弃一系列社会和休闲活动等。

3. 重度躯体痛苦障碍（severe bodily distress disorder）　患者对症状普遍及持续的关注可能成为患者生活的焦点，反复、多次在医疗保健机构频繁就医。对症状及其后果的过度关注会导致各种社会功能严重损害，如无法工作、疏远朋友和家庭、放弃几乎所有的社交和休闲活动等。个人兴趣变得狭窄，几乎只关注其躯体症状以及消极后果。

七、人格障碍或相关人格特征

人格障碍或相关人格特征（personality disorders and related traits）是指人格特征明显偏离正常，形成了一种特有的、明显的、偏离所处的社会文化背景的认知行为模式，导致持续的自我领域功能和（或）人际功能的受损。

（一）人格障碍

人格障碍（personality disorder）表现为自我领域功能（例如身份、自我价值、自我认识的准确性、自我引导）的问题，以及（或）人际功能的受损（例如建立与维持相互满意的人际关系的能

> **考点提示**
> 人格障碍的含义及特点。

力，理解他人感受的能力，对人际关系中冲突的管理能力的受损），持续一段较长的时间（例如2年或更多）。紊乱可表现在认知模式、情感体验、情感表达、适应性行为等领域（例如表现为不灵活或难以调节的），且在范围广阔的各种人际或社交情境中出现（即不局限于一种人际关系或社会角色）。此种行为模式的紊乱表现与生长发育的情况不一致，且不能归因为社会文化因素（例如社会 – 政治冲突）。这种紊乱与巨大的痛苦，或与个人、家庭、社交、学业、职业及其他重要领域功能的显著损害相关。

1. 人格障碍的特点

（1）人格障碍的患者在认知内容、情绪体验、行为方式和人际关系等方面存在异常。这些异常显著偏离特定的文化背景和一般认知方式。

（2）人格异常表现相对固定，不因周围环境的变化而改变。

（3）人格障碍起始于青春早期，往往在儿童期就初露端倪。

（4）人格障碍患者的行为明显损害社会功能，部分患者为此感到痛苦，多数患者若无其事。

2. 人格障碍的种类　　人格障碍的表现比较复杂，目前分类尚未统一。ICD – 11 将人格障碍划分为以下几个类型。

（1）偏执型人格障碍（paranoid personality disorder）　　偏执型人格以猜疑和偏执为特点，始于成年早期，男性多于女性。这类人表现为固执、敏感多疑、过分警觉、心胸狭隘、好嫉妒、自我评价过高、体验到自己过分重要、倾向推诿客观、拒绝接受批评、对挫折和失败过分敏感。如受到质疑则出现争论、诡辩，甚至冲动攻击和好斗，常有某些超价观念和不安全感、不愉快、缺乏幽默感，这类人经常处于戒备和紧张状态之中，欲寻找怀疑偏见的根据，对他人的中性或善意的动作歪曲理解，而采取敌意和蔑视，对事态的前后关系缺乏正确评价，容易发生病理性嫉妒，易发生偏执狂或偏执型精神分裂症。

（2）分裂样人格障碍（schizoid personality disorder）　　分裂样人格障碍一般在童年早期开始长期存在，其主要表现为退缩、孤独、沉默、隐匿、不爱交往、情绪缺乏和冷漠。不仅自己不能体验欢乐，对人亦缺乏温暖，爱好不多，过分敏感而且害羞，胆怯，怪癖，对表扬和批评均反应不良。虽未丧失认识现实的能力，但常表现孤立行为，趋向白日梦和内省性隐蔽，活动能力差，缺乏进取性，对人际关系采取不介入的态度，缺乏性兴趣，缺乏亲密和知心朋友。

（3）反社会型人格障碍（dissocial personality disorder）　　反社会型人格障碍是人格障碍中对社会影响最为严重的类型，多见于男性。此类人格障碍的特征是高度的攻击性，缺乏羞愧感，不能从经历中吸取经验教训，行为受偶然动机驱使，社会适应不良等。反社会人格障碍常因其行为与公认的社会规范有显著差异而引人注目，由于对自己的人格缺陷缺乏自知力，不能从经验中取得教益，因此本症是一种持久而牢固的适应不良行为的模式。此类人一般不情愿寻求医生帮助，所以门诊极为少见，他们往往违犯社会法纪而被监禁或投入劳教。

（4）冲动型人格障碍（impulsive personality disorder）　　又称为攻击性人格障碍，ICD – 11 将情绪不稳定型人格障碍分为冲动型和边缘型，此二型均以冲动性及缺乏自我控制为突出表现。冲动型的主要特征为情绪不稳定及缺乏冲动控制，暴力或威胁性行为的暴发很常见，在其他人加以批评时尤为如此。这种人常因微小的刺激而突然爆发非常强烈的愤怒和冲动，自己完全不能克制，可出现暴烈的攻击行为，行动时体验到愉快、满足或放松。这种突然出现的情绪和行为变化和平时是不一样的，他们在不发作时是正常的，对发作时所作所为感到懊悔，但不能防止再发，这种冲动发作也常因少量饮酒而引起。

（5）表演型（癔症型）人格障碍（histrionic personality disorder）　　又称寻求注意型人格障碍（attention – seeking personality disorder），是以高度情感性和以夸张的行为吸引注意为主要特征的一类人格障碍，一般认为女性较为多见。随年龄增长可逐渐改善，此型可与边缘型人格障碍并存，主要表现为人格不成熟和情绪不稳定，常以自我表演、过分的做作和夸张的行为引人注意；暗示性和依赖性特别强，自我放任，不为他人考虑，表现高度自我中心；极端情绪性，情感变化多端，易激动，对人情感肤浅，难以与周围保持长久的社会联系；长久渴望得到理解和评价，感到容易受到伤害，高度的幻想性，往往把想象当成现实；不停地追求刺激，不能忍受寂寞，希望生活似演戏一样热闹和不平静；外表及行为显示不恰当的挑逗性，打扮得花枝招展卖弄风骚，甚至调情，诱惑人，但性生活被动，虽有时体验到性乐，却往往是性感缺乏的；言语、举止和行为可能类似儿童，情绪不成熟。

（6）强迫型人格障碍（compulsive personality disorder）　　以过分要求严格与完美无缺为特征，男性多于女性 2 倍。这类人的特征为惰性、犹豫不决、好怀疑和按部就班，他们以十全十美的高标准要求自己，希望所做的事完美无瑕，事后反复检验，苛求细节，为此他们表现焦虑、紧张和苦恼。他们的道德感过强，过于自我克制，过分自我关注和责任感过强，常表现为对任何事物都要求过严、过高，循规蹈矩、按部就班，不容改变，否则感到焦虑不安，并影响其工作效率；平时拘泥细节，小心翼翼，甚至对生活小节也要程序化，有的好洁成癖，若不按照要求做就感到不安，甚至重做；对自身安全过分谨慎，常有不安全感，往往穷思竭虑或反复考虑，对计划实施反复检查、核对，惟恐有疏忽或差错，思想得不到松弛；事先计划好所有动作，而且考虑过于详细，过分迂腐，刻板；主观，比较专制，要求别人也要按照他的方式办事，否则即感不愉快，往往对他人做事不放心；遇到需要解决问题时常犹豫不决，推迟或避免作出决定；常过分节俭，甚至吝啬；过分沉溺于职责义务与道德规范，责任感过强，过分投入工作，业余爱好较少，缺少社交友谊往来，工作后常缺乏愉快和满足的内心体验，相反常有悔恨和内疚。这类人虽然可以得到一个稳定的婚姻并在工作上取得成就，但很少有挚友。强迫型人格障碍的人易发生强迫性神经症。

（7）焦虑（回避）型人格障碍（anxious – avoidant personality disorder）　临床上以持久和广泛的内心紧张及忧虑体验为特征，如过分的敏感，不安全感及自卑感，一贯感到紧张，提心吊胆，总是需要被人喜欢和接纳，除非得到保证被他人所接受和不会受到批评，否则拒绝与他人建立人际关系。此外，对拒绝和批评过分敏感，常因夸大生活中潜在的危险而回避许多正常社会活动，因而其生活方式受到明显的限制，有研究表明它和焦虑性障碍如惊恐发作、社交恐怖症、强迫症等显著相关。

（8）依赖型人格障碍（dependent personality disorder）　这种人格障碍的人处处听命于他人，缺乏自信，总是要求别人为他拿主意。依赖型人格对亲近与归属有过分的渴求，这种渴求是强迫的、盲目的、非理性的，与真实的感情无关。依赖型人格的人宁愿放弃自己的个人趣味、人生观，只要他能找到一座靠山，时刻得到别人对他的温情就心满意足了。依赖型人格的这种处世方式使得他越来越懒惰、脆弱，缺乏自主性和创造性。由于处处委曲求全，依赖型人格障碍患者会产生越来越多的压抑感，这种压抑感阻止他为自己干点什么或有什么个人爱好。

八、睡眠障碍

指各种心理社会因素引起的非器质性睡眠与觉醒障碍。包括失眠症、嗜睡症和某些发作性睡眠异常情况（如睡行症、夜惊、梦魇等）。

（一）失眠症

失眠症（anhypos）是一种以失眠为主的睡眠质量不满意状况，其他症状均继发于失眠，包括难以入睡、睡眠不深、易醒、多梦、早醒、醒后不易再睡、醒后不适感、疲乏或白天困倦。失眠可引起患者焦虑、抑郁或恐惧心理并存，导致精神活动效率下降，妨碍社会功能。

1. 症状标准

（1）几乎以失眠为唯一的症状，包括难以入睡、睡眠不深、多梦、早醒或醒后不易再睡、醒后不适感、疲乏、白天困倦等。

（2）具有失眠和极度关注失眠结果的优势观念。

2. 严重标准　对睡眠数量、质量的不满引起明显的苦恼或社会功能受损。

3. 病程标准　至少每周发生 3 次，并至少已持续 1 个月。

4. 排除标准　排除躯体疾病或精神障碍症状导致的继发性失眠。

（二）嗜睡症

嗜睡症（hypnosia）指白天睡眠过多。不是由于睡眠不足、药物、酒精、躯体疾病所致，也不是某种精神障碍（如神经衰弱、抑郁症）症状的一部分。

1. 症状标准

（1）白天睡眠过多或睡眠发作。

（2）不存在睡眠时间不足。

（3）不存在从唤醒到完全清醒的时间延长或睡眠中呼吸暂停。

（4）无发作性睡病的附加症状（如猝倒症、睡眠瘫痪、睡前幻觉、醒前幻觉等）。

2. 严重标准 患者为此明显感到痛苦或影响社会功能。

3. 病程标准 几乎每天发生，并至少已持续1个月。

4. 排除标准 不是由于睡眠不足、药物、酒精、躯体疾病所致，也不是某种精神障碍的症状组成部分。

⊕ **知识链接7-1**

垃圾睡眠

垃圾睡眠特指睡眠时间不足、睡眠质量低的问题。主要表现为看电视、听音乐或者玩电脑的时候睡着；强迫自己按"点"上床睡觉、早上起床，而且这时间"点"总在调整，自然醒来后，想着再"赖会儿床"，强迫延长睡眠时间；晚上不睡，白天补觉，双休日补觉；工作压力大，晚上需加班，在高强度的工作结束后马上入睡等。垃圾睡眠极易引发睡眠紊乱，白天精神萎靡、心情烦躁、情绪低落、工作质量下降，不仅会导致肥胖、习惯性脱发、健忘症、抑郁症等症状，甚至会诱发癌症，直接威胁人的生命。英国睡眠委员会将"垃圾睡眠"（junk sleep）与"垃圾食品"（junk food）并立，提示二者已成为民众健康生活方式的两大"杀手"。

第三节 不良行为

⇒ **案例引导7-3**

案例： 患者，男，37岁，于10年前开始饮酒，每次饮白酒4~5两。近5年来饮酒量逐渐增加，几乎每日三餐必饮，有时空腹喝酒，平均每日饮高度白酒1斤余，不饮则感心慌、恶心甚至呕吐。尽管家人再三劝其戒酒，但患者不能自控，经常偷喝。近1月来出现双手震颤，但仍继续饮酒，并且因饮酒而逐渐影响其工作能力。1周前因醉酒摔伤而停止饮酒，停止饮酒2天出现精神异常，故将其送医院治疗。

问题： 此人的行为是否构成了酗酒行为？酗酒的危害有哪些？

"不良行为"一般是泛指一切违反社会规范的行为，包括违反一般生活准则的行为，违反社会生活、学习、劳动纪律等公共道德规范的行为，违反法律规范的行为和犯罪行为。本章主要介绍在临床医疗活动中与个体身体健康有关的不良行为，包括吸烟和酗酒。

一、吸烟

吸烟的习俗是从哥伦布发现新大陆之后开始的，至今有几百年历史。吸烟的危害，不仅仅危害人体健康，还会对社会产生不良的影响。人活着就要呼吸，呼出体内的二氧化碳，吸入空气中的氧气，进行新陈代谢，以维持正常的生命活动。不吸烟的人，每天都能吸入大量的新鲜空气，而经常吸烟的人，吸入的不是新鲜空气，而是被烟雾污染的有毒气体。

（一）吸烟成瘾的特点

1. 吸烟的数量不断增加　由一天几支到一包、两包、两包以上，有甚者坐在那里抽烟，可以不熄火，一支接一支不间断地抽。

2. 一旦不吸烟就会产生消极反应　如打瞌睡、打呵欠、流眼泪、心情郁闷、坐立不安等。

3. 外向而冲动　具有好交往、合群、喜冒险、行事轻率、冲动、易发脾气、情绪控制力差等个性特征。

4. 嗜好多　调查显示，有71%的人同时还伴有其他嗜好，如饮浓茶、喝酒、喝咖啡、赌博等。

（二）吸烟的影响因素

1. 好奇　对于大多数吸烟的青少年来说，开始只是出于好奇。常听人说："饭后一支烟，赛过活神仙"，便想亲自去体验其中的滋味。就算是曾经再讨厌吸烟的人，出于好奇吸入第一口后也会被彻底洗脑。

2. 模仿　香烟具有多种象征作用，历史上许多伟人都喜欢吸烟，例如丘吉尔的雪茄、斯大林的大烟斗，这些伟人形象吸引许多青少年去模仿。此外，随着成人或同伴的影响，以及吸烟者那种潇洒自如、悠然自得的神态对青少年具有很大的诱惑力，吸引年轻人去模仿。

3. 交际需要　在中国，吸烟已成为一种交际手段。敬烟往往是社交的序曲，能缩短人与人之间的心理距离。互相敬烟能沟通感情，产生心理上的接近，有利于问题的解决。许多人开始纯粹是因为社交上的应酬，办事前，首先要给对方敬上一支，随后再为自己点上一支，别人给你敬烟，不接受又显得不礼貌。随着这种"礼尚往来"的增多，慢慢地由抽一支烟半天不舒服到半天不抽烟就不舒服，终于加入到吸烟者的行列。

4. 消愁　有不少人在工作、学习、生活中受到挫折以后，便借抽烟来缓解自己的紧张情绪，消除烦恼。

5. 提神　吸烟上瘾之后，人们发现烟具有一定的兴奋作用，而生理上的烟瘾使得抽烟成为一种习惯和享受，许多吸烟成瘾的人不吸烟就无精神，而一抽烟，就精神焕发，思路大开。

6. 显示自己的成熟　在许多青少年眼里，抽烟是一种所谓"男子汉"的标志，是成熟的标志。为了证明自己不再是小孩，而选择了吸烟这种方式。还有很多人认为，女人吸烟源于追求男女平等和妇女解放。但面对烟草，男女终究无法"平等"，大多数研究表明，女性吸烟的危害尤甚于男性。

（三）吸烟的危害

1. 致癌作用　吸烟致癌在世界范围内已经公认。流行病学调查表明，吸烟是肺癌的重要致病因素之一，吸烟者患肺癌的危险性是不吸烟者的13倍，如果每日吸烟在35支以上，则其危险性比不吸烟者高45倍，吸烟者肺癌死亡率比不吸烟者高10~13倍，肺癌死亡人数中约85%由吸烟造成。吸烟者喉癌发病率较不吸烟者高十几倍，膀胱癌发病率增加3倍。临床研究和动物实验表明，烟雾中的致癌物质还能通过胎盘影响胎儿，致使其子代的癌症发病率显著增高。

2. 对心、脑血管的影响　许多研究认为，吸烟是许多心、脑血管疾病的主要危险因素，吸烟者的冠心病、高血压病、脑血管病及周围血管病的发病率均明显升高。统计资料表明，冠心病和高血压病患者中75%有吸烟史。冠心病发病率吸烟者较不吸烟者高3.5倍，冠心病病死率前者较后者高6倍，心肌梗死发病率前者较后者高2~6倍。据报告，吸烟者发生中风的危险是不吸烟者的2~3.5倍，如果吸烟和高血压同时存在，中风的危险性就会升高近20倍。

3. 对呼吸道的影响　吸烟是慢性支气管炎、肺气肿和慢性气道阻塞的主要诱因之一。吸烟者患慢性气管炎较不吸烟者高2~4倍，且与吸烟量和吸烟年限成正比例，患者往往有慢性咳嗽、咯痰和活动时呼吸困难等症状。

4. 对消化道的影响 吸烟可引起胃酸分泌增加，一般比不吸烟者增加 91.5%，并能抑制胰腺分泌碳酸氢钠，致使十二指肠酸负荷增加，诱发溃疡。烟草中烟碱可使幽门括约肌张力降低，使胆汁易于返流，从而削弱胃、十二指肠黏膜的防御因子，促使慢性炎症及溃疡发生，并使原有溃疡延迟愈合。此外，吸烟可降低食管下括约肌的张力，易造成返流性食管炎。

5. 其他 吸烟对妇女的危害更甚于男性，吸烟妇女可引起月经紊乱、受孕困难、宫外孕、雌激素低下、骨质疏松及更年期提前。孕妇吸烟易引起自发性流产、胎儿发育迟缓和新生儿低体重。其他如早产、死产、胎盘早期剥离、前置胎盘等均可能与吸烟有关。

6. 被动吸烟 被动吸烟指生活和工作在吸烟者周围的人们，不自觉地吸进烟雾尘粒和各种有毒物质。据国际性的抽样调查证实，吸烟致癌患者中的 50% 是被动吸烟者。大量流行病学调查表明，丈夫吸烟的，其妻子的肺癌患病率为丈夫不吸烟者的 1.6～3.4 倍，孕妇被动吸烟可影响胎儿的正常生长发育。有学者分析了 5000 多名孕妇后发现，当丈夫每天吸烟 10 支以上时，其胎儿产前死亡率增加 65%。母亲吸烟更易导致儿童多动症。吸烟家庭儿童患呼吸道疾病的比不吸烟家庭更多。

7. 吸烟有害大脑健康 由英国伦敦国王学院进行的一项研究称，吸烟和高血压都会导致大脑腐烂速度加快。这项研究涉及了 8800 名 50 岁以上的人。吸烟和高血压等因素与失去记忆或记忆力下降有关。研究人员发现，吸烟会加速大脑老化。

二、酗酒

酗酒涵盖了"酒精滥用"及"酒精依赖"。一般而言，如果一个人过度使用酒精而无法自我节制，导致认知上、行为上、身体上、社会功能或人际关系上的障碍或损伤，且明知故犯，无法克制，就达到"酒精滥用"的程度。若进一步恶化，把饮酒看成比任何其他事都重要，必须花许多时间或精力去喝酒或戒酒，或必须喝酒才感到舒服（心理依赖），或必须增加酒精摄取才能达到预期效果（耐受性），或产生酒精戒断综合征，就达到"酒精依赖"的程度。

（一）酗酒的成因

酗酒的成因较为复杂，归纳起来有以下几个主要因素。

1. 遗传因素 酗酒者常常有家族史。最近的研究显示，嗜酒者有大约 50% 的原因都和遗传基因有关，而环境因素的影响只占一半。如果父母酗酒，他们的孩子产生酗酒问题的可能性将是普通人的 4 倍。如果父亲酗酒，儿子酗酒的风险将高达普通人的 9 倍。研究还发现，酗酒者的后代即使从小就被不喝酒的家庭收养，其今后产生酗酒问题的可能性也很大。

2. 社会文化因素 饮酒作为一种食的文化，在远古时代就形成了一种大家必须遵守的礼节。许多国家和民族都把饮酒当作社交和礼仪的需要。逢年过节，亲朋好友相聚时，都要举杯畅饮，以增添喜庆气氛。

3. 心理因素 心理压力大，借酒消愁，这是最常见的引起酗酒的心理因素。有一些人认为喝酒可以在一定的程度上缓解自己的心理压力，当工作、生活的压力太大的时候，他们就会选择适当地喝一些酒来缓解心理的压力。而很多人在自己心情不好、郁闷、痛苦的时候，更会选择去喝一杯来缓解自己的心理压力，暂时麻痹自己，让自己把心中的一些苦恼和郁闷发泄出来。

（二）酗酒的危害

1. 对自身造成严重损害 酗酒者会出现躯体不适，如肢体震颤、头痛、心慌、心跳、紧张、焦虑不安、恶心、呕吐、胃部不适、躯体疼痛，甚至可出现抽搐或意识障碍。还可出现酒精中毒性肝炎或肝硬化、营养障碍、胃溃疡、性功能减退、高血压、多发性周围神经炎，以及酒精中毒性精神病等。

2. 对社会也具有极大危害　因为酗酒是一种病态或异常行为，可构成严重的社会问题。酗酒者通常把酗酒行为作为一种因内心冲突、心理矛盾造成的强烈心理势能发泄出来的重要方式和途径。酗酒者常通过酗酒以期来消除烦恼，减轻空虚、胆怯、内疚、失败等心理感受。如果全社会对酗酒现象熟视无睹，不采取有效措施加以规劝，醉鬼们就可能危害社会治安，例如偷盗、杀人、家庭暴力等。

临床医疗活动中常常由于患者的酗酒不良行为而影响到其躯体疾病的治疗与康复。因而，临床护理过程中必须要求患者戒除酗酒行为。而要彻底戒除酒瘾，除了采用递减法戒酒外，心理学常运用认知疗法结合厌恶疗法、系统脱敏疗法结合奖励强化法对酗酒患者进行治疗，具体操作详见心理咨询与心理治疗相关章节。

答案解析

目标检测

一、选择题

A 型题

1. 下列疾病中不属于强迫及相关障碍的是（　　）

    A. 疑病症　　　　B. 强迫症　　　　C. 孤独症　　　　D. 囤积障碍　　　　E. 嗅觉牵涉障碍

2. 判断心理活动正常与否时，相对更客观的标准是（　　）

    A. 以经验为标准　　　　　　　　B. 社会适应的标准　　　　　　　　C. 心理测验的标准

    D. 以上都是　　　　　　　　　　E. 以上都不是

3. 制定 CCMD 这一精神疾病分类体系的国家为（　　）

    A. 美国　　　　　　B. 中国　　　　　　C. 欧洲　　　　　　D. WHO　　　　　　E. 日本

4. 关于人格障碍，不正确的论述是（　　）

    A. 不良的情感体验和表达　　　　　　　　　B. 行为模式的适应不良

    C. 人格显著偏离常态　　　　　　　　　　　D. 存在智力障碍

    E. 以上都不是

5. 对于异常心理概念的理解，正确的说法是（　　）

    A. 是偏离正常人心理活动的心理和行为　　　　B. 是对客观现实的歪曲反映

    C. 表现出不同程度的社会适应困难　　　　　　D. 泛指健康心理的偏离

    E. 以上都是

6. 关于人格的相对稳定性原则，不正确的说法是（　　）

    A. 每个人的心理特征随时都可以改变

    B. 当一个人的人格发生突然改变，那么他的精神活动一定偏离了正常轨道

    C. 可以作为区分心理活动正常与异常的标准

    D. 在没有重大外在变化的情况下，人格特征一般是不会改变的

    E. 以上都不是

7. 在常识性区分法中，区分正常心理与异常心理的关键不包括（　　）

    A. 有无离奇怪异的言谈、思想和行为

    B. 有无过度的情绪体验和表现

    C. 有无个体自身社会功能不完整

　　D. 有无明显躯体反应

　　E. 有无对客观现实的歪曲反映

8. 在对人的正常心理与异常心理进行区分时，统计学标准的局限性是（　　）

　　A. 远离平均数的两端被视为异常

　　B. 多以心理测验法为工具，获得确定正常与异常的界限

　　C. 有些心理特征和行为不一定成常态分布

　　D. 位于平均值的大多数人属于心理正常范围

　　E. 以上都不是

9. 自知力指的是（　　）

　　A. 意识清晰，知道自己正在从事的工作

　　B. 能辨认亲友及熟人

　　C. 对自己实际存在的躯体病患或心理异常有辨认、判断及评估

　　D. 对病患躯体疾病不感到痛苦

　　E. 以上都不是

10. 躯体忧虑障碍的主要临床类型不包括（　　）

　　A. 躯体化障碍　　　　　　　　　　　B. 未分化的躯体形式障碍

　　C. 神经衰弱　　　　　　　　　　　　D. 躯体形式疼痛障碍

　　E. 躯体形式的自主神经功能紊乱

二、问答题

1. 判断异常心理常用的标准有哪些？

2. 强迫症的主要临床表现有哪些？

3. 抑郁障碍的主要临床表现有哪些？

4. 人格障碍的特点主要有哪些？

（吴海英）

书网融合……

　　本章小结　　　　　　　微课　　　　　　　题库

第八章　临床心理评估

PPT

心理评估（psychology assessment）是心理学的一个重要分支学科。临床心理评估（clinical psychology assessment）是心理评估在临床上的应用，需要说明的是，临床心理学中的临床不仅限于医学临床，也包括心理咨询和儿童教育咨询等领域的个体或团体心理学问题的解决。临床心理工作分为心理评估和心理干预两大主要部分，评估是干预的基础，是干预效果检查手段。具体来说，临床心理评估有三方面的作用：①作决定。临床心理医生在确定诊断、制订治疗方案、向来访者或患者提出忠告或建议时，都只能在心理评估之后才能进行。②形成印象。心理评估的第二个意义是使临床心理医生形成对来访者或患者的印象。印象的正确与否，取决于评估时所获得的信息。③核实假说。临床心理医生通过观察等各种评估方法获得的信息综合成整体，形成一个初步假说，再通过临床心理评估加以核实和修正，以便形成新的假说。例如，通过观察和对一般情况的了解，认为某患者可能有神经心理学方面的障碍，有了这一初步假说后，可进行神经心理测验，如测验结果不支持初步形成的假说，可结合进一步观察及测验结果作分析，提出新的假说。由此可见，临床心理评估在临床诊疗工作中所起着的重要作用。本章将分别从临床心理评估的定义、特性、评估方法以及评估的常用工具等方面进行阐述。

第一节　临床心理评估概述 📱微课

➡ **案例引导8-1**

案例： 患者A，女，因胆结石住院行手术治疗。入院时，同病室有位做同类手术的女性患者B，该患者术后反应强烈，伤口愈合慢。患者A在接到手术通知后，出现失眠，多方打听手术医生的情况，多次向护士询问有关手术的情况，诸如手术危险吗？是否疼痛等，在术前强烈要求丈夫陪伴。

问题： 如何评估患者的心理状态？

一、临床心理评估的概念

（一）概念

心理评估（psychological assessment）是指运用多种方法获得信息，通过这些信息对评估对象的心理品质或状态进行客观的描述和鉴定的过程。临床心理评估（clinical psychological assessment），是指将心理评估的通用理论和方法运用于临床，以临床患者为主要评估对象，评定和甄别患者心理状态的一系列应用性评估手段和技术。护理领域的临床心理评估主要是对护理对象的情绪状态、认知能力、行为模式、社会应激水平、社会支持系统以及对疾病治疗和康复所持有的健康信念、治疗动机等进行评估。临床心理评估是护士实施心理护理的重要依据，是护理评估中不可或缺的重要组成部分，贯穿于整个护理活动全过程，既可与其他护理评估同步展开，也可独立实施，对促进患者身心适宜状态的达成、和谐医患关系的建立均具有重要意义。

（二）心理评估与心理测量、心理诊断的区别和联系

心理评估有时被看作是心理测量（psychological measurement）的同义语，彼此互换使用，但严格来说二者是有区别的。心理测量是心理评估最为重要的技术，它借助标准化的测量工具将人的心理现象或行为进行量化。心理测量必须具有心理量表（psychological scale），心理量表是按照一定规则编制的、标准化的测量工具，用以在标准情境中对评估对象的行为样本进行测量。因此，心理测量的重点是搜集资料，特别是量化的资料。心理评估比心理测量的范畴广，除用标准化的测量工具外，还可通过访谈、观察、调查等方法搜集评估对象的所有相关资料，包括定性的或定量的、现在的或历史的资料。心理评估强调搜集资料、整合资料并解释资料的意义，做出结论。心理测量因具有标准化、数量化和客观化的特点在心理评估中占据重要地位，但它无法代替心理评估的其他方法。

⊕ **知识链接8-1**

心理诊断

"心理诊断"一词最早出现在 M. 罗夏的《心理诊断》一书中。当时他提出这一概念是专门用于精神病学的，但这一概念很快便超出了医学范围，在临床心理学中，智力、人格以及异常行为的评定也被涵盖在这一概念之中。一般认为，广义的心理诊断是以正常成人和儿童为对象的心理测量工作；狭义的心理诊断是在临床心理学中作为精神病辅助诊断手段和对各种心理障碍进行确诊的测量工作。

心理诊断（psychological diagnosis）是指运用心理学方法和技术评定个体的心理功能水平和心理活动状态，主要目的是了解心理异常的程度和性质，以判断有无心理障碍或心理疾病。可见，心理诊断侧重于心理异常与否的判断，更强调结果和确定性，它是相对静止和孤立意义上的概念；心理评估更强调过程，它是动态和变化意义上的概念。二者相同的是，心理评估和心理诊断都是多途径获得资料，都要对个体某种或某些心理状态做出结论等。

二、临床心理评估的特性

临床心理评估是通过多途径获得资料，通过这些资料对评估对象的心理品质或状态进行客观的描述和鉴定，因此相对于自然界物体属性的评估，临床心理评估具有以下不同的特性。

（一）间接性

临床心理评估的对象是心理品质或状态，它们都是内在的，必须通过评估对象既往行为记录、现时

外显行为或言语反应等来间接地反映内在的心理活动规律。因此，临床心理评估具有间接性。

（二）相对性

由于心理现象的复杂性和不稳定性，心理测验分数等评估结果受到评估对象、评估者、评估工具、评估过程等多方面的偶然因素影响。因此，其准确性与客观性都是相对的。

（三）互动性

临床心理评估对象是人，在不同时间、不同情境下可能有很大的变化。评估过程中评估者的言行举止和喜怒哀乐都影响评估对象的后续的表现。反过来，评估者也难免不受评估对象的特殊举动的影响。处理不当，评估过程的互动性会影响结果的真实性。

因此，要对心理现象做出科学、准确的评估不是一件容易的事，良好的专业知识、评估经验、人际交往技能均有助于提高临床心理评估的功效。只有了解临床心理评估的间接性、相对性和互动性的特性，才能对评估结果有比较清醒的认识，所推出的结论才可能更接近于实际。

三、临床心理评估者的基本素质

临床心理评估的有效性如何，评估者的基本条件是一个很重要的因素。除专业知识和心理素质以外，社会知识、人文方面的知识、医学知识以及平时的经验积累都会影响评估的结果。

（一）专业知识

临床心理评估者应该具备心理学、心理测量、心理评估及精神病学方面的专业知识，并且应该进行有关技术的专门训练，同时还应具有对评估结果的分析能力。

（二）心理素质

1. 观察能力　这是观察法对评估者的基本要求，也是心理评估中其他方法的要求。观察者要善于捕捉被评估者的细微表情变化，除面部表情外，姿势、语调等也不可忽视。此外，根据被评估者的外部行为表现推测其内部心理活动还应力求客观与准确。

2. 智能水准　心理评估者应具有较高的智能水准。因为在心理评估中常常要涉及与认知或智力评估有关的内容，如形成概念、理解抽象意义、利用线索和经验等，如果评估者自身的智能水平有限，则很难对较高水平的被评估者做出准确判断。此外，对心理现象做出评估不同于简单的物体测量，本身就是一项高智能活动，因此不得不对心理评估者的智能水准有所要求。

3. 自我认识能力　心理评估有很多主观的成分，因此应力求作到客观。而在这项工作中，评估者首先应能正确（客观）地看待自己，所谓"人贵在有自知之明"。只有正确地认识自己，才有可能正确地认识他人、评价他人，否则很难在评估中去除"偏见"的成分。

4. 沟通能力　心理评估是与人打交道，缺乏沟通能力或技巧则很难使对方敞开心扉，得到所需要评估的内容。沟通能力除和个性方面的因素有关外，有很大程度上是需要经验的积累和训练。心理评估者应掌握一些沟通技巧，如共情（empathy），能"设身处地、感同身受"地去理解和"分享"他人的情感。只有做到这一点，才有可能使沟通一步步深入。此外，对被评估者的基本态度也是很重要的。所谓"精诚所至，金石为开"，对人有兴趣、真诚、受人欢迎方能成为好的心理评估者。

（三）职业道德

心理评估会涉及到一些伦理学问题，如所获信息的保密、来访者权利保护等，因此评估者必须有意识地恪守职业道德。中国心理卫生协会心理评估专业委员会于2000年制定了《心理评估者道德准则》，规定了心理评估者应遵循的道德准则。心理评估者的职业道德主要包括以下三个方面。

1. 严肃认真，慎重对待心理评估　心理评估的结果常常是临床诊断、特殊教育、司法鉴定、计划生育鉴定等正式决定的重要依据，它既涉及到评估对象的切身利益，又涉及执法的公平客观，评估者一定要有严肃认真的工作态度，避免主观歪曲和客观偏差。

2. 保守秘密，尊重隐私　尊重每一个评估对象及其有关人员，不歧视病残人群。由于心理评估工作自身的特殊性，评估时可能会要了解到评估对象生活中的隐私，但不要刻意去探究与评估无关的事情。要妥善保管评估对象的资料，没有受评估者本人的允许，不能将受评估者的信息透露给无关人员。

3. 管理好测量工具　心理评估使用的心理测验，从某种意义上相当于国家考试题，内容不得公开。标准化心理测验如智商测验是受管制的测量工具，只有具有资格者才能独立使用和保存，不允许向无关人员泄露测验内容。

第二节　临床心理评估的方法

⇒ 案例引导8-2

案例：患者，男，62岁，已婚，退休工人，2020年5月来诊。患者于2019年下半年以来自觉头晕、四肢乏力，忧虑自己身体状况，逐渐出现记忆力差，常常卧床懒动，少言寡语，怕烦，饮食减少，称"心脏不好，全身无力，睡眠不好，自觉难以活下去"。谈话语音低沉，情绪低落，大量叙述自己身体上的不舒服，认为自己不会好了，家务也不会做了，感到做人没有意思；日常生活需要他人督促，不愿外出，怕与人交往，愿意独处。SDS的标准分数是73分。

问题：在此案例的描述过程中，你认为护士采用了哪些心理评估方法？

一、临床心理评估的常用方法

临床心理评估方法众多，有传统医学检查方法，也有心理测量学技术，还有社会学及其他学科检测手段。从护理心理学角度来讲，其方法主要有以下几种。

（一）健康史的自我报告

通常采用一些有关既往健康问题的定式报告清单，请评估对象自己填写，报告内容主要涉及目前的心身问题、早年心理发展情况及社会功能情况等。这种方式对在人群中进行大面积调查较为适用。

（二）收集档案记录

对某些特定人群，如某一类型疾病患者、某种职业人群，某一特殊个案的医疗、学习、工作及生活的记录进行收集、整理和分析，以便发现与疾病或健康有关联的资料。有些记录可是官方的，如工作档案和司法记录；也有些是民间团体的，如名人传记等；还有些是个人生活记录，如日记等。不管档案是何种来源，公开的或者非公开的，资料收集者都应严格恪守职业道德，注意保密，保护当事人利益。

（三）观察法

观察法是心理学研究中最基本的方法，也是临床心理评估的基本方法之一。是指研究者根据一定的研究目的、研究提纲或观察表，用自己的感官和辅助工具去直接观察被研究对象，从而获得资料的一种方法。观察内容有：仪表，如穿戴、举止、表情等；身体形态，如胖瘦、高矮、畸形及其他特殊体形等；人际沟通风格，如大方或尴尬、主动或被动、容易接触或难接触等；言语和动作，如语音语调、表达能力、流畅性、中肯、简洁、赘述等；动作方面，如刻板、怪异等；在交往中表现出的兴趣、爱好、对人对己的态度；在困难情境的应付方式等。

（四）会谈法

也叫作"晤谈法"，是临床心理评估常用的方法之一，其基本形式就是评估者与来访者进行面对面的语言交流，以了解来访者心理特征方面的资料。会谈的形式包括自由式会谈和结构式会谈两种。前者是开放式的谈话，气氛轻松，被评估者较少受到约束，可以自由地倾诉自己的思想和感情，从而容易掌握患者的真实体验和对评估有用的资料，但这种方法由于事先缺乏准备，获得的资料可能不全或肤浅。后者根据特定目的，预先设计好一定的程序和结构，编制出会谈的提纲和问题表，然后向当事人提出问题，让其回答。这种方法有固定的程序，谈话内容有所限定，重点突出，比较好操作，能够在短时间内收集到比较系统的资料，因而效率较高。缺点是比较呆板，病人容易陷于被动，不易形成畅谈的局面。在实际工作中，将两种方法结合起来效果会更好。

（五）问卷法

在许多情况下，为了使调查不至于遗漏重要内容，往往事先设计调查表或问卷，列好等级答案，当面或通过邮寄等方式请评估对象填写，然后收集问卷，对其内容逐条进行分析。问卷调查的质量决定于研究者事先对问题的性质、内容、目的和要求的明确程度，也决定于问卷内容设计的技巧性以及被评估者的合作程度。

（六）实验法

实验法是对某一生物性（或心理行为）变量进行实际的客观的直接的测量，获得有价值的量化记录。如应用生物反馈仪对失眠患者、儿童多动症进行生物反馈训练。

（七）测验法

在临床心理评估中，心理测验占有十分重要的地位。从心理测量学意义上来讲，心理测验是一类对行为样本（behavior sample）进行客观描述的标准化测量工具。由此可知，心理测验可以对心理现象的某些特定方面进行系统评定，并且采用标准化、数量化的原则，所得到的结果可以参照常模进行比较，避免了一些主观因素的影响。心理测验的应用范围很广，种类也十分繁多。在医学领域内所涉及的心理测验内容主要包括器质和功能性疾病的诊断中与心理学有关的各方面问题，如智力、人格、特殊能力、症状评定等。目前，人们对心理测验的应用与解释尚有许多分歧意见，对此我们应对其有辨证的认识，不可滥用和夸大测验的作用，而应在一定范围内结合其他资料正确发挥心理测验适当而有效的作用。关于心理测验的内容将在下节详细介绍。

二、临床心理评估的一般程序

临床心理评估是系统收集评估对象的相关信息以描述和鉴定其心理的过程，是一种有目的有计划的过程。用途不同，评估的具体步骤、方法及用时就不同，但一般可分为四个阶段。

1. 准备阶段 了解被评估者的问题（阅读申请单），与申请人商定评估手段和步骤。

2. 信息输入 通过调查、观察、晤谈以及问卷、评定量表等收集有关信息。

3. 信息加工 根据评估目的，对所收集到的信息进行处理、做出分析，然后进行解释。结果解释是评估过程中最有挑战性的一环，它牵涉到测验理论、发展心理学、人格心理学、病理心理学等多学科知识。解释过程要整合各种手段、各种来源的评估资料，判断资料的内在含义，探索资料对诊断、分类和干预的意义。

4. 信息输出 在以上各阶段工作的基础上，写出评估报告。有时还要提出建议，与有关人员交流评估结果，必要时进行追踪性评估。

三、临床心理评估报告

评估者把对评估对象的观察、访谈及测试所得的信息进行整理、解释并构建好建议方案后，要与申请人或评估对象的相关人员沟通，评估报告是传统的、最常用的沟通媒介。临床心理评估报告是心理评估活动的最终产品，是评估者对申请人的答复。作为一种信息传递工具，如果报告不对测验结果进行分析解释，或者分析解释缺乏针对性，内容不清晰，不能满足评估对象的临床需要，即使最好的测验也不能发挥其效用。临床心理评估报告在心理评估过程中的重要性不言而喻。心理评估报告是一份独立的文件，完整的心理评估报告通常包括以下基本内容并按以下顺序排列。

（一）一般资料

一般资料包括评估对象和评估过程的最基本情况，通常以表格的形式呈现。

（二）申请评估的理由

申请人提出的申请评估理由是他提出的对评估对象进行评估的具体要求，提供申请理由是用来说明开展临床心理评估的理由，在某种程度上说，也提示了评估报告的重点。

（三）评估对象背景资料

评估对象的背景资料主要通过访谈得到，内容十分繁杂，涉及到早年生长发育和心理发展、家庭环境、学校学习或工作情况、个人兴趣与业余爱好、人际关系情况、重大生活事件、当前心理问题发生和演变情况、医学方面资料等。临床心理评估报告应选择哪些个人历史资料尚无统一规定，关键是有助于测验结果的解释、申请者所提出问题的解决、评估对象问题的诊断和处理意见的提出。描述相关个人历史资料时，应尽可能地简明扼要，与评估无关的资料就无必要在报告中引用。评估对象的背景资料一般有以下内容：①人口学统计资料，一般包括年龄、性别、教育程度、职业、婚姻状况等。②心理问题的情况，涉及当前心理问题本身的描述，包括症状开始的时间、性质和可能的诱因；发生以后出现的频度和强度；问题的演变；过去的诊疗经过和治疗效果。问题发生的有关诱因或者说促发因素涉及到家庭和个人的遭遇，即重大的生活事件。③个人成长史，评估对象生理发育及心理发展情况均属本部分。临床心理评估报告较多引用心理发展证据，尤其是每个年龄阶段的关键期情况、重大疾病史、重大精神创伤史和教育史。④家庭情况，主要描述相关的夫妻、父母、子女、兄弟姐妹及家庭的互动情况。

（四）行为观察

观察并报告评估对象在家庭、学校、职业场所、医院等自然场所和测验、访谈过程中的行为表现，有助于对评估对象的问题有更深入的了解。行为观察的报告内容包括评估对象外貌、对任务操作和对检查者的态度、合作程度等。

（五）测验结果

报告测验的内容和测验学指标，有时还要交代评分事宜，如常模、评分体系等。例如韦氏智力测验通常应列出言语智商、操作智商、全智商、各分测验量表分及相应的百分位。例如：EPQ结果则通常列出4个维度分及气质分型；临床评定量表如症状量表则主要列出最突出的问题或症状。一般能力倾向、职业能力倾向及职业兴趣量表在人才选拔或职业咨询中应用则最好直接列出较详细的测验结果。

（六）评估结果的解释

评估结果分析与解释是针对申请理由，按一定程序对评估对象的资料展开讨论。

（七）建议

建议部分是评估报告中最具实用价值的部分，它针对评估对象存在的问题提出解决措施，包括现实可行的、有针对性的干预目标和处理策略。

（八）小结

小结部分回顾和总结报告前面部分所给信息。一般只用 1～2 个自然段，体现主要的建议。由于有些人只阅读或过分依赖小结，结果报告主体被忽视，就有可能造成一些有价值的信息被忽视。因此，有的报告人不写小结。

（九）签名

报告的末尾要有报告人的姓名、专业头衔和学位。有时评估人员是一个团队，比如精神疾病的司法鉴定，报告签名部分除有团队名称印章外，每一位成员都要签名，执笔人应注明并签字。签名表示签名人愿意为报告承担责任，只有签名的报告才具有法律效应。

以上是完整报告的内容和格式，这些内容可以简短叙述，写成两页左右的简短报告，亦可详细阐述，临床心理学家多喜欢简短报告。另外，在实践中，还有两种特殊形式的报告，它们不包括所有内容，其详略也不同。一是书信式报告，常用于医学环境，报告的内容由书写者自己决定，常规写上一般资料、申请理由、诊断建议及其支持材料、签名。二是只有建议的报告，当不能确定报告阅读者时往往使用这种形式，或临床会诊讨论时散发给会诊人员。

第三节　心理测验

⇒ **案例引导8-3**

> **案例：** 患者，男，31 岁，未婚，本科，计算机教师，2020 年 7 月来诊。患者由其父陪同前来，一进门就说："凭什么让我来这个地方？"指着他的父亲说："我看他脑子有问题了。"其父说他工作干得不错，但近年来脾气有些怪，常疑神疑鬼对谁都不信任，怀疑有人在他所到之处安装有高科技的监控设备，对其进行监控迫害。
>
> **问题：** 你认为患者有心理问题吗？你打算给患者做哪类心理测验？

一、心理测验概述

（一）心理测验的定义

关于测验有许多种定义，美国心理学家布朗（F. G. Brown）指出："测验是测量一个行为样本的系统程序。"心理测验（psychological testing）：通过观察人的少数有代表性的行为，对于贯穿在人的全部行为活动中的心理特点作出推论和数量化分析的一种科学手段。

（二）心理测验的基本要求

一个有效的心理测验，不管它是什么类型的测验，都必须具备以下几个基本要求。

1. 标准化　测验的标准化是指测验的编制、实施、记分以及测量分数解释的程序一致性，是一个系统化、科学化、规范化的过程。标准化的首要前提是所有接受测量的个人实施相同的或等值的测验内容。测验内容不同，所得的结果便没有可比较的基础。其次是测验条件的标准化，是指所有接受测量的个人必须在相同的施测条件下接受测验，包括相同的测验情景、相同的指导语、相同的测验时限。第三是评分记分的原则和手续经过了标准化，对反应的量化是客观的，评分方面的客观性随测验种类和项目类型而异，一般来说，投射测验的客观性差些，而选择题的客观性较好。最后是分数的转换和解释经过了标准化，测验分数转换表是通过对整体的代表性样本测试确定的，测验的有效性也在一定程度上经过实践检验。

2. 常模　是指测验的参照分数，是解释测验结果的依据。心理测验的常模是通过标准化的程序建立起来的。比较常见的几种常模有年龄常模、百分等级常模、标准分常模等。用于测验时，要根据实际需要选用适合的常模。

3. 信度　是指测验的可靠性或可信性程度。它是心理测验稳定性水平的表征。没有信度的测验量表，就好比一把橡皮筋尺，测验的结果会随着测验者掌握的松紧不同而变化，人们无法了解其正确与否。因此，一个可靠的测验必须具有较高的信度。

4. 效度　是指测验的准确性或真实性程度，它是心理测验能否确实测到其所要测的心理特质的程度。如果一个测验测得的不是所要测的东西，就无法解释测验结果的真实意义，就不能说这个测验是有效的测验。

（三）心理测验的种类

心理测验是评估个体差异的工具，由于个别差异包括很多方面，并可在不同的目的与不同的情景下去研究，因此这就使测验有了不同的类别与功用。以下几种分类方法都是相对的，同一个测验采用不同的标准，可能归为不同的种类。

1. 按测验的功能分类

（1）能力测验　能力测验又分为普通能力测验与特殊能力测验。前者即通常说的智力测验，后者多用于测量个人在音乐、美术、体育、机械、飞行等方面的特殊才能。

（2）成就测验（也称学绩测验）　主要用于测量个人或团体经过某种正式教育或训练之后对知识和技能掌握的程度。因为所测得的主要是学习成绩，所以称作成就测验或学绩测验。最常见的是学校中的学科测验。

（3）人格测验　主要用于测量性格、气质、兴趣、态度、品德、情绪、动机、信念等方面的个性心理特征，亦即个性中除能力以外的部分。

2. 按测验的对象分类

（1）个别测验　指每次测验是以一对一形式进行的，即每次仅一位受测者，通常是由一位主测者与一位受测者在面对面的情形下举行。其优点在于主测者对受测者的行为反应有较多的观察与控制机会，尤其对某些人（如幼儿及文盲）不能使用文字而只能由主试者记录其反应时；缺点是时间不经济，不能在短时间内收集到大量的资料，而且个别测验手续复杂，主测者需要较高的训练与素养。如"韦克斯勒智力量表"和"罗夏墨迹测验"。

（2）团体测验　是指在同一时间内由一位主测者（必要时可配几名助手）在短时间内收集到大量资料。此测验在教育上被广泛采用。团体测验的缺点是被试的行为不易控制，容易产生测量误差。

3. 按测验的方式分类

（1）纸笔测验（也称文字测验）　测验所用的是文字或图形材料，实施方便，团体测验多采用此种方式编制。文字材料易受被试文化程度的影响，因而对不同教育背景下的人使用时，其有效性将降低。

（2）操作测验　测验项目多属于对图片、实物、工具、模型的辨认和操作，无需使用文字作答，所以不受文化因素的限制。此种测验的缺点是大多不宜团体实施，要花费大量的时间。

4. 按测验的目的分类

（1）描述性测验　测验的目的在于描述和说明一个实际问题，例如心理学中关于智力发展趋势的研究；关于智力水平与学业成就关系的研究。功能在于通过测量描述某一特定群体在某一心理特质上的一般状况。

（2）诊断性测验　目的在于对个人或团体的某种行为问题进行诊断。

（3）预示性测验　目的在于通过测验分数预示一个人将来的表现和所能达到的水平。

5. 按测验的要求分类

（1）最高作为测验　此种测验要求被试尽可能做出最好的回答，主要与认知过程有关，有正确回答。能力测验、成就测验均属于最高作为测验。

（2）典型作为测验　要求被试按通常的习惯方式作出反应，没有正确答案。一般说来，人格测验属于典型作为测验。

6. 按测验的解释分类

（1）常模参照测验　此种测验是将一个人的分数与其他人比较，看其在某一团体中所处的位置，测量的是个体差别。

（2）标准参照测验　是将被试的分数与某种标准进行比较。

7. 按测验的应用分类

（1）教育测验　是教育部门应用最广泛的测验，平时说的教育测验，主要指学绩测验。

（2）职业测验　主要用于人员选拔和安置，可以是能力和学绩测验，也可以用人格测验。

（3）临床测验　主要用于医务部门，许多能力和人格测验可用来检查智力障碍或精神疾病，为临床诊断和心理咨询工作服务。

（四）选择心理测验的原则

（1）选择符合评估目的的测验。在临床心理评估中，临床心理评估的目的分为心理诊断、协助疾病诊断、干预效果比较、康复预计、心理能力鉴定等。目的不同，选择的测验也不尽相同。

（2）选择常模样本符合受试条件的测验，如应符合受试者的年龄、教育程度、居住区域等。

（3）选择标准化程度高的测验，不用未经标准化的测验。

（4）选择主试者熟悉且有使用经验的测验，尽量不选无经验的心理测验。

二、临床常用的几种心理测验

在临床心理评估中，心理测验有着其他方法无法取代的作用。因此，下面介绍几类在临床心理评估中常用的心理测验。

（一）智力测验与评估

1. 智力与智力单位　关于智力，至今还没有一个公认的标准。一般认为智力是各种认识能力的综合表现，它包括观察力、记忆力、注意力、想象力和思维力，而抽象思维能力是智力的核心。智力单位是在智力测验中衡量智力高低的尺度，用它来表示智力测验的结果，通常用智商（IQ）来表示。智商概念的提出及其发展有一个过程。比奈首先提出了智龄的概念，然后在此基础上产生了比率智商概念。为了克服比率智商的缺点，随后又产生了目前在智力测验中广泛使用的离差智商概念，常用的单位有以下几种。

（1）智力年龄（简称智龄，mental age，MA）　是指智力达到某一个年龄水平。比奈认为，智力是随着年龄的增长而增长的，每一个年龄的智力可用该年龄大部分儿童能通过的智力作业题来表示。

（2）比率智商（ratio intelligence quotient，RIQ）　是智力年龄与实足年龄两者的比率，表示一个人在智力发展上同其他同龄人相比时的相对数量，因而能表示一个被试智力发展的速率和聪明程度。比率智商的计算公式为：智商（IQ）＝智龄（MA）/实龄（CA）×100。比率智商有一定的局限性，因为它是建立在智力水平与年龄成正比的基础上的，实际上智力发展到一定的年龄后稳定在一定的水平，呈平台状态，此后随着年龄的增长智力开始下降。因此，比率智商适用的最高实际年龄在 15～16 岁。

（3）离差智商（deviation intelligence quotient，DIQ）　　为了解决上述问题，韦克斯勒提出了离差智商。它表示的是被试的成绩偏离同年龄组平均成绩的距离，它是用统计学中的均数和标准差计算出来的。每个年龄组 IQ 均值为 100，标准差为 15。计算公式为：智商 $= 100 + 15(X - M)/SD$。其中，X 为被试的成绩，M 为样本成绩的均数，SD 为样本成绩的标准差。离差智商克服了比率智商受年龄限制的缺点，已成为通用的智商计算方法。

2. 几种常用的智力测验

（1）韦氏智力测验　　是由美国的心理学家大卫·韦克斯勒（D. Wechsler）编制而成，被国际心理学界公认是较好的量表之一，也是目前世界上应用最为广泛的智力测验量表。韦氏智力量表的主要特点是在一个量表中分若干个分测验，每一个测验集中测量一种智力功能。韦氏量表有三种：①韦氏成人智力量表，源于 1939 年编制的 Wechsler - Bellevue 量表（W - B1），最新使用的是 1980 年修订本（WAIS - R），适用于 16 岁以上的成年人。②韦氏儿童智力量表，1949 年编制，1974 年重新修订，称为韦氏儿童智力量表修订版（WISC - R）。适用于 6 ~ 16 岁的学龄儿童。③韦氏学龄前智力量表，1963 年编制，1967 年修订（WPPSI - R），适用于 4 ~ 6.5 岁的儿童。以上 3 个量表互相衔接，可以对一个人从幼年到老年的智力情况进行测量。20 世纪 80 年代以来，我国学者龚耀先、林传鼎、张厚粲等分别对三个量表进行了修订。

韦氏智力测验的内容如下。

1）知识测验：由一些常识性的问题所组成。主要测量人的知识和兴趣范围及长时记忆力，一般学习与接受能力，对材料的记忆能力和对日常事物的认识能力。

2）领悟测验：由一些有关社会价值观念、社会习俗的理由等问题组成，要求被试对某一事件说明为什么，或解释在某些情况下应该怎么做。主要测量被试的社会适应和道德的判断能力。

3）背数测验：也叫数字广度测验。根据背数的长度，可以测量一个人的短时记忆力和注意力。

4）相似性测验：找出两个物体（或两个名词）的共同性，并用适当的语言表述出来。通常给你一些成对的词，每对词表示的事物均有一些共同点，要求被试对共同的地方进行概括，以测量人的抽象思维和概括能力。

5）算术测验：由一些难易不同的文字型算题所组成，用心算的形式迅速回答出各题的答案。主要测量数的概念、数的操作能力、集中注意力和解决问题的能力。

6）词汇测验：给一些词下定义，主要测量人的词语理解能力和词义表达能力，还能测出理解和掌握知识的广度。

7）填图测验：由一些图片组成。每张图片上的图画均有一处缺笔，要求被试将这个缺笔的名称和部位找出来。主要测量人的视觉辨别能力、对构成事物要素的认识能力以及推理和观察能力。

8）积木图案：由 9 块边长 2.54cm（1 英寸）的正立方体木块组成。其中每个立方体有两面是红色的，两面是白色的，其余两面是红白各半的。另外备有 10 张图案卡片。测验时让被试根据每次呈现的图片，用积木块在规定的时间内拼出来。主要测定人的空间知觉及视觉分析综合能力。

9）拼物测验：将一些物体的碎片复原。测量人的想象力，处理局部与整体关系的能力，概括思维能力、知觉组织力和辨别力。

10）图片排列：要求被试将一些随机排列的图片重新排列，调整无秩序的图片为有意义的系列。测量人的逻辑联想、知觉的组织能力以及思维的灵活性。

11）数字符号：用 9 个符号代表 9 个数字，测验时要求被试在规定的时间内在每一个数字的下面标出相应的符号。主要测量一般的学习能力、视觉 - 运动的精细动作、操作速度及知觉辨别能力。

12）迷津测验：由一系列迷津图组成，要求受试者在规定时间和允许的错误内完成，错误数目少将得到高分。该测验测量儿童行动的计划性和知觉组织能力，以及视觉－运动的协调能力。

13）几何图形：要求儿童准确地临摹一系列几何图形。该测验测量了儿童的感知觉、视觉－运动组织能力，也测量了儿童的心理和运动功能的发展水平。

14）视觉分析测验：要求儿童在 6 张图片中找出一张与刺激图完全一样的图。主要测量儿童视觉感知、辨别能力。

15）动物下蛋测验：用不同颜色的弹子代表不同的动物，要求儿童按照规则在每一个动物下面的洞内放入相应颜色的"蛋"（弹子），儿童完成时间越快，并且错误和遗漏越少，得到的分数就越高。该测验主要测量了儿童视觉－运动速度和协调能力、短时记忆和注意力。动物下蛋测验还测量了儿童的学习能力。

韦氏智力测验属于个别测验，其测验的实施方法按手册规定将各分测验项目逐一进行，各项记分方法按手册规定操作。一个分测验的各个项目得分相加，称为该测验的粗分（原始分），而后按手册上相应项目用表换算成量表分。根据测验成绩按常模最后可换算成言语智商（VIQ）、操作智商（PIQ）和全量表智商（FIQ）。韦氏智商等级及分布情况可见表 8 - 1。

表 8 - 1　韦氏智商等级分布

智商	智力等级名称	人口中百分数（理论）（/%）
130 以上	非常优秀（genius）	2.2
120 ~ 129	优秀（very superior）	6.7
110 ~ 119	中上（superior）	16.1
90 ~ 109	中等（average）	50.0
80 ~ 89	中下（dull）	16.1
70 ~ 79	临界（borderline）	6.7
69 以下	智力缺陷（feelde minded）	2.2

（2）斯坦福－比奈智力测验　斯坦福－比奈量表（Stanford Binet scale）是美国斯坦福大学的特尔曼教授对比奈－西蒙量表进行多次修订而形成的智力测验量表。在斯坦福－比奈量表中，特尔曼教授结合美国的实际情况，将原来的不适合项目进行了修改，又增加了一些新项目，使原来的量表项目增加至 90 项。在内容方面，在原有文字测验的基础上，又增加了一些动手操作的非文字测验，从而扩大了量表的使用范围。同时还对每个项目的施测规定了详细的指导语和记分标准，使该量表标准化水平大大提高。此外，特尔曼教授第一次用智商（比率智商）来表示智力的相对水平。智商的应用使人们有了判断聪明程度的相对指标，使不同年龄人的智力水平可以进行比较，这是智力测验史上具有重大意义的突破。此测验的各分测验的功能可见表 8 - 2。

表 8 - 2　斯坦福－比奈智力量表各分测验的功能（第 4 版）

能区与分测验	适用年龄（岁）	主要功能
言语推理能区		
词汇测验	2 ~ 23	测量词汇量、语言发展水平
领悟测验	2 ~ 23	测量所掌握的实用知识，评价和应用既往经验能力、社会成熟性
找错测验	2 ~ 14	测量视觉观察、注意和社会理解能力
词分类测验	12 ~ 23	测量言语抽象概括能力

续表

能区与分测验	适用年龄（岁）	主要功能
抽象/视觉推理能区		
模型分析	2~23	测量空间逻辑推理和抽象概括能力
复制图形	2~13	测量视觉运动能力和眼－手协调性
矩阵推理	7~23	测量感知觉推理能力
纸的折剪	12~23	测量视觉空间感知、综合能力
数量推理能区		
数量分析	2~23	测量数概念和心算能力
数字系列	7~23	测量数理推理和注意力
等式建立	12~23	测量数理推理、数字操作和计算能力
短时记忆能区		
串珠记忆	2~23	测量短时视觉记忆
句子记忆	2~23	测量短时听觉能力、回忆和注意力
数字记忆	7~23	测量短时听觉记忆和心理转换能力
物体记忆	7~23	测量短时视觉记忆、回忆和注意力

我国陆志韦先生于 1937 年修订了 1916 年版本的斯坦福－比奈量表，1986 年吴天敏教授根据陆志韦先生修订版本再作修改。斯坦福－比奈量表最初为预测儿童学习能力而编，因此该量表一直在教育上使用较多。斯坦福－比奈智力量表在美国已经过多次修订，其最新版本是第四次修订版（SB－FE），简称斯比量表第四版。它在 1986 年出版，修订者是美国著名的心理测验学家桑代克（Thorndike RL.）、黑根（Hagen E.）和沙特勒（Sattler J.）等。新版斯比量表虽有过去版本的主要特性，但在测验的理论框架、测验题型、测验内容、施测程序及心理计量学上的观念等方面，皆有创新之处，它是一个新颖而现代化的智力测验工具。

（3）格塞尔发展量表（Gesell development scale） 由美国耶鲁大学格塞尔及其同事于 1940 年发表，是国际上公认的优秀量表。格塞尔是婴幼儿智力测验的创始人，他根据对小儿 10 年的系统研究，认为婴幼儿的行为发展是一个有次序的过程，反映了神经系统的不断成长和功能的不断分化，因而可以把每个成熟阶段的行为模式作为智能诊断的依据。他将小儿在动作、顺序、言语和社会应答四个方面的表现与正常儿童的顺序对照，便得到在每一方面的成熟年龄（即发展年龄），并可求得出每一方面的发育商。计算公式为：发育商（DQ）＝发展年龄/实际年龄×100。

由于 DQ 提供了发育速率的指标，因此对临床诊断有相当大的价值，如果各方面的 DQ 均低于 65~25，说明发育严重落后。格塞尔量表中只有少数项目是真正的测验，多数是通过直接观察儿童对标准化玩具或其他刺激物的反应来收集资料，并把母亲提供的信息作为补充。修订后的量表适用于 0~6 岁儿童。

3. 适应行为测验

（1）适应行为（adaptive behavior） 是指个体有效地应对（cope with）和顺应（adjust to）自然环境和社会环境的能力，实际上是指社会适应能力，包括个体自己独立生活和维持自己的生活，以及满足个人和社会所提出的文化要求。适应行为由智慧的、动机的、社会的、运动的等多种因素构成。适应行为量表（adaptive behavior scale）发展较智力测验要晚，它作为能力测验的补充，是诊断智力低下（MR）的必要条件之一。智力测验与适应行为量表一起，能较全面地评估人的智能，但二者不尽相同，前者主要是在实验条件下测量个体的学习能力，后者侧重于评定个体在正常社会环境中的生存能力。适应行为量表属于能力评定，不仅用于智力低下的诊断、分类、训练及特殊教育领域，也用于其他人群，尤其是问题儿童的行为发展的研究。

（2）常用适应行为量表

1）美国智力低下协会（AAMD）编制的适应行为量表：由 AADM 于 1969 年提出，分为两种，分别用于 13 岁以下和 13 以上，适应能力划分为六个水平。

2）儿童适应行为量表：由姚树桥、龚耀先根据 AADM 适应行为量表修订、编制，分城市和农村两个版本，全量表包含感觉运动、生活自理、语言发展、个人取向、社会责任、时空定向、劳动技能和经济活动等 8 个分量表，适用于 3～12 岁儿童。测评结果以适应能力商数（ADQ）表示，也可求出 8 个分量表的百分位数。ADQ 分级为：极强（＞130）、强（115～129）、正常（85～114）、边界（70～84）、轻（55～69）、中（40～54）、重（25～39）、极重（＜25）。

3）成人智残评定量表：由龚耀先和解亚宁等于 1986 年编制，适用于 16 岁以上年龄，向下可降至 13 岁少年。量表取生活能力、学习或工作能力、时空和人事定向能力以及社会交往能力指标分级量表。适应能力结果分为正常、轻度低下、中度低下、重度低下、极重度低下等 5 个等级。

（二）人格测验与评估

1. 人格测验简介　人格测验（personality test）又称个性测验，是测量一个人在一定情景下，经常表现出来的典型行为反应。自古以来，人们对人格和人格评估就表现出浓厚的兴趣，发展出许多关于人格的理论和评估方法。从科学性上来看，评估人格的方法经历了从无到有、由低到高的发展历程。属于前科学水平的人格评估方法主要以颅相学、相面术和笔迹学方法为代表，但都没有获得足够的效度证据。19 世纪末到 20 世纪中叶的一些人格评估方法尝试可以看作科学的人格评估的先驱。例如，1884 年高尔顿提出通过记录心率和脉率的变化测量情绪，通过观察社会情境中人的活动评估人的性情、脾气等人格特征；1905 年荣格用词语联想测验检查和分析了心理情结；1919 年武德沃斯发表了第一个标准化的人格问卷——个人资料表，并用于军事甄选工作；1920 年，罗夏墨迹测验问世；1943 年哈撒韦和麦金利发表明尼苏达多相人格问卷（MMPI）；1956 年卡特尔发表 16 种人格因素问卷（16PF）。特别是 MMPI 和 16PF 已成为科学的人格测量量表的经典，仍是当今人格研究和实践应用中的主要量表。

2. 人格测验的分类　目前，从方法上归类，人格量表已达数百种，涉及个性内容的方方面面。从测验方法上划分，人格测验可分为两大类，一类为结构明确的自陈量表，另一类为结构不明确的投射测验。

（1）自陈量表　问卷法所用的工具为各种量表（scales），一般是经过标准化处理的测验量表（inventory），也可称之为问卷（questionnaire）。测验量表的结构明确，编制严谨，任务明确，包括很多具体问题，以从不同角度来了解受测者的情况。对于每一个问题，受测者面临的是有限的几个选择，被要求按照实际情况作答。然后根据受测者对问题所作的回答，换算为数量（分数）予以评定。问卷式人格测验又可以分为自陈量表和评定量表两类。如爱德华个人偏好量表（Edwards personal preference schedule，EPPS）、卡特尔的 16 种人格因素问卷（16PF）、明尼苏达多相人格问卷（MMPI）等。

（2）投射测验　这类测验所用的刺激多为意义不明确的图形、墨迹或数字，让受测者在不受限制的情境下，自由地做出反应，由对反应结果的分析来推断其人格。投射的意义是指一个人把自己的思想、态度、愿望、情绪等个人特征投射到外界事物上，通过对外界事物的反应，表达出自己内心的感受。这种方法的机制是精神分析心理学理论中的外射机制。精神分析理论认为，一个人的人格结构大部分处于潜意识中，通过明确的问题很难表达出自己的感受，而当面对意义不明确的刺激任其随意反应时，却常可以使隐藏在潜意识中的欲望、需求、态度、心理冲突流露出来。这类测验主要以罗夏墨迹测验、主题统觉测验（简称 TAT）、文字联想测验、画人或画树测验为代表。

3. 几种常用的人格测验

（1）明尼苏达多相人格测验（Minnesota multiphasic personality inventory，MMPI）　是由美国的明尼苏达大学的心理学家哈撒韦（Halthaway SR）和精神科医生麦金利（Mckinley JC）编制的。至目前为止，无论是临床应用的频率，还是有关论文的数量，MMPI 都名列前茅。据国外统计，世界上关于 MMPI 的专著和文献早已远远超过 8000 多册（篇）；使用这个量表的国家超过 65 个，译成外国文字的语种超过 115 个，对 MMPI 的研究几乎成了一门学科。我国学者宋维真等人于 1980 年开始 MMPI 的修订工作，1984 年完成修订并建立了中国常模。MMPI 是采用经验效标法编制的。从 1930 年开始研究，先从大量病史、早期出版的人格量表、医学档案、患者自述、医生笔记以及一些书本的描述中搜集了 1000 多条题目。然后将这些题目施测于效标组（经确诊属于精神异常而住院治疗者）和对照组（经确定属正常而无任何异常行为者、来院探视患者的家属、居民及大学生），比较两组人对每题的反应，保留能够区别正常人与精神病患者的题目，共 550 题，组成了 10 个临床量表和 4 个效度量表。

1）效度量表　①L 量表（lie scale，说谎量表）：由 15 道题目组成，高分者具有防御、天真、思想单纯的倾向，希望别人把他看得更好，这种人难以打交道，俗气，思想和穿戴都比较单纯；低分者过于老实谨慎、冷淡成熟。②F 量表（fake bad，诈病量表）：共有 64 题，测量任意回答的倾向。看被试是否故意装病或漫不经心。高分者可能对提问的项目有错误的理解、对测验不合作、故意让别人把自己看得不好，或者是精神分裂症。低分者具有诚实、温和、可信赖的优点，具有正直、单纯、兴趣狭窄等人格特征。③K 量表（correction scale，修正量表）：有人回答问题时有系统的倾向，即故意的装好或装坏，此量表共有 30 个题，用以测定被试对 MMPI 是否有隐瞒和防卫。高分者可能是拒绝承认症状，或是缺乏自知，容易害羞，属于遵纪守法的人。低分者可能是故意装坏、对自己的生活环境持消极态度、处境不佳、寻求别人的帮助又怀疑别人且无自制力的人，也可能是同性恋患者。④Q 量表（无法回答量表）：该量表分数提高，说明是在回避问题。如果在 566 道题目中原始分数大于 30 分，则临床量表就不可信。

2）临床量表　①疑病症量表（Hs）：由 33 道题目所组成，内容均与身体的功能状态有关。高分者具有比普通人更关心和担心自己身体健康的倾向，具有忧郁、悲观、自怜等性格倾向；低分者都很乐观，有洞察力、机敏、责任感强。②抑郁量表（D）：由 66 个题目构成。用于测验人抑郁的心理状态，高分者抑郁、沉静、消极、冷淡、有自罪感，低分者活泼、自信、乐观。③癔病量表（Hy）：由 60 个题目所组成，测量患者有无癔病性格，高分者有心理问题躯体转换的倾向，患者幼稚、缺乏自制力；低分者不爱交际，较现实、理智，对人不信任。④病态人格量表（Pd）：共 50 题，用以测量有无精神病的表现或反社会行为。高分者不愿意受世俗的约束，有反社会的行为，不诚实；低分者严于律己、刻板、迎合社会习俗。⑤性度量表（男性/女性化量表，Mf）：男性，高分者有女性性格，如被动、爱想象、敏感；低分者为男性性格，好冒险、能忍耐、从容。女性，高分者有男性性格，如好支配人、自信、主动；低分者为女性特征，贤妻良母型。⑥偏执人格量表（Pa）：共 60 题，由描述多疑、敏感、被害妄想者的行为特征的语句所组成，以测验有无上述心理状态。高分者敏感多疑、思维混乱；低分者不多疑，有广泛的兴趣，能与人合作。⑦神经衰弱人格量表（Pr）：共 48 题，高分者表示不安定、心胸狭窄、缺乏判断力、紧张、神经过敏；低分者宽大、有通融性，很自信；得分非常高者，常有强迫症嫌疑。⑧精神分裂症量表（Sc）：共 78 题。高分者冷淡、安静、孤独；极高分者可能为精神分裂症；极低分者情绪稳定、乐观、顺从、有责任感。⑨躁狂症量表（Ma）：共 46 题。高分者狂热、情绪不稳定；低分者冷淡、稳重、消极。⑩社会内向量表（Si）：共 70 题。高分者表现内向、胆小、退缩、不善社交、容易屈服、过分的自我控制，男性伴抑郁、精神运动迟滞，对个人的身体状况考虑过多，并有不善于和异性相处的特点；低分者无上述弱点；如得分极低，表示被试外向，活动力很强，智慧、机敏，并可能有稚气、冲动或自我放纵。

从 1982 年起，美国 MMPI 修订委员会在 J. N. Butcher 教授领导下，开始对 MMPI 重新进行修订，1989 年修订完毕。新版 MMPI-2 包括 567 个项目，有如下改变：①删除了重复的项目；②删除了令人反感的项目；③增加了测量维度的项目；④用一致性 T 分代替线性 T 分；⑤在效度量表、亚量表及内容量表等方面进行了修改、补充。我国研究者于 1991 年 10 月在广州召开的 MMPI 国际研讨会上，成立了以中国科学院心理学研究所宋维真等人为首的全国协作组，开始了对 MMPI-2 的引进、研究和对中国版的修订及常模制定工作，并于 1992 年底基本完成了这一工作。MMPI 现在广泛地应用于心理学、人类学、医学、社会学等研究和实践领域，特别是病态人格的测量、精神病的诊断、心理状况的判断等。

（2）卡特尔 16 种人格因素问卷（Cattell 16 personality factors inventory，16PF）　是卡特尔根据人格特质学说，采用因素分析方法编制而成。卡特尔认为 16 个根源特质是构成人格的内在基础因素，测量某人的 16 个根源特质即可知道其人格特征。其中各因素的名称、结构及其意义可见表 8-3。除了以上 16 项因素之外，得出 8 个应用因素，其中 4 个次人格因素是：①适应与焦虑型 X_1；②内向与外向型 X_2；③感性用事与安详机警型 X_3；④怯懦与果断型 X_4。另外 4 个为实际运用的人格因素：①心理健康者的人格因素；②从事专业而有成就者的人格因素；③创造力强的人格因素；④在新环境中有成长能力者的人格因素等。16PF 是用于确定和测量正常人的基本人格特征。

表 8-3　16PF 的因素名称、结构及其意义

因素	意义	
	低分者特征	高分者特征
乐群（A）	缄默孤独	乐群外向
聪慧（B）	迟钝、学识浅薄	聪慧、富有才识
稳定（C）	情绪激动	情绪稳定
恃强（E）	谦逊、顺从	好强、固执
兴奋（F）	严肃、审慎	轻松、兴奋
有恒（G）	权益、敷衍	有恒、负责
敢为（H）	畏惧、退缩	冒险、敢为
敏感（I）	理智、着重实际	敏感、感情用事
怀疑（L）	信赖、随和	怀疑、刚愎
幻想（M）	现实、合乎成规	幻想、狂放不羁
世故（N）	坦率、天真	精明能干、世故
忧虑（O）	安详、沉重、自信	忧虑、抑郁、烦恼
实验（Q_1）	保守、服从、传统	自由、批评、激进
独立（Q_2）	信赖、随群附众	自立、当机立断
自律（Q_3）	矛盾冲突、不明大体	知己知彼、自律严谨
紧张（Q_4）	心平气和	紧张困扰

（3）艾森克人格问卷（Eysenck personalilty questionnaire，EPQ）　是英国著名心理学家艾森克夫妇于 1952 年编制。分儿童和成人两种。儿童问卷适用于 7~15 岁的儿童、少年；成人问卷适用于 16 岁以上年龄。我国有龚耀先和陈仲庚修订的两种。成人问卷分别为 88 和 85 个项目，以"是""否"回答，测试时让被试根据自己的情况回答，然后分别纳入 4 个量表（即 E、N、P、L）的统计得分，各分量表的意义如下。①E 量表：测定外向-内向（extraversion introversion）维度。分数越高表示人格越外向，好交际、喜欢热闹的场合、渴望刺激和冒险、情绪易冲动。分数越低越内向、沉静、不合群、富于内

省、生活和工作严谨而有规律。②N 量表：测定神经质（neuroticism），是情绪稳定性量表。分数高表示焦虑、紧张、易怒、可伴有抑郁、情绪易激惹而不稳定，甚至出现不理智的行为。分数低表示情绪反应缓慢而平稳，不易激惹。③P 量表：测定精神质（psychoticism），为精神病倾向量表，它在所有人身上都存在，只是程度不同。分数高者孤独、不关心他人、社会适应差、行为古怪，常常寻衅搅扰。精神质又称倔强性（tough mindedness）。④L 量表：测定说谎（lie）、掩饰、自我保护程度及纯朴性、社会成熟水平。同时，它本身也代表一种稳定的人格倾向。如果 L 分过高，提示测量的可靠性较差。为了说明人格维度之间的关系并提供更多的信息，还可将 E、N 交叉绘出直角坐标系，得出四个象限，每一象限分别与四种气质类型相对应。艾森克对人格特质的观点，为许多心理学家所接受。EPQ 具有题目少、耗时少、简明易做的特点，目前已广泛地应用在心理学的研究、医学、司法、教育人才的测评与选拔上。

（4）加利福尼亚心理调查表（California psychological inventory，CPI） 是用实证法研究个性特征的量表，作者 H. G. G. Gough 早年曾参加 MMPI 的工作。他认为：衡量量表价值的标准在于测验对人的划分与其他方法划分相符合的程度，以及将测验分数用于预测与验证某些行为的准确性。因此，CPI 在编制策略上采用同伴、教师等知情人提名的方法，即根据各分量表的描述性定义评选出某种类型个性的典型人物，分析他们对项目的反应并选出组间差异的最大的项目。同时编者还对 1000 名受试进行个案调查，采用访谈检查表、Q 分类等方法进行评价，然后将这些结果与 CPI 分数进行相关，从而选出与某类特征相关性高的条目作为该类型的测试条目。与 MMPI 不同，CPI 着重对正常人或正性个性特征进行评估。

CPI 适用于 12 岁以上的青少年和成人，第 1 版于 1956 年出版，共包括 480 个条目，其中 178 条来自 MMPI，共 18 个分量表；1987 年出版了 CPI 修订版，共 20 个分量表、3 个结构量表和 13 个附加研究量表，包括 462 个条目。1989 年杨坚、龚耀先等对 CPI 进行了修订和标准化，建立了中文版常模。

（5）罗夏墨迹测验（Rorschach inkblot test，RIT） 由瑞士心理学家罗夏（Rorschach）1921 年设计出版，目的是为了临床诊断，对精神分裂症与其他精神病作出鉴别，也用于研究感知觉和想象能力。1940 年以后，罗夏测验才被作为人格测验在临床上得到了广泛应用。该测验的价值在于能够了解人格结构和动力系统，是适用于成人和儿童的优秀的人格投射测验。测验材料为 10 张对称的墨迹图片，其中 5 张浓淡墨色，2 张浓淡墨色加红色、玫瑰色，3 张彩色。进行测验前先向受试者交待测验方法，再出示这 10 张卡片，看它像什么，对受试的回答要做详细记录，并记录下对每一图片回答时间及完成此测验所用的全部时间，受试者不愿做答时，主试应尽量鼓励他回答，如实在不能回答再换第二张图片。全部图片都看完了以后，要受试者从第一张图片的第一个回答起，要他解释回答的内容，是指图的哪一部分，为什么说它像这个，并将所指部位和回答的原因均记录下来，这一阶段称询问阶段。然后进行结果分析和评分。美国 Exner J. 于 1974 年建立了罗夏测验结果综合分析系统，目前常用于正常和病理人格的理论和临床研究。

虽然罗夏测验结果主要反映了个人人格特征，但也可得出对临床诊断和治疗有意义的精神病理指标，主要有抑郁指数、精神分裂症指数、自杀指数、应付缺陷指数及强迫方式指数等，这些病理指数都是经验性的，但在临床上很有作用。例如抑郁指数，对成年人可帮助诊断抑郁症，精神分裂症指数则对精神分裂症诊断很有帮助。罗夏测验在临床上是一个很有价值的测验，但其记分和解释方法复杂，经验性成分多，主试者需要长期的训练和经验才能逐渐正确掌握。在我国，1990 年龚耀先完成了该测验修订工作，现已有我国正常人的常模。

（6）主题统觉测验（thematic apperception test，TAT） 是由美国哈佛大学摩根（C. D. Morgan）和默里（H. A. Murry）于 1935 年编制。测验材料为 30 张含义不清的人物图片（其中有 1 片为白卡），有些是共用的，有些分别适用于不同的性别和年龄。它没有统一的记分方法，对回答的分析重质不重量，主要看其心理倾向。每个测验用 20 张图片，分两次测量，每次做 10 张。测验时一次取一张呈现给被试，要求他根据图片的内容讲一个故事。故事必须包括以下内容：①图中主角以前发生了什么事？②现在发生了什么？③他感到如何？④结局会怎样？第二次测验时要求被试将故事讲得更生动形象并带有戏剧性。然后再出示一张空白卡片，让被试想象上面有图画并根据"图画"的内容来讲故事。很多测验者认为，患者讲述的故事反映了他的隐秘的需要、情绪、矛盾冲突及感受到的外界压力，并从这一张图画到下一张中表现出一致的主题。被试会不知不觉地把自己内心的冲突和愿望由故事中的人物和行为泄漏出来，即把个人的心理活动投射到故事中去了，主试可以根据故事评定被试的性格。

第四节 临床常用的心理评定量表

⇒ 案例引导8-4

案例：患者，男，14 岁，自小受循规蹈矩和"很传统"的父亲的教育，要求自己做个好孩子。上课时遵照老师的要求将双手放到课桌上，自己克制尽量不变换姿势。见到姐姐穿的衣服"露脐"，批评她"这样不文明"，控制自己"不看女孩子的胳膊"。自去年开始出现反复洗手，晚上入睡前还要下床反复检查自来水龙头是否关闭。自觉没有必要，但就是控制不住地要反复做。

问题：你认为患者心理问题的程度如何？你打算给患者做什么心理评定量表？

评定量表的发展是心理卫生研究方法中最重要的进展之一，在临床心理学工作实践中应用评定量表可以使研究具有客观性、可比性和可重复性。临床评定量表的形式一般与心理测验并无显著不同，但是对评估者的要求一般不如心理测验人员那样严格。

一、情绪与症状评定量表

（一）90 项症状自评量表

1. 简介 90 项症状自评量表（symptom check list 90，SCL-90）包括 90 个项目，共 10 个症状因子，即躯体化、强迫症状、人际关系敏感、抑郁、焦虑、敌对、恐怖、偏执、精神病性等。该量表主要用来衡量患者的自觉症状和严重程度，由于该量表评定的结果有较高的真实性，与其他自评量表相比具有内容多、反映症状丰富、能准确地刻画患者的自觉症状等特点，并能较好地反映患者病情的严重程度及变化，在国内心理卫生调查研究中被广泛使用。评定时间范围是"最近一周"或"现在"。它的每一个项目均采取 1~5 级评分。具体说明如下。

1 级：无，自觉无该项症状（问题）。

2 级：轻度，自觉有该项症状，但发生的并不频繁、严重。

3 级：中度，自觉有该项症状，其程度为轻到中度。

4 级：相当重，自觉常有该项症状，其程度为中到严重。

5 级：严重，自觉常有该项症状，其频率高程度重。

2. SCL-90 的评分计分和解释 统计指标主要有以下几项：①总分（总严重指数 GSI）。将 90 个项目的各单项得分相加，得到的便是总分。②总均分。等于总分除以 90，是反映被试心理健康综合水平的总指标。③阴性项目数。表示患者"无症状"的项目有多少。④阳性项目数。表示患者在多少个项目中呈现"有症状"。⑤阳性项目均分。阳性项目均分 = 总分 - 阴性项目数除以阳性项目数，表示每个

"有症状"项目的平均得分，从中可以看出该患者自我感觉不佳的一些项目范围内的症状严重程度。阳性项目数和阳性项目均分是反映被试心理障碍极其严重程度的指标。⑥因子分。等于组成某一因子的各项目总分除以组成某一因子的项目数。SCL－90 有 10 个因子分，每一类反映患者的某一方面的情况，因此从因子分中可以了解到患者的症状分布特点以及患者病情的具体演变过程。凡是符合下列条件之一的，均视为阳性，即心理健康状况异常。①SCL－90 总分 >160；②任何一项因子分≥2；③阳性项目数≥43。

（二）抑郁自评量表

抑郁自评表（self－rating depression scale，SDS）是由 Zung 于 1965 年编制的。主要用于衡量抑郁状态的轻重程度及其治疗中的变化，它是一种使用广泛的抑郁状态自评量表，由患者自己对最近 1 周情况进行评定。共 20 个项目，采用 1～4 级评分：①1 分，表示没有或几乎没有；②2 分，表示少有，有时有；③3 分，表示常有、经常或一半时间有；④4 分，表示几乎一直有，大部分时间或持续有。正反向计分，将所有项目评分相加，即得到总分，总分超过 43 分可以考虑筛查阳性，即可能有抑郁存在，需要进一步检查，分数越高，反映抑郁程度越重。将 20 个题的得分相加便得到粗分，然后通过公式作转换：$Y = 1.25X$，式中，X 为总粗分，Y 为标准分，取整数部分，一般认为 50 以下无抑郁，53～62 为轻度抑郁，63～72 为中度抑郁，73 以上为重度抑郁。

（三）焦虑自评量表

焦虑自评量表（self－rating anxiety scale，SAS）是由美国 Zung 于 1971 年编制的。这个量表从结构形式到计分评定和抑郁自评量表十分相似，SAS 用于评定焦虑患者的主观感受，即反映被试有无焦虑症状及其严重程度。适用于焦虑症状的成年人，也可用于流行病学调查。采用 1～4 级评分：①1 分，表示没有或几乎没有；②2 分，表示少有，有时有；③3 分，表示常有、经常或一半时间有；④4 分，表示几乎一直有，大部分时间或持续有。正反向计分，将所有项目评分相加，即得到总分，总分超过 40 分可以考虑筛查阳性，即可能有焦虑存在，需要进一步检查，分数越高，反映焦虑程度越重。将 20 个题的得分相加便得到粗分，然后通过公式作转换：$Y = 1.25X$，式中，X 为总粗分，Y 为标准分，取整数部分，一般认为 50 以下无焦虑，50～59 为轻度焦虑，60～69 为中度焦虑，70 以上为重度焦虑。

（四）状态－特质焦虑问卷

状态－特质焦虑问卷（state－trait anxiety inventory，STAI）是由 C. D. Spielberger 等人编制。该量表是一种自评量表，既可用作个别测验也可作团体测验。第 1～20 是为状态焦虑量表，21～40 为特质焦虑量表。1～4 级评分，正反向评分。将 1～20 条的得分相加即状态焦虑总分（20～80 分）；将 21～40 条的得分相加即特质焦虑总分（20～80 分）。分数越高，说明焦虑越严重。该量表国内尚无常模，美国常模（95 百分位数）如下：状态焦虑量表，19～39 岁，男性 56 分，女性 57 分；40～49 岁，男性 55 分，女性 58 分；50～69 岁，男性 52 分，女性 47 分。特质焦虑量表，19～39 岁，男性 53 分，女性 55 分；40～49 岁，男性 51 分，女性 53 分；50～69 岁，男性 50 分，女性 43 分。

（五）汉密尔顿焦虑量表

汉密尔顿焦虑量表（hamilton anxiety scale，HAMA）由 Hamilton 于 20 世纪 50 年代编制，它是一个使用较广泛的用于评定焦虑严重程度的他评量表。由经过训练的两名专业人员对患者进行联合检查，然后分别进行评定。5 级评分（0～4），即无症状 = 0 分；轻度 = 1 分，指症状轻度；中等 = 2 分，有肯定的症状，但不影响生活与劳动；重度 = 3 分，症状重，需进行处理或已影响生活和劳动；极重 = 4 分，症状极重，严重影响生活。HAMA 包括 14 个条目，分成精神性和躯体性两大类，各由 7 个条目组成。前者为第 1～6 项，第 14 项；后者为 7～13 项。注意本量表第 14 项需结合观察，其余所有项目都要根据患者的口头叙述进行评分；同时特别强调受检者的主观体验，这也是 HAMA 编制者的医疗观点。因为患者仅仅在有病的主观感觉时，方来就诊，并接受治疗；故以此可作为正在病情进行与否的标准。另外，评定员需由经训练的医师担任。总分超过 29 分，提示严重焦虑；超过 21 分，提示有明显焦虑；超过 14 分，提示有肯定的焦虑；超过 7 分，提示可能有焦虑；小于 7 分则提示无焦虑。

二、应激及应对评定量表

（一）生活事件评定量表

1. 简介　生活事件评定量表（life event scale，LES）是一类用来对人们所遭遇的生活事件进行定量、定性评估的量表，以便客观分析不同生活事件引起心理紧张（应激）的强度和性质。早期较著名的研究者是美国的 H. Holmes，他与 Rahe 于 1967 年编制了"社会重新适应量表"（social readjust - ment rating scale，SRRS）。国内曾有许多学者对其进行修订或在其基础上编制了生活事件评定量表，此处介绍的为张亚林和杨德森 1986 年编制的生活事件量表。该量表共有 48 个条目，分三方面问题：家庭生活方面（28 项）、工作学习方面（13 项）、社交及其他方面（7 项）。要求被试对一段时间所发生的生活事件从事件发生时间、事件性质、对精神影响的程度和影响持续时间 4 个方面逐一进行评定。

2. 评分计分和解释　生活事件刺激量的计算：某事件刺激 = 该事件影响程度分 × 该事件持续时间分 × 该事件发生次数；正性事件刺激 = 全部好事件刺激量之和；负性事件刺激 = 全部坏事件刺激量之和；生活事件总刺激量 = 正性事件刺激量 + 负性事件刺激量。生活事件总分越高反映个体所承受的精神压力越大，95% 的正常人在一年内的 LES 总分不超过 20 分，99% 的不超过 32 分。负性生活事件分值越高，对心身健康的影响越大；而正性生活事件对心身健康的影响尚有待进一步研究。

（二）社会支持评定量表

近年来，许多研究发现，人们所获得的社会支持与人们的心身健康之间存着相互关系。良好的社会支持能为个体在应激状态时提供保护作用，另外对于维持一般良好的情绪体验也具有重要意义。20 世纪 80 年代，肖水源编制了社会支持评定量表。该量表结构分 3 个维度：①客观支持，指个体所得到的客观实际的、可见的社会支持；②主观支持，指个体主观体验到的社会支持，对所获支持的满意程度；③对支持的利用度，指个体对社会支持的主动利用程度。量表共有 10 个项目，大多数为 1 ~ 4 级评分，要求受试者根据实际情况自我进行评价。计分方法：①第 1 ~ 4 和 8 ~ 10 项，每项只能选一个答案；②第 5 项又分为 A、B、C、D 4 条，每条也从无至全力支持分 4 等，分别记 1 ~ 4 分，该项总分为 4 条计分之和；③第 6、7 项如回答为"无任何来源"记 0 分，如回答有来源则按来源项目计分，每一来源记 1 分，加起来则为该项目分数。社会支持评定量表总分：即 10 个项目计分之和；客观支持分：2、6、7 项评分之和；主观支持分：1、3、4、5 项评分之和；对支持的利用度：8、9、10 项评分之和。

（三）医学应对问卷

医学应对问卷（medical coping modes questionnaire，MCMQ）由 Feifel H 等编制，原量表有 19 个条目，中文版已修订为 20 个条目，这是国内外至今为数有限的专用于患者的应对量表。在国内近年来已被初步应用于癌症、手术、慢性肝炎和妇科等不同患者的心身医学研究。该量表由 20 个项目组成，包含对三类应对策略的评价，即面对（或斗争）（confronce）、回避（avoidance）和屈服（或接受）（resignation）。

（四）综合生活质量问卷

综合生活质量问卷（generic quality of life inventory，GQOLI）对正常人和患者及其亲属的生活质量进行研究，这是 20 世纪 80 年代中形成的一个国际研究方向。目前在这方面的研究有两种倾向：一是评价个体客观生活质量；另一种是研究个体对生活质量各方面的主观感受，即满意程度。然而，由于不同个体的社会经历、背景、价值观念、期望水平等许多方面存在很大的差异，因此主观评价和客观评价之间往往相差甚远，生活在相同客观条件下的个体其主观感觉可能完全不同；而主观感觉类似的个体其实际生活状态也可能大相径庭。由于这方面原因，研究者提出同时对主观感受和客观状态进行评定，这样做便于发现个体的价值观念，生活需求标准及其影响因素。

综合生活质量问卷（GQOLI）由李凌江等于20世纪90年代初编制，能同时评定个体客观生活质量和主观满意程度，并建立了湖南省区域常模。适用于16岁以上成人。由经过训练的专业人员进行评定，可以进行团体测验，但文化程度偏低者需要主试者念给被试听，记录其回答，评分为1~5级评分。GQOLI包括评定客观生活状态和主观满意度两部分。每部分都分4个相同的维度，即躯体健康、心理健康、社会功能和物质生活。共64个项目，其中客观指标40项，主观满意度指标24项。主观满意度评分从极不满意=1分到非常满意=5分。客观评定评分从极差=1分到极佳=5分。获得粗分后将其转换成标准分，再进一步换算成各分量表分。综合生活质量问卷广泛地应用于肿瘤患者、脑卒中患者、烧伤整形外科患者以及骨科患者的临床评估中。

三、疾病与创伤评估工具

（一）疼痛视觉模拟评级法

由中华医学会疼痛学会监制的疼痛视觉模拟评级法（visual analogue scale，VAS），是目前临床比较常用的一类疼痛强度评价方法，常用于评价镇痛疗效。其基本的方法是使用一条长约10cm的游动标尺，两端分别表示"无痛（0分）"和"最剧烈的疼痛（10分）"，患者面对没有刻度的一面，将游标放在当时最能代表疼痛程度的部位；医生面对刻度的一面，医师根据患者标出的位置为其评出分数，临床评定以"0~2"分为"优"，"3~5"分为"良"，"6~8"分为"可"，＞"8"分为"差"。临床治疗前后使用同样的方法即可较为客观地做出评分，并对疼痛治疗的效果进行较为客观的评价。此方法简单易行，相对比较客观，而且敏感。

（二）创伤后成长量表

美国学者Tedeschi等人于1996年编制创伤后成长量表（posttraumatic growth inventory，PGI），共21个条目；分为与他人关系、新的可能性、个人力量、精神变化和对生活的欣赏五个维度。采用6级评分：0=完全没有，1分=非常少，2分=少，3分=有些，4分=多，5分=非常多。简体中文版创伤后成长量表由汪际等修订（2011），共20个条目，五个维度分别为：人生感悟、个人力量、新的可能性、与他人关系及自我转变。总量表的Cronbach's α系数为0.874。

（三）癌症患者生活质量量表

癌症患者生活质量量表（functional assessment of cancer therapy，FACT）是由美国西北大学（Northwestern University）转归研究与教育中心（Center on Outcomes Research and Education，CORE）的Cella等研制的癌症治疗功能评价系统。该量表中文版（FACT-G）是由万崇华等修订，由27个条目，4个因子构成，分别为生理状况（GP）、社会/家庭状况（GS）、情感状况（GE）、功能状况（GF）。采用5级评分（0~4），分值越高，生命质量越好，适合用于我国癌症生活质量的测定。

答案解析

目标检测

一、名词解释

1. 心理评估　2. 临床心理评估　3. 心理测验　4. 比率智商

二、选择题

A 型题

1. （　）是护士实施心理护理的重要依据

    A. 临床心理评估　　　　　　　　　　B. 心理测验

    C. 心理问题　　　　　　　　　　　　D. 心理测量

    E. 体检报告

2. 临床心理评估的常用方法不包括（　）

    A. 健康史的自我报告　　　　　　　　B. 收集档案记录

    C. 观察法　　　　　　　　　　　　　D. 文献分析法

    E. 问卷法

3. 临床心理评估过程的四个阶段，信息加工是指（　）

    A. 通过调查、观察、晤谈以及问卷、评定量表等收集有关信息

    B. 了解被评估者的问题，与申请人商定评估手段和步骤

    C. 根据评估目的，对所收集到的信息进行处理，做出分析，然后进行解释

    D. 写出评估报告，提出建议

    E. 根据经验，对信息进行处理

4. 心理测验按功能分为（　）

    A. 操作测验和纸笔测验

    B. 描述性测验、诊断性测验和预示性测验

    C. 能力测验、成就测验和人格测验

    D. 常模参照测验和目标参照测验

    E. 问卷和评估表

5. 选择心理测验的原则是（　）

    A. 选择国外的标准化测验　　　　　　B. 尽量选择新的没有使用过的测验

    C. 选择标准化程度低的测验　　　　　D. 选择标准化程度高的测验

    E. 选择国内的标准化测验

6. 不属于疾病与创伤评估工具的是（　）

    A. 疼痛视觉模拟评级法　　　　　　　B. 创伤后成长量表

    C. 医学应对问卷　　　　　　　　　　D. 癌症患者生活质量量表

    E. 体检表

7. 属于应激及应对评定量表的是（　）

    A. 创伤后成长量表　　　　　　　　　B. 综合生活质量问卷

    C. 抑郁自评量表　　　　　　　　　　D. 焦虑自评量表

    E. 体检表

X 型题

8. 临床心理评估的特性包括 (   )

    A. 间接性   B. 相对性   C. 互动性   D. 直接性   E. 灵活性

9. 临床心理评估者的基本素质包括 (   )

    A. 临床心理评估者应该具备心理学、心理测量、心理评估及精神病学方面的专业知识

    B. 临床心理评估者应该具备观察能力、智能水准、沟通能力等心理素质

    C. 临床心理评估者必须有意识地恪守保密、管好测量工具等职业道德

    D. 临床心理评估者应该具备疾病诊疗的技能

    E. 临床心理评估者应该具备丰富的解剖学知识

10. 按照中国常模，SCL - 90 阳性指标的是 (   )

    A. 总分超过 160 分   B. 阳性项目数超过 43 项

    C. 因子分超过 2 分   D. 阴性项目数低于 47 项

    E. 因子分超过 5 分

三、问答题

1. 临床心理评估的方法有哪些?

2. 临床心理评估报告一般包括哪些基本内容?

3. 临床上常用的心理评估工具有哪些?

(李晓敏)

书网融合……

    本章小结   微课   题库

第九章 心理咨询与心理治疗

PPT

学习目标

知识要求
1. **掌握** 心理咨询和心理治疗的概念和基本原则以及心理治疗的适用范围。
2. **熟悉** 心理咨询与心理治疗的有关理论、心理咨询的程序、心理咨询的常用技术。
3. **了解** 心理咨询与心理治疗的异同点、心理咨询的类型、心理咨询的适用范围。

技能要求
掌握心理咨询和心理治疗的基本技巧和方法，并能运用于临床咨询实践中。

素质要求
提高相关护理从业人员对心理咨询与心理治疗的专业职责及专业道德的认识。

随着社会的不断发展以及城市化进程的加快，激烈的竞争、快节奏的生活和复杂的人际关系使人们承受的精神压力越来越大，心理疾病的发生率呈逐年上升的趋势。在现代的医学模式和护理模式下，心理咨询和心理治疗在临床实践中的应用已经越来越广泛，在增进人类身心健康方面发挥着日益重要的作用。护理人员应掌握一些心理咨询和心理治疗的基本知识和技能，这不仅是从事这门职业的需要，更是时代发展的要求。

第一节 心理咨询与心理治疗概述

⇒ 案例引导9-1

案例：某同学在学校心理咨询室的门外已徘徊了很久，期末考试临近，对考试不及格的担心让其焦虑万分，已经无法安心复习功课，心中强烈的求助欲望驱使其来到了学校心理咨询室的门口，但沿途其都尽量躲闪着人群，生怕被熟人遇到知道其去做心理咨询了。头脑中不断闪现"只有心理有病的人才去做心理咨询，我可不想让人知道我心里有病，我也不能接受我心里有病，我该怎么办呢？""真的很渴望有人能帮帮我，我该走进去吗？……"等想法。

问题：什么是心理咨询？去做心理咨询的就是心理有病吗？

一、心理咨询与心理治疗的概念

（一）心理咨询的概念

心理咨询是指心理咨询师运用心理学的理论与技术，通过良好的咨访关系，帮助来访者解决心理问题，增进心身健康，提高适应能力，促进人格发展和潜能开发的过程。从这一概念可以看出心理咨询具有以下几个特点。

> **考点提示**
>
> 心理咨询的概念。

（1）心理咨询是咨访双方一系列的心理活动过程。心理咨询师在咨询过程中帮助来访者更好地认识自我，更有效地生活，都包含有心理咨询师的一系列心理活动，而来访者在咨询过程中也需要接受新信息，学习调节情绪和解决问题的新技能等，从而在心理和行为上发生积极的改变，同样涉及一系列的心理活动。

（2）心理咨询是由专业人员从事的一项特殊服务。咨询师必须受过系统和严格的专业训练，具有从事这项服务所必需的知识和技能，能够对来访者的问题进行分析和评估，并运用各种心理咨询技术帮助来访者。

（3）心理咨询过程是建立在良好的咨访关系基础上的。咨询师和来访者之间的良好关系是心理咨询奏效的重要前提条件。咨询师应通过与来访者的交谈以及自身的言行，使来访者感到放心，感觉自己受到咨询师的关心与尊重，从而赢得来访者的信任。

（4）心理咨询的服务对象，即来访者主要是在适应和发展方面发生困难的正常人，而不是有精神病、明显人格障碍或脑器质性病变的患者。

（5）心理咨询的目标是助人自助。这是心理咨询的独特之处，心理咨询不是咨询师为来访者出主意、想办法，而是帮助和指导来访者，使他们自己有能力去解决自己的问题。

综上所述，我们也可以把心理咨询的概念简要概括为：心理咨询是心理咨询师协助来访者解决各类心理问题的过程。

（二）心理治疗的概念

心理治疗又称精神治疗，是由受过严格专业训练的心理治疗师，以良好的医患关系为基础，运用心理学的理论与技术，影响患者的认知、情绪和行为等心理活动，从而消除心身症状，促进其人格向健康、和谐的方向发展，重新保持个体与环境之间平衡的过程。

心理治疗必须包含以下基本要素。

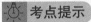

考点提示

心理治疗的概念。

（1）治疗者必须具备一定的心理学知识和技能。

（2）心理治疗要按照一定的程序来进行。

（3）心理治疗过程中要使用各种心理学的理论和技术。

（4）心理治疗的对象是具有一定精神、躯体或行为问题的人。

（5）心理治疗的目的是通过改善患者的心理状态和行为方式，消除或缓解其可能存在的各种心身症状，恢复健全的心理、生理和社会功能。

⊕ **知识链接9-1**

科学心理治疗所需的基本要素

1. 由具有社会认可身份、受过专业训练的人员实施；

2. 在专门的医疗机构、场所实施；

3. 以助人、促进健康为目的，不损害患者的身心健康和社会的利益；

4. 遵守技术规范和伦理原则，并符合法律的要求；

5. 掌握适应证和禁忌证，不滥用、误用；

6. 对治疗过程及其后果能够控制、查验，能及时发现和处理副作用，能进行合理解释，不适用超自然理论；

7. 采用的方法有坚实的理论基础和循证研究依据。

二、心理咨询与心理治疗的关系

心理咨询和心理治疗是两个常见的概念，经常出现在各种文献和教科书之中，两者既相似又有区别，明确这两个概念之间的关系，对临床心理学工作者具有重要的意义。

（一）心理咨询与心理治疗的相似点

1. 工作性质　心理咨询和心理治疗的整个过程都注重建立和维持帮助者与求助者之间良好的人际关系，认为这是帮助求助者改变和成长的必要条件。

2. 工作目的　二者都期望通过帮助者与求助者之间的互动，达到使求助者改变和成长的目的。

3. 工作对象　心理咨询师与心理治疗师都可能会遇到因情绪障碍、人际关系、心理冲突等问题而来的求助者。

4. 指导理论和方法技术　二者所遵循的指导理论和采用的方法与技术常常是一致的，例如心理咨询师对来访者采用的行为治疗的理论与方法或合理情绪疗法的理论与技术，跟心理治疗师采用的同种理论与技术别无二致。

5. 实施的过程　二者都需要遵守一些共同的原则，经历大致相同的若干阶段，最终达到异曲同工的效果。

（二）心理咨询与心理治疗的区别

心理咨询与心理治疗的区别见表 9-1。

表 9-1　心理咨询与心理治疗的区别

不同点	心理咨询	心理治疗
工作对象	正常人、心理问题较轻或已康复的患者	症状较重或有心理障碍的患者
处理问题	正常人所遇到的各种问题	神经症、性变态、心理障碍、行为障碍、心理生理障碍、心身疾病及康复中的精神病患者
所需时间	短：1 次至数次，少数可达十几次	长：数次、数十次甚至数年
涉及意识深度	浅：大多在意识层面进行；咨询过程注重教育性 重点：帮助来访者发展（协助）	深：无意识层面；治疗过程中带有一定对峙性 重点：重建患者的人格（矫正）
目标	直接、具体、明确	模糊：关注整个人的成长和进步
工作场所	相当广泛：门诊、学校、社区、职业培训部门等（非医疗情景）	医疗环境、私人诊所
专业训练	接受专业训练的时间短	接受专业训练的时间长
起源	①20 世纪初的职业指导运动 ②20 世纪初比尔斯发起的心理卫生运动 ③心理测量运动和心理学中对个体差异的研究 ④以罗杰斯为代表的非医学的、非心理分析、非指导性的心理咨询的崛起	19 世纪末弗洛伊德创立的心理分析疗法，甚至可溯源到 19 世纪中叶催眠术的施行
称谓	帮助者被称为咨询者 求助者被称为来访者或咨客	帮助者被称为治疗者 求助者被称为患者

由上述对心理咨询与心理治疗异同点的分析，可以看出，这两个专业领域的确是既有区别又有联系的，但在实际的工作中二者很难截然分开。陈仲庚教授曾指出，虽然存在着某些差异，但"心理治疗与心理咨询没有本质区别"。随着心理学理论和技术的进步与发展，在心理咨询与心理治疗之间的关系问

题上，越来越多的学者倾向于二者并没有本质不同的观点。总的来说，二者存在差异又保持一致，共同服务于有心理需求的人，达到帮助其成长的目的，进而维护人类的心理健康。

三、心理咨询与心理治疗的有关理论

（一）精神分析理论

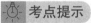
考点提示
精神分析理论的创始人。

精神分析理论又称心理动力理论，是奥地利精神科医生弗洛伊德（Freud S.）于 19 世纪末 20 世纪初创立的，在一些欧美国家曾非常盛行。弗洛伊德的精神分析理论内容十分丰富，使心理治疗领域第一次有了自己完整的理论体系和方法。作为一名治疗精神病的医生，弗洛伊德创立了一个涉及人类心理结构和功能的学说，其影响不仅仅局限于临床心理学领域，对于整个心理科学乃至西方人文科学的各个领域均有广泛而深远的影响，是现代心理学的奠基石。精神分析理论中与心理咨询和心理治疗相关的基本理论观点主要有意识的层次理论、人格结构理论和本能论三个方面。

1. 意识的层次理论　弗洛伊德将人的心理活动分为意识、前意识和潜意识三个层次，认为人的各种心理活动，包括思维、欲望、幻想、判断、情感、决定等是在不同的意识层次里发生和进行的。其中意识是心理结构的表层，是人能直接感知到的心理活动部分，

考点提示
意识的层次理论。

它调节控制着进入意识的各种印象，压抑着心理活动中那些原始的兽性本能和欲望，只有合乎社会规范和道德标准的各种观念才能进入意识领域；潜意识是心理活动的深层次结构，是不能为人所意识到的心理活动部分，包括人的原始冲动、各种本能和出生后被压抑的欲望，这些心理活动具有强大的能量，是人活动的内驱力，决定或影响着人的全部有意识的活动；前意识是指人们当前并未意识到，需经他人提醒或经自己集中注意并努力回忆才能进入意识领域的心理活动部分，它介于意识和潜意识之间，担负着"检察官"的角色，严密防范以阻止潜意识的本能和欲望随便进入意识之中。弗洛伊德把这些不同的意识层次比作海中冰山：冰山的绝大部分隐匿在海水之下，类似于人的潜意识；露出水面、极易被发现的部分仅仅是冰山很小的一块，类似于人的意识；在海平面上时隐时现的部分则类似于人的前意识。由此可见，潜意识的心理过程占据了心理活动的绝大部分，这是精神分析所要探讨的主要领域。

弗洛伊德认为，由于人的行为动机中有许多是无意识的，因而我们常常并不知道自己行为的真正原因。心理障碍的发生就是由于压抑在潜意识中的心理矛盾和心理冲突造成了患者的焦虑和内疚，导致心理症状乃至躯体症状的发生。因此，潜意识对人的心身健康有着决定性的影响。心理咨询和心理治疗就是帮助求助者发现潜意识中的心理冲突和矛盾，最终力求转变其人格或思维方式。

2. 人格结构理论　弗洛伊德认为人格由三部分组成，即本我（id）、自我（ego）和超我（superego）。

考点提示
弗洛伊德的人格结构理论。

本我存在于潜意识的深处，是与生俱来的生物性的本能冲动，是一切心理能量之源泉，是人格中最原始的部分。它包含生存所需要的基本欲望、本能冲动和生命力等，其中性本能对人格发展尤为重要。本我遵循的是"唯乐原则"，它不理会社会道德和外在的行为规范，唯一的要求是追求快乐、规避痛苦。本我具有要求即刻被满足的倾向，往往不看条件、不问时机、不计后果地寻求本能欲望的即时满足和紧张的立即释放。本我是潜意识的，因而不能被个人所觉察。幼儿的自我几乎完全由本我组成，但是儿童很快就通过与他人的相互作用知道，本我并不总能得到满足，而且必须经常受到压制。

自我是个体在现实环境中由本我分化、发展而产生的现实化的本能，代表着理性和审慎。它理智地试图在社会环境的需要与本我的驱力之间求得平衡。自我的大部分存在于意识之中，小部分位于潜意识

中。一方面，自我的动力来自于本我，即为了满足本能冲动和欲望；另一方面，是在超我的要求下，要顺应外在的现实环境，采取社会所允许的方式指导行为，以保护个体的安全。总之，自我遵循"现实原则"，既配合现实和超我的要求，延迟转移或缓慢释放本我的能量，又设法在外部环境许可的情况下适当满足本我的欲望，从而很好地调节和控制本我的活动，因而是人格的执行部门。

超我是道德化了的自我，是人格结构中最具理性的部分。它是个体在长期的社会生活过程中，将社会的规范以及道德观念等内化的结果，类似于我们日常所说的良心、良知、理性等，是人格的最高形式和最文明的部分，大部分属于意识层次。超我的功能主要是按社会伦理道德、风俗习惯、法律法规等来监督、批判及管束自我的行为，使人格达到社会所要求的完善程度，其所遵循的是"至善原则"。因而，超我是社会道德权威在内心的再现，通过耻辱感和自豪感来左右自我的决定。儿童从他人那里了解到社会对自己的要求，并最终将这些要求以超我的形式内化于人格之中。

综上所述，本我追求本能欲望的满足，是求生存的动力，但不顾现实；超我监督和控制主体按社会的规范和道德行事，以维持正常的人际关系和社会秩序；自我则对上要按超我的要求控制本我，对下要汲取本我的力量，并通过调节适当满足本我的欲望，对外要适应现实环境，对内要保持心理平衡。弗洛伊德认为人格是由本我、自我和超我三部分交互作用构成，是在企图满足无意识的本能欲望和努力达到社会道德标准两者之间长期冲突的相互作用中发展和形成的。如果三者间能达到动态平衡，个体就会保持身心健康，成为一个发展正常、适应良好的人。如果三者间平衡失调或彼此长期冲突，则会导致个体社会适应不良，产生各种精神障碍和病态行为。

3. 本能论　　本能论是精神分析理论的重要组成部分，也是其人格理论的动力学基础。弗洛伊德认为本能是人的生命和生活中的原始冲动和基本要求，是需要被满足和表达的，是人活动产生的内驱力，它的根源是个体内部的需要和冲动，一旦引发兴奋或紧张状态，它将驱使个体采取行动以释放或消除这种紧张。弗洛伊德认为人的心理活动的能量来源于本能，本能的能量决定了感知、记忆、思维等心理过程的目标和方向，因而是推动个体行为的内在动力。人最基本的本能有两类，即生的本能和死亡本能。生的本能包括性欲本能与自我本能，其目的是保持种族的繁衍与个体的生存。弗洛伊德是泛性论者，在他眼里，"性欲"是一个广义的概念，是指人们一切追求快乐的欲望，除直接的性活动外，还包括皮肤的接触、黏膜的刺激性及快乐的情感。性本能冲动是人一切心理活动的内在动力，当这种能量（力比多）积聚到一定程度就会造成机体的紧张，机体就要寻求途径释放能量。他认为个体性心理的发展主要是力比多的投注和转移，因而提出了心理性欲发展阶段说，认为性心理发展分五个时期：口腔期、肛门期、性器期、潜伏期和两性期。性本能在每个阶段都起着重要作用。在心理发展的各阶段，性的压抑、欲望不能满足和冲突不能解决是日后产生人格障碍或心理疾病的根本原因。弗洛伊德认为成人人格的基本组成部分在前三个发展阶段已基本形成，所以儿童的早年环境、早期经历对其成年后的人格形成起非常重要的作用。许多成年人的变态心理、心理冲突都可以追溯到其早年期的创伤性经历和压抑的情结。

弗洛伊德在后期提出了死亡本能，即个体可能存在着某种侵略、破坏或自我毁灭的本能，认为这是促使人类返回生命前非生命状态的力量。死亡是生命的终结，是生命的最后稳定状态，生命只有在此时才不再需要为满足生理欲望而斗争，不再有焦虑和抑郁，所以所有生命的最终目标是死亡。死亡本能派生出攻击、破坏、战争等一切毁灭行为，当它转向机体内部时，会导致个体的自责，甚至自残自杀，而当它转向外部世界时，则会导致对他人的仇恨、攻击和谋杀等。

（二）行为主义理论

行为主义心理学于 20 世纪初诞生在美国，它反对传统心理学主张研究意识等主观性概念，认为所有行为都是外部环境因素引起的，主张研究可观察的行为。行为主义理论认为，人的正常和病态

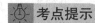

考点提示

经典条件反射的定义。

行为包括外显行为及其伴随的心身反应形式，都可通过学习过程而形成。因此，学习是支配行为和影响心身健康的重要因素。通过对行为学习各环节的干预，可以矫正问题行为，进而治疗和预防疾病。与心理咨询和心理治疗关系较大的行为学习理论主要有三种：巴甫洛夫（Pavlov IP）的经典条件反射理论、斯金纳（Skinner BF）的操作性条件反射理论和班杜拉（Bandura A）的社会学习理论。

1. 经典条件反射理论 经典条件反射理论是 20 世纪初俄国生理学家巴甫洛夫在研究消化的生理过程中通过实验发现而创立的，是目前公认的解释人和动物学习各种行为的最基本的生理机制理论。在实验中，巴甫洛夫用食物作用于狗的口腔，狗会产生唾液分泌的反应，此时的食物称为无条件刺激，食物引起唾液分泌的反射过程称为无条件反射。无条件反射是本能行为，是有机体生来固有的对保存生命有重要意义的反射，如人一出生即有吮吸反射和拥抱反射等。如果使食物（无条件刺激）与铃声（与唾液分泌无关的中性刺激）总是同时出现，经过一段时间后，铃声就会成为食物的信号，转化为条件刺激，表现为对狗只给铃声不给食物，就可以引起唾液分泌。铃声引起唾液分泌的反射过程就是条件反射。可见，条件反射是在无条件反射的基础上通过学习而获得的，两者之间是通过在有机体大脑皮质上建立起暂时神经联系来实现的。某一中性刺激（铃声）反复与无条件刺激（食物）相结合后，会成为条件刺激，引起原来只有无条件刺激才能引起的行为反应（唾液分泌）。因此，条件反射是由后天学习所获得的一种习惯行为，这就是经典条件反射理论的基本内容。经典条件反射有如下特点。

（1）强化 强化是指环境刺激对个体行为反应产生促进作用的过程。在经典条件反射中，条件刺激与无条件刺激在时间上反复结合的过程就是一种强化。结合次数越多，则条件反射就越巩固。条件刺激并不限于听觉刺激，一切来自体内外的有效刺激（包括复合刺激、刺激物之间的关系及时间因素等）只要跟无条件刺激在时间上结合（即强化），都可以成为条件刺激，形成条件反射。如害怕打针的孩子看到穿白大褂的人就会产生恐惧的心理反应。

（2）消退 当无条件刺激长期不与条件刺激结合时，已经建立的条件反射会因得不到强化而逐渐消失，这叫消退。例如，对以铃声为条件刺激而形成唾液分泌条件反射的狗，如果只给铃声而不给食物强化，多次以后，铃声引起的唾液分泌量将逐渐减少，甚至完全不能引起分泌，这就是条件反射的消退。

（3）泛化 泛化是指在条件反射形成的初期，条件反射也可以由与条件刺激相似的刺激引起，而且越相似，越容易引起条件反射，其主要机制为大脑皮质内兴奋过程的扩散。例如，在巴甫洛夫的实验中，由于反复强化的作用，那些与实验铃声音频不同的铃声也可以使狗产生唾液分泌的反应，只不过音频差别越大，所引起的条件反射效应就越小。

（4）分化 分化与泛化是条件反射建立过程中的两个阶段，在条件反射建立的初期，相似刺激能引起条件反射，出现泛化现象，但随着用无条件刺激对不同刺激进行强化或消退，就可建立分化条件反射。例如只对条件刺激（实验铃声）进行强化，而对近似的刺激不给予强化，泛化反应就会逐渐消失。狗只对经常受到强化的刺激（实验铃声）产生条件反射，而对其他近似刺激则产生抑制效应。

经典条件反射理论是行为主义理论发展的奠基石，它可以解释人的很多行为，任何中性刺激都可以通过经典条件反射作用影响人的各类行为。条件反射现象一方面可以使人更好地适应复杂多变的日常生活，但另一方面也可能产生不良习惯、心理障碍等负面作用。

2. 操作性条件反射理论 操作性条件反射理论是由美国心理学家斯金纳于 20 世纪 30 年代创立的。为了解释操作性条件反射的建立过程，斯金纳精心设计制作了"斯金纳箱"。"斯金纳箱"是动物学习实验的自动记录装置。在实验箱内有一个特殊装置，按压一次杠杆就会出现一粒食物，实验时在箱内放一只处于饥饿状态的白鼠，白鼠在箱内乱窜的时候，偶然按压了一次杠杆而获得了食物，逐渐地白鼠"学会"了通过按压杠杆来获取食物，并且按压杠杆的次数逐

考点提示

操作性条件反射的定义。

步增加，即形成了操作性条件反射。按压杠杆原本是白鼠的一种无刺激而产生的自发行为，通过按压杠杆得到食物后，食物又作为该行为的"强化物"强化按压杠杆这一行为。这一过程被斯金纳称之为强化训练。在实验中，行为结果可以是愉快、轻松的，也可以是痛苦、被动的（如将食物换成电击）；这些刺激既可以从无到有逐渐增强，也可以从有到无逐渐减弱。根据实验中发现的行为变化规律和个体行为之后的刺激性质，斯金纳将操作性条件反射分成以下几种情况。

（1）正强化   正强化是指个体某一行为的结果导致了积极刺激的增加，从而使该行为增强。例如，食物的奖励刺激白鼠按压杠杆的行为增加就是一种正强化。

（2）负强化   负强化是指个体某一行为的结果导致了消极刺激的减少，从而使该行为增强。例如，如果将食物换成电击，白鼠只有回避按压杠杆才能免遭电击，那么回避按压杠杆的行为就会增加。

（3）消退   消退是指行为的结果导致了原有的积极刺激减少，从而使行为反应减弱。斯金纳认为："如果在一个已经通过条件化而增强的操作性活动发生之后没有强化刺激物出现，它的力量就削弱。"例如，白鼠按压杠杆的行为如果不予以食物的奖励，按压杠杆的行为反应便会停止；学生的良好表现如果未能受到老师、家长的及时关注和赞扬，则会使该学生这种良好表现逐渐减少乃至最终放弃做出良好表现的努力。

（4）惩罚   惩罚是指行为的结果导致了消极刺激的增加或正强化物的减少，从而使该行为反应减弱。惩罚同样有正性惩罚和负性惩罚。正性惩罚指行为的结果导致了消极刺激的增加，从而使该行为减少或不再发生。例如，学生每次迟到时，就给予批评（消极刺激），则迟到行为会逐渐减少或不再发生。负性惩罚指行为的结果导致了正强化物的减少，从而使这种行为再次发生的可能性降低。如儿童由于贪玩没有按时完成家庭作业，家长取消了儿童平时按时完成作业后的游戏时间作为惩罚，则儿童以后犯同样错误的可能性会减少。

斯金纳认为操作性条件反射与经典条件反射的主要区别在于：前者是一个"反应－强化"过程，而后者则是一个"刺激－反应"过程，即操作性条件反射的强化刺激是随着反应之后发生的。操作性条件反射重视行为的结果对行为本身的作用。任何与个人需要相联系的刺激，只要反复出现在某一行为之后，都可能对这种行为产生影响。斯金纳把动物的这种学习行为推广到人类的学习行为上，认为虽然人类学习行为的性质比动物复杂得多，但也要通过操作性条件反射才能形成。人类的许多正常或异常的行为反应，包括各种习惯或症状，都可以由于操作性条件反射机制而形成或改变。人的一切行为几乎都是操作性强化的结果，人们还可以通过强化作用去改变别人的行为反应，这也是各种行为治疗的理论基础。

3. 社会学习理论   社会学习理论是在刺激－反应学习原理的基础上发展起来的。社会学习理论认为，现实生活中的个体在获得习惯行为的过程中并不都得到强化。因此，不是人类的所有行为都可以用传统的学习理论来解释。班杜拉把依靠直接经验的学习（传统的学习理论）和依靠间接经验的学习（观察学习）结合起来说明人的学习。观察学习是社会学习的一种最主要的形式，班杜拉认为，人类的大量行为都是通过观察他人的所作所为以后进行模仿学习学会的。模仿学习可分为主动和被动两种类型，主动模仿学习是指学习者不仅观看被模仿者的表现，而且参与其中，与榜样一起进行学习；被动模仿学习是指只看被模仿者的行为表现但不直接参与其活动。班杜拉认为，如果为那些有行为问题的人提供模仿学习的机会，他们就有可能改变自身的不良行为习惯，形成健康的行为模式。

社会学习理论具有下列特点。

（1）强调行为和环境之间的交互作用。

（2）强调人运用符号的能力。

（3）强调观察学习尤其是模仿对象及其特征激发特定行为的重要性。

（4）强调自我调节过程，认为行为的增强来源于外界的反应以及自我评价。

示范作用是另一种行为学习理论。这种理论认为，人可以通过对一个具体榜样的行为活动的观察与模仿，学会这一种新的行为类型，而不强调刺激和反应之间的联系。人们常说的"近朱者赤，近墨者黑""榜样的力量"等，其实就是示范作用。班杜拉认为示范作用包括以下四个过程。

（1）注意 学习者反复观看某一榜样，接受其中的特征性信息，成为其学习的依据。

（2）记忆 这些特征性行为被学习者有意无意地记住，成为日后其行为的模型。

（3）行动 学习者表现出这种特征性行为。

（4）强化 依据强化原则，增加或减少这种行为的再发生次数。

（三）人本主义理论

人本主义心理学是从 20 世纪 50 年代到 70 年代在美国兴起的一种心理学流派，强调研究人性，如人的成长、潜能与自我实现倾向、人的存在与意义等，人本主义心理学是西方心理学史上一次重大的变革，被认为是心理学的第三势力，其中马斯洛（Maslow AH）和罗杰斯（Rogers CR）是主要代表。

1. 马斯洛的需要层次理论 马斯洛是美国人本主义心理学的主要代表。他认为传统的心理学如精神分析和行为主义，两者关于人性的看法都过于狭窄，对正常、健康的人缺乏充分的研究。马斯洛于 20 世纪 50 年代提出了需要层次理论。该理论认为人类行为的心

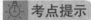
考点提示
马斯洛的需要层次理论。

理驱力不是性本能，而是人的需要。人的需要分为两大类、七个层次，好像一座金字塔，自下而上依次是第一类需要（基本需要），包括生理需要、安全需要、爱与归属的需要和尊重的需要，这些属于匮乏性需要；第二类需要（心理需要）包括认识需要、审美需要、自我实现需要，这些属于成长性需要。这些需要呈波浪式的由低层次向高层次发展，人在满足高一层次的需要之前，必须先满足至少部分低一层次的需要。马斯洛认为精神疾患是一种匮乏性疾病，精神疾患可以看作是患者没有能力认识并满足自己的需要，没有能力达到心理健康状态。他指出，神经症是由于患者缺乏安全感所致，在与他人的关系中得不到尊重和承认，没有归属感。假如成熟可以被解释成为充分的人性，那么精神疾病则可以解释为人性的退缩。神经症患者从身体上可以说是成熟的，但心理上是迟钝的，思想上是贫乏的。

马斯洛认为，满足需要对成功的治疗或减轻神经症具有首要的作用。心理治疗要取得成效，必须符合以下条件。

（1）患者基本需要的满足。

（2）患者自我认识的改善。

（3）建立良好的社会环境。

2. 罗杰斯的实践理论 罗杰斯的理论是从心理治疗的实践经验中发展出来的。他创立了"以人为中心的治疗"，是人本主义心理治疗流派中最具有影响力的人。罗杰斯对人的理解持现象学的观点，认为每个人都有自己的主观世界，都存在于以他自己为中心的不断改变的体验世界中。人的主观意识形态或体验被称为现象场、经验域。人所感知觉的世界对个体来说就是"现实"，因此每个人对"现实"都有自己独特的、主观的认识。罗杰斯强调人的主观性是在心理咨询与治疗过程中要特别注意的一个基本特性，来访者作为一个人也有自己的主观目的和选择，这也是导致"以人为中心"一词出现的原因。

罗杰斯认为，所有人对个人的成长、健康、心理适应以及"自我实现"都具有强烈的驱动力，都有实现自己需要的倾向，这种实现的倾向被看作是一种积极的倾向。在实现的过程中，个体使自身得到维持并不断成长。但是，人的心理问题及困扰，如紧张、焦虑等也是由于这种实现倾向受阻而引起的，而心理问题反过来又会干扰人调整和控制自己的能力。治疗者的任务就是营造一种气氛，使患者可以体验个人的成长，重新确立良好的动机驱动，使患者朝着自我调整、自我成长的方向前进。

罗杰斯还提出了自我概念，与弗洛伊德的"自我"不同，罗杰斯的自我概念是指一个人对他自己的知觉和认识。这种知觉和认识有时与个体真实的自我相同，有时也会出现不一致的现象。当真实自我与自我概念的实现一致时，人就达到了一种理想状态，即达到了自我实现。否则，就会产生心理障碍。是否产生心理障碍，取决于个体是否能正确地知觉和认识自我。当个体真实的自我与自我概念之间发生冲突时，就会影响自我实现的倾向，失去行动的指南，不能正确判断行为是否有助于成长，从而出现心理障碍。心理障碍者的行为看起来可能是非理性的，甚至是愚蠢的，但是按照他们自己的结构与参照系统，却是合情合理的，是可以理解的。心理治疗的目的就是帮助患者重新获得自己真实的情感和价值观念，从而使患者最终接受真实的自我。

（四）认知理论

认知心理学又称信息加工心理学，是当今心理学中最热门的分支，也是心理学家们试图使用科学方法研究心理现象的重要成果。

认知心理学通过信息加工的方法去探讨人怎样凭借感官接受信息、贮存信息以及提取和运用信息的不同阶段，强调人已有的知识结构对行为和当前认知活动的决定作用，对人的知觉、记忆、概念形成、推理、问题的解决以及语言的形成和运用等进行了研究。认知心理学家把人看作是计算机式的信息加工系统，人脑的运作与计算机的运作相似，就是输入信息和输出信息之间的过程。认知心理学强调了意识（理性）在行为上的重要作用，强调了人的主动性，重视人的主动性，重视各心理过程之间的联系、制约，基本上博采了几大学派的长处。认知心理学反对行为主义流派的简单机械的"刺激－反应"公式，认为认知有决定行为的重要作用。它也反对精神分析流派的潜意识（本能）决定论，强调理性和认识的重要性。

认知心理学的兴起是受多种因素影响，逐渐演变而成，既无核心人物、也非某人独创，是而由许多心理学家各自独立地发展自己的体系而形成的。他们的体系都有相同或相近的取向，即认知取向，都认同人的情绪、行为受学习过程中对环境的观察和解释的影响。不适宜的情绪、行为产生于错误的知觉和解释。所以，要改变人的情绪、行为，就要首先改变人的认知。认知学派认为，在多数情况下，情绪、行为和认知是相伴而生的，认知可以改变情绪、行为，情绪、行为也可以改变认知。下面简要介绍两种与心理咨询和心理治疗有关的认知理论：艾利斯（Ellis A.）的 ABC 理论和贝克（Beck A. T.）的情绪障碍认知理论。

1. 艾利斯的 ABC 理论　ABC 理论是 20 世纪 50 年代由美国临床心理学家艾利斯所创立。艾利斯认为，人的情绪和行为不是由某一诱发事件引起，而是由经历了这一事件的人对其的解释和评价所引起。在 ABC 理论中，A（activating event）指与情绪有关的诱发性事件；B（beliefs）指个体在遇到诱发性事件之后产生的相应信念（包括理性的或非理性的信念），即他对这一事件的想法、解释和评价；C（consequences）是指个体对诱发事件所产生的情绪与行为的反应或结果。通常人们会认为，人的情绪及行为反应 C 是直接由诱发性事件 A 引起的，即 A 引起了 C。但 ABC 理论则指出，诱发性事件 A 只是引起情绪及行为反应 C 的间接原因，而人们对诱发性事件所持的信念、看法、解释 B 才是引起人的情绪及行为反应的更直接的原因。也就是说，在诱发事件 A 和情绪及行为反应 C 之间有一个信念或信念系统 B。由于所持信念不同，同样一件事情发生在两个不同的人身上会导致截然不同的两种情绪反应。他指出，人天生具有歪曲现实的倾向，造成问题的不是事件本身，而是人们对事件的判断和解释。但人也能够接受理性，改变自己的不合理思考和自我挫败行为。由于情绪来自思考，所以改变情绪或行为要从改变思考着手。他的合理情绪疗法就是促使患者认识自己不合理的信念以及这些信念的不良情绪后果，通过修正这些潜在的非理性信念，最终做出理性的选择。

2. 贝克的情绪障碍认知理论　美国著名的认知治疗学家贝克认为，情绪障碍者有独特的认知模式，并创立了认知－行为理论和相应的认知－行为疗法。贝克的认知治疗接受了认知是情绪和行为反应的中介的观点，认为一个人的错误认知方式决定了他内心的体验和行为反应。情绪和行为不是由事件直接引起的，而是经由个体接受、评价，赋予事件以意义才产生的。情绪障碍和行为障碍与适应不良的认知有关。人的不良认知或认知缺陷并不是仅仅表现在一时一事上，个体可能经过长期的"预演"，在人格发展中形成了不良的认知结构。贝克把人们的认知歪曲归纳为五种表现形式：①任意推断，做出毫无根据的结论；②选择性概括，以偏概全；③过度引申，无限上纲；④夸大或缩小；⑤走极端思维，要么全对，要么全错。贝克也采用艾利斯的 ABC 理论帮助患者识别引起不良情绪的负性认知，但他将患者的认知区分为两个层次，使认知治疗程序更为清晰。另一方面，贝克注意到情绪和认知的互相影响，据此，他用负性认知和情绪障碍的恶性循环来解释情绪障碍的发展和维持。

第二节 心理咨询应用

⇒ 案例引导9-2

　　案例：某初中女生 A 因心理困扰来到学校心理咨询室寻求帮助，负责接待的 B 老师恰巧是 A 的班主任。咨询过程中，B 老师温柔、耐心并且充满诚意，令 A 感觉很有帮助。后来 A 偶然间在年级办公室门外意外听到 B 老师与其他几个老师谈论自己，B 老师不仅详细介绍 A 咨询的内容，还不时大声地说笑着。A 对 B 老师的愤怒顿时达到了极点，从此彻底失去了对 B 老师的信任。

　　问题：该案例中 B 老师犯了什么错误？作为咨询师在咨询过程中应遵循哪些原则？

一、心理咨询的适用范围

　　心理咨询的对象主要是在适应和发展上发生困难的正常人。这些人基本健康，但在生活中有各种烦恼、心理有矛盾冲突。在人生各阶段出现的诸如学习、工作、恋爱、婚姻、家庭生活、职业选择等各种心理问题，都属于心理咨询的范围。咨询的目的是帮助来访者更好地认识自己和社会、减轻心理压力、提高适应能力，充分开发潜能、提高生活质量、促进人的全面发展。从事这类咨询的人员除具有扎实的心理学基础之外，还需具有哲学、教育学、社会学、文化人类学等方面的广博知识。咨询场所一般为学校、社区、企业等非医疗机构。

　　心理咨询也适用于不同程度的非精神病性心理障碍、心理生理障碍者以及某些早期精神病患者的诊断、治疗或康复期精神病患者的心理指导，以帮助来访者挖掘病源、寻找对策、消除或控制症状、预防复发。从事这类咨询的人员必须经过严格的精神医学和临床心理学训练，咨询场所一般为专门的心理卫生机构如综合性医院下设的心理咨询机构、社区心理卫生机构以及由专业人员开设的私人诊所等。

> **考点提示**
>
> 心理咨询的基本原则。

二、心理咨询的基本原则  微课

（一）保密性原则

　　保密性原则是心理咨询中最重要的原则，心理咨询中往往要求咨询师进入来访者的内心世界，常常会触及来访者的隐私，心理咨询师要尊重和尽可能地保护来访者的隐私，不能以任何方式泄露来访者的信息。这既是建立和维持咨访双方信任关系的前提，也是咨询活动顺利开展的基础。如果需要用到当事

人的案例作为教学、写书的材料或者进行督导，必须征得当事人的同意，并在案例中隐去当事人的个人基本信息。但是，保密性原则并不是无限度、无条件的，以下两种情况可以例外。

1. 对有明显自杀意图的来访者，心理咨询师不能对其自杀意图作无条件保密的承诺，而应尽快与有关人士联系，尽可能加以挽救；

2. 存在伤害性人格障碍或精神病患者，为避免他人受到伤害，心理咨询师也应做好一些预防工作。

（二）来访自愿原则

心理咨询应以来访者自己有改变的愿望和要求为前提，咨询师不能以任何理由或方式强迫来访者接受或维持咨询，也可称之为"来者不拒，去者不追"原则。

（三）价值中立原则

为确保咨询的客观公正，咨询师在心理咨询过程中应始终保持不偏不倚的立场，尊重来访者的价值准则，不能以任何方式将自己的价值观念强加于对方，不能强求对方服从或改变，不对来访者的观念、行为妄加批评和指责。

（四）时限性原则

心理咨询有一定的时间要求，通常情况下，每次访谈时间在 50 分钟左右，除非有特殊情况，一般不允许随意更改已经预约的时间，更不能随意延长咨询时间或时间间隔。但有时有些案例比较复杂，首次咨询可酌情延长面谈时间。

（五）助人自助原则

心理咨询师要明确工作的目的是指导和帮助来访者，使他们自己有能力去解决自己的问题，从而促进来访者的心理成长，而不是为来访者提供要怎么做的具体办法，使其在生活中对心理咨询师产生心理依赖。

（六）启发性原则

所谓启发性原则是指心理咨询师在咨询过程中，要启发来访者准确地表达所要表达的思想，鼓励他们吐露真情。在咨询过程中，有些来访者心存顾忌，不愿道出全部实情；有些来访者叙述时不着边际，没有重点；还有些来访者表达能力较差，常常词不达意等，这些都会给咨询师的分析和判断带来一定的困难。作为咨询师要善于掌控谈话的方向，创造和谐的气氛消除来访者心中的顾虑；当来访者谈话的内容符合咨询需要时，要及时给予肯定和鼓励；而当谈话内容漫无边际或逻辑混乱时，要注意冷静倾听，从"字里行间"揣摩其真正的含义和话中之话。如拿不准对方含义时，可以用反问的方式帮助来访者抓住主要矛盾，如"您的意思是不是……""能否再重复一下您刚才说的话？"等。需要注意的是，启发性原则不可滥用，咨询师不能将自己的意见强加于来访者，甚至"启发"来访者胡编乱造以自圆其说。

（七）综合性原则

心理咨询的综合性原则具有以下三重含义。

1. 心身的综合　人的生理和心理之间往往是相互作用、互为因果的。心理问题常常会伴有许多躯体化的表现，而生理疾病又往往是导致心理问题出现的原因。因此，心理咨询师在咨询过程中对来访者身心之间的关系状况与相互影响要保持高度的敏感性。在分析来访者心理问题的时候不能忽略其生理学因素，要将生理因素和心理因素综合起来看待和分析问题。如果来访者的心理苦恼主要是由生理学原因引起的，应建议他求助生物医学帮助，而不是心理学帮助。

2. 原因的综合　每个人都是生理、心理和社会的综合体，因此引起来访者心理问题的原因也应该是这三个因素交互作用的结果。因此，心理咨询师在对来访者的心理问题进行分析、评估和干预的时候，也都应该从这三个角度出发。同时，影响原因如同一个立方体结构，既有横向诸因素的作用，即共时态原因，又有纵向诸因素的作用，即历时态原因，并且这两者是互相交叠在一起的。这就要求咨询师能透过现象看本质，透过表面原因看到深层原因。例如，来访者的情绪困扰常常源自于人际交往方面的障碍，而来访者人际交往方面的障碍又往往可以溯源到来访者原生家庭的不良互动模式。

3. 方法的综合　在咨询过程中，心理咨询师综合地运用各种方法通常比单一的方法更为有效。咨询师应针对特定的来访者，将各种方法有机地结合起来，以发挥它们的最大效能。综合的方法可以针对人心理的各个方面和不同层面的心理需求。例如，面对一个处于较严重抑郁状态的来访者，心理咨询师在采取来访者中心疗法的基础上，请医生配合使用抗抑郁药物可以有效地控制症状，使咨询更容易进行。

（八）灵活性原则

所谓灵活性原则是指咨询师在不违反其他咨询原则的前提下，视具体情况，灵活地运用各种咨询理论和方法，采取灵活的步骤，以便取得最佳的咨询效果。首先，咨询师应根据来访者所求助问题的性质和程度，考虑使用不同的主要咨询方法。例如，对于恐怖症可以采用系统脱敏疗法，对于强迫症使用森田疗法疗效更佳，而对于癔症，可能最有效的方法是精神分析疗法等。其次，由于来访者在咨询过程中的不同阶段，其心理问题的主要矛盾不同，故咨询师应考虑采用不同的方法。如在咨询初期，来访者往往情绪不稳、心理混乱，咨询师主要采取支持疗法；待来访者情绪稳定后，便可开始使用分析疗法，探讨心理症状，予以指点；接下来，可以采用认知－行为疗法，帮助来访者改善行为方式。最后，对于不同的咨询对象也应采用不同的方法。咨询师要充分考虑到每个咨询对象的特殊性，根据来访者的年龄、性别、个性特征、文化背景等选择最适宜的方法。

◉ **知识链接9-2**

从事心理咨询的临床心理学工作者

需具备以下五项关键品质。

1. 对相关理论和研究理解的能力；
2. 与来访者或同事建立积极的工作或治疗关系的能力；
3. 伦理意识贯穿始终的能力；
4. 与同行共事的能力；
5. 思考的实践者。

三、心理咨询的类型

（一）按照咨询对象的数量分类

1. 个体咨询　个体咨询是指心理咨询师与来访者之间一对一的咨询，是心理咨询最常见的形式，可以通过面谈、电话、信函或互联网等途径来进行，其中面谈咨询是最主要的形式。个体咨询具有针对性强、保密性好的优点。来访者可以毫无顾忌地表达自己的真实想法，倾诉内心的秘密，使咨询师能够准确地了解和分析来访者的情况，给予及时的指导和帮助，因而咨询效果明显。缺点是咨询成本较高，需要双方投入较多的时间和精力。

2. 团体咨询　是相对于个体咨询而言的，也称集体咨询或小组咨询，是指将具有同类问题的来访者组成小组或较大的团体,进行共同讨论、指导或矫治。其优点是可以多向交流,咨询效率高,咨询成本低,对某些心理问题的解决效果明显优于个别咨询。缺点是个人深入的问题不易暴露,难以兼顾每个个体的特殊性。

(二) 按照咨询的方式分类

1. 门诊咨询 门诊咨询是心理咨询中最常见、最有效的咨询形式,通常在医院门诊或专业心理咨询机构进行。心理咨询师通过与来访者直接面谈,可以进行双向信息反馈,交流比较深入,因而能对来访者的信息有较为全面的了解,从而做出准确的分析、判断和评估,并且能够随时调整对策,深入地为来访者提供有效的帮助。其优点是针对性强,了解信息全面,及时有效,保密性强。不足之处是对异地来访者来说不太方便。

2. 电话咨询 电话咨询是心理咨询师通过电话对来访者进行心理学帮助的咨询形式,也是心理咨询的一种常见形式。早期多用于心理危机干预,防止心理危机所导致的恶性事件。现在的电话咨询涵盖面很广,除了处理各种心理危机外,也为其他心理问题提供服务。其优点是方便、迅速、及时,保密性好。不利之处是通话时间有限,通过电话传递的信息也有限,因而对咨询师要求较高,心理咨询师必须能够掌控局面,反应敏锐,给对方以信任感,否则咨询很难奏效。

3. 互联网咨询 是指心理咨询师借助互联网对来访者进行心理帮助的咨询形式。其优点是方便快捷、隐蔽性好、保密性强,对于那些因受个人身体条件或地域环境的限制而不能直接求助于心理咨询师以及因个人生活风格或认知习惯不愿意面对咨询师的人来说,互联网咨询有其独特的优势。同时,咨询师可借助软件程序对求助者进行心理问题的评估与测量,可以将咨询过程全程记录,便于进行案例讨论并深入分析求助者的问题。在一个付费咨询体系中,咨询协议的具体化和程序化也更容易为人们所接受。不足之处是双方的真实身份不易识别,容易因信息交流不充分而引起误会以及咨询师不在现场易造成影响作用不足等。

4. 信件咨询 是通过书信交流进行心理帮助的咨询方式。此形式适合于路途较远或不愿暴露身份的人。来访者来信提出自己要求解决的问题,咨询师根据其描述的具体情况予以解惑答疑和心理指导。优点是简单方便,可自由支配时间,免去面谈的尴尬。缺点是信息量有限、不能全面深入地了解情况,并且反馈周期较长,不利于问题的解决。随着网络的快速崛起,近年选择此方式的呈下降趋势。

5. 专栏咨询 是指通过报刊、杂志、广播、电视等大众传播媒体,介绍心理咨询、心理健康的一般知识,并针对公众关心的一些较为普遍的心理问题,进行专题讨论、答疑和现场访谈。严格地讲,这种形式的心理咨询其作用更多的是普及和宣传心理卫生知识,而非真正的心理咨询。其优点是影响面广,科普性强,兼具帮助和预防的功能,是其他咨询形式所不能及的。缺点是针对性较差,只能对一些共性问题进行解答,不能对个性问题进行咨询。

6. 现场咨询 是指心理咨询师亲身深入到基层,例如学校、机关、企业、工厂、部队、城乡社区、家庭、医院病房等现场,对广大来访者提出的各种心理问题给予咨询和帮助。这种咨询形式对于一些有共同背景或特点的心理问题有较好的效果,为那些有心理问题但由于种种原因不能到门诊咨询的人提供了方便,可在一定程度上弥补我国咨询人员严重不足的现状。现场咨询的缺点是增加了心理咨询师的工作量,且咨询次数有限。

7. 代诊咨询 上述的几种咨询形式都是当事人个体主动寻求心理咨询帮助。在实际工作中,还有一种特殊情况,真正需要心理咨询的当事人本人,因为种种原因不愿意或者不能直接与心理咨询师沟通,而是当事人的家属或其他有关系者代为与心理咨询师沟通。在这种代诊情况下,心理咨询师一方面需要做好解释工作,向来访者说明心理咨询是怎么回事,可以先向来访者初步了解真正需要心理咨询的当事人的一些基本情况,告知当事人本人来诊是最好的方法。另一方面,心理咨询师也可以评估一下来访者的心理状态，通过分析来访者与需要心理咨询的当事人之间的关系，间接了解当事人可能的状况。

　　在实际的咨询工作中，以上各种咨询方式常常是互为补充的，其优缺点可见表9-2。许多来访者通过专栏咨询，认识到了自己的心理问题或症状，往往会进一步进行电话咨询、信件咨询、门诊咨询或互联网咨询。有些门诊咨询的异地来访者，回到原来的学习、工作或生活处所后，同样可以通过信件咨询、电话咨询、互联网咨询继续得到咨询师的帮助，而在现场咨询中发现的心理问题较为严重的来访者，则需转到医院进行门诊咨询。由此可见，多种咨询方式的相互配合，有利于心理咨询的广泛开展以及咨询效果的巩固与提高。

表9-2　不同咨询方式优缺点比较

咨询方式	优点	缺点
门诊咨询	针对性强，了解信息全面、及时有效，保密性强	异地来访者不大方便
电话咨询	方便、迅速、及时、保密	通话时间有限，传递的信息有限
网络咨询	保密、隐蔽、快捷，可借助软件程序对来访者进行心理测评；可全程记录咨询过程	双方真实身份不易识别，易因信息交流不充分而引起误会，咨询师不在现场易造成影响作用不足等
信件咨询	可自由支配时间，免去面谈的尴尬	信息量有限，反馈周期长
专栏咨询	影响面广，科普性强，兼具帮助和预防的功能	针对性差
现场咨询	可弥补我国咨询人员严重不足的现状	增加了心理咨询师的工作量，有次数限制
代诊咨询	可间接了解当事人可能的状况	了解信息有限，咨询效果差

四、心理咨询的程序

　　心理咨询并非随意的谈话和聊天，而是心理咨询师针对来访者的问题，依据心理学的规律和技术规范所进行的有序操作过程。心理咨询的一般程序包括以下几个阶段。

（一）咨询关系建立阶段

　　良好的咨询关系是咨询成功的基础，因而是咨询过程中极为重要的一个环节。正如美国心理咨询专家拉斯（S. W. Russ）所言："咨询者与来访者之间建立一种坦率、信任的关系，是咨询过程中头等重要的事情，是有效咨询的前提条件"。此阶段工作包括以下内容。

　　1. 令来访者对心理咨询有所了解，如心理咨询的目的、作用、方法以及保密原则等；

　　2. 耐心倾听，接纳对方，使来访者体会到关心和关注；

　　3. 细心探索，以明确来访者的主要问题；

　　4. 判断咨询问题的适合性，不是自己擅长领域的，可介绍给其他机构或专家；

　　5. 与来访者商定协议，包括咨询的目标、方式、保密范围、时间、地点等。

（二）资料收集阶段

　　临床资料是进行心理咨询工作的基本依据，没有它，心理咨询就会无从下手。因此在建立了良好的咨询关系之后，首先要做的第一步就是收集来访者的临床资料。需收集的临床资料包括以下内容。

　　1. 人口学资料；

　　2. 个人成长史；

　　3. 个人健康（含生理、心理、社会适应）史；

　　4. 家族健康（含生理、心理、社会适应）史；

　　5. 个人生活方式、个人受教育情况；

　　6. 对自己家庭及成员的看法；

　　7. 社会交往状况（与亲戚、朋友、同学、同事、邻里的关系）；

8. 目前的生活、学习、工作状况；

9. 自我心理评估（优缺点、习惯、爱好，对社会、家庭、婚姻以及目前所从事工作的看法，对个人能力和生存价值的评估）；

10. 近期生活中的遭遇；

11. 求助目的与愿望；

12. 来访者的言谈举止、情绪状态、理解能力等；

13. 有无精神症状、自知力如何；

14. 自身心理问题发生的时间、痛苦程度以及对工作和生活的影响；

15. 心理冲突的性质和强烈程度；

16. 与心理问题相应的测量、实验结果。

以上资料可通过摄入性谈话记录、观察记录、访谈记录、心理测量和问卷调查以及实验室记录（心理、生理）等途径获得。

（三）分析诊断阶段

将收集到的所有资料按出现时间的先后顺序排序，将与症状无关的资料剔除，然后按照因果关系确定主症状和派生症状，再将与症状有关的资料进行分析后，确定心理问题的类型、性质、严重程度以及心理问题的原因（一般原因、深层原因、有无明显诱发因素等）。

（四）咨询目标确立阶段

咨询目标是心理咨询所要达到的目的和追求的结果，它能使咨询双方明确努力的方向，有助于咨询双方积极投入，并便于对咨询的进展和效果进行评估。咨询目标包括一般目标、阶段目标和终极目标。咨询师要与来访者共同商定目标，目标应具有针对性和可操作性。目标过高易产生焦虑，目标过低则不利于解决问题。此外，要鼓励来访者对实现目标承担责任。

（五）指导与帮助阶段

这一阶段是解决问题的实质性阶段，主要包括以下两个步骤。

1. 确定咨询方案　咨询方案是心理咨询实施的完整计划，是心理咨询进入实施阶段时必备的文件。咨询师应根据心理咨询的目标制定相应的咨询方法，然后按其实施过程制订具体操作计划。

2. 实施指导和帮助　咨询师可采用支持、鼓励及解释等技术，对来访者的积极方面给予真诚的肯定，增强其自信心，促进其积极行为。也可以通过解释使其从一个新的角度看待自己的问题，重新认识自身和环境，提高自知力，促进问题的解决和人格的完善。

（六）巩固与结束阶段

由于心理问题的复杂性和反复性，经过以上阶段之后取得的疗效需要继续加以巩固，这一阶段包括巩固效果和追踪调查两项任务。

1. 巩固效果　告知来访者已基本达到既定的咨询目标，让其做好结束咨询的准备；咨询师与来访者一起做总结性回顾，帮助其从中学习经验；指导来访者巩固已有的进步，并运用到日常生活中，使之能独立有效地适应环境，达到通过咨询学习成长的目的。

2. 追踪调查　可采用填写信息反馈表、约请来访者定期面谈或侧面访问他人等方法，对咨询效果进行确认，以了解来访者能否运用获得的经验来适应环境。

五、心理咨询的常用技术

心理咨询是以解决问题为目的的，这就需要借助一定的方法和

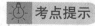

考点提示

参与性技术包括的主要具体技术。

技术来实现。心理咨询的方法、技术很多，这里主要介绍咨询中的参与性技术和影响性技术。

（一）参与性技术

参与性技术主要包括：倾听、提问、鼓励和重复、内容反应、情感反应、具体化、参与性概述等。

1. 倾听 倾听是心理咨询的关键技术之一，基伯森（J. J. Gibson）认为，学会倾听是心理咨询的先决条件。因此，倾听是心理咨询的基础。心理咨询条件下的倾听与一般社交谈话中的聆听不同，它要求咨询师设身处地、认真地听对方讲话，这既是情感沟通的需要，也是掌握、了解信息的程序。

倾听也是建立良好咨询关系的基本要求。它可以表达对来访者的尊重，让来访者在一种放松和信任的氛围中宣泄自己的情感。倾听时，咨询师要认真、设身处地地听，不带任何偏见和框架，不作价值评判，对来访者讲述的内容不表示惊讶、厌恶或气愤，予以无条件的尊重和接纳。倾听时不仅要用耳，更要用心。不但要听懂来访者通过言语、表情、动作所表达出来的思想，更要弄清楚来访者在交谈中所省略的和没有表达出来的内容或隐含的意思。倾听时要注意对来访者的讲述给予言语的和非言语的回应。在咨询过程中，有时"听"比"说"更重要，因为只有认真地倾听来访者的叙述，才能发现其问题的症结所在，才能提出解决问题的建议。

2. 提问 提问分为开放式提问和封闭式提问两种形式。前者是以能引发来访者就有关问题、思想情感给予详细说明的提问，后者是以"是"或"否"简单作答的提问。

（1）开放式提问 是咨询中较常用的一种提问形式，通常在会谈初期，资料的收集阶段使用。开放式提问常用"什么""怎样""为什么""能不能""愿不愿意告诉我……"等形式提问。通常不能用一两个字作答，而是引出一段解释、说明和补充材料。例如："你为解决这个问题做了些什么呢？"来访者就不能用一两个字作答，而要详细描述自己的想法和行为。咨询师通过来访者的描述能从中了解其日常情绪、行为习惯、人格特征和价值观等信息。

开放式提问必须建立在良好的咨访关系基础之上，否则就可能会使来访者产生被询问、被窥探的感觉，以致发生抵抗。因而在提问时一定要注意提问的方式，提问的语气和语调不能轻浮，也不能咄咄逼人，尤其是涉及某些敏感的隐私问题时更要注意。提问是出于咨询的需要，而不是为了满足咨询师的好奇心或窥探的欲望。

（2）封闭式提问 封闭式提问通常使用"是不是""对不对""要不要""有没有"等提问，而回答也是用"是""否"等一两个字简单作答。这类提问不引导来访者提供更多的信息，不扩大话题，而是就提出的问题进行查证。其作用是获得特定的信息，澄清事实，缩小讨论的范围。常用于问题探索阶段，在已讨论了大量事实的基础上，利用这种技巧来补充、证实一些谈及的资料，比较节约时间；或者当来访者漫无边际地谈其情况、偏离了正题时，可用此技术引导步入正题，终止其叙述。

咨询过程中不可过多地使用封闭式提问，否则会使来访者陷入被动回答中，会压抑来访者自我表达的愿望和积极性，而使之沉默，甚至有压抑感或者被讯问的感觉。因此，必须与开放式提问结合起来使用。

3. 鼓励和重复 鼓励是咨询师以表情、语气强化来访者继续说下去的方式。其作用是咨询师表达对自己来访者的感受，对来访者所谈的话题表示感兴趣，希望来访者将话题继续下去。所用的技巧不外乎点头、微笑，或者说一些肯定、赞同的话，如"嗯""好""接着说""还有吗"等。重复就是咨询师直接复述来访者刚刚陈述的某句话，引起来访者对自己某句话的重视或注意，以明确要表达的内容。以重复技术作为鼓励对方的一种反应，是很有效的方式。它体现了咨询师对来访者所述内容的某一点、某一方面的选择性关注，可以引导来访者的谈话朝着某一方向进一步深入。有些来访者在咨询中的表达令人费解，或与事实不符，或与常理不符，此时咨询师可以应用重复技术来澄清，从而明确来访者真正想表达的内容。通过鼓励和重复技术，咨询师对来访者的理解更加深入、准确，由此促进了咨询的顺利进行。

4. 内容反应 也称释义或说明，是指咨询师把来访者讲述的主要内容和思想加以整理，再反馈给来访者的方式。咨询师选择来访者谈话的实质性内容，用自己的语言将其表达出来，最好是来访者言谈中最有代表性、最敏感、最重要的词语，以便让来访者所诉内容更加明朗化，使来访者有机会再次剖析自己的困扰，重新组织零散的时间及关系，深化会谈内容。采用释义技术还可以检查咨询师是否准确理解了来访者讲述的内容。同时，还能给来访者传递这样一个信息，即"我正专心听你讲话"，以便打消来访者的疑虑，重塑信心。

5. 情感反应 情感反应与内容反应很接近，但有区别，内容反应着重于来访者言谈内容的反馈，而情感反应则着重于来访者的情绪反应，是指咨询师用词语来表达来访者所谈到、所体验到的感受，即有选择地对来访者在会谈中的情绪内容予以注意和反应。它的作用是澄清事件后隐藏的情绪，推动对感受及相关内容的讨论，也有稳定来访者谈话心情的作用。

咨询师关注来访者谈话中的情绪线索，并做出适当的情绪反应，有助于帮助来访者发现和意识到自己的问题所在，并予以解决。例如，来访者在谈到某个人时所用的情绪性词语，或对某个人所表现出的混合情感和矛盾情绪（如既爱又恨）等。总之，咨询师对来访者的情感做出准确的反应，关键在于本人要真正进入来访者的内心世界，与来访者的情感产生"共鸣"，这种情感反应有助于加强咨询关系。

6. 具体化 具体化是指咨询师协助来访者详细、准确、清楚地表述自己的观点、所用的概念、体验到的情感或者经历的事件等，使重要的、具体的事实和情感得以澄清。具体化技术可以应用在来访者叙述中出现问题模糊、过分概括或概念不清等混乱、模糊、矛盾、不合理的情况时。咨询师可以通过具体化技术明确对方所要表达的真正意图和来访者的问题。例如咨询师问来访者："您可以举个例子吗？""您能具体谈谈当时的情形吗？"

具体化技术需要咨询师一方面澄清具体事实，另一方面要澄清来访者所说词汇的具体含义。例如咨询师问："您认为自己得了强迫症，那么您所说的强迫症有哪些具体表现？"因为来访者有时对一些专业词汇缺乏真正的理解与认识，会引起回答错误。具体化技术在一定程度上影响着咨询的有效进行，有时甚至决定了咨询的质量。

7. 参与性概述 参与性概述是指咨询师把来访者的言语和非言语行为包括情感综合整理后，以提纲的方式再对来访者表达出来，相当于内容反应和情感反应的整合。参与性概述可使来访者再一次回顾自己的所述，并使面谈有一个暂停喘息的机会。参与性概述可用于一次面谈结束前，也可用于一阶段完成时，也可用于一般情况下。只要认为对来访者所说的某一内容已基本清楚就可作一个小结性的概述。参与性概述有利于引导来访者有序地探讨自身的种种困扰和咨询者对来访者的思想、感情和价值观等的把握。

（二）影响性技术

影响性技术主要包括：面质、解释、指导、情感表达、自我开放、影响性概述等。

💡 考点提示

　　影响性技术包括的主要具体技术。

1. 面质 又称质疑、对质、对抗、正视现实等，是指咨询师指出来访者身上存在的矛盾，如言行不一致、前后言语不一致等。面质的目的是：①协助来访者促进对自己的感受、信念、行为及所处境况的深入了解；②促进来访者言行统一；③促进来访者明了自己所具有的能力、优势。在使用面质时需要注意：①要有事实依据；②避免宣泄个人情绪；③避免无情攻击；④要以良好的咨询关系为基础；⑤可用尝试性面质。

2. 解释 解释是咨询师根据某种理论来描述来访者的思想、情感和行为的原因、实质等。使来访者从一个新的、更全面的角度来重新面对自己的困惑、自己的周围环境及自己，并借助于新的观念和思想加深对自身行为、思想和情感的了解，产生领悟，提高认识，促进变化。解释有别于释义，释义是从来访者的参考框架来说明来访者表达的实质性内容，解释是从咨询师的参考框架运用自己的理论和经验，为来访者提供认识自身问题的新思维。

咨询师应具备较高的心理咨询理论修养，针对来访者的实际情况，从理论的高度给予系统的分析和科学的解释。否则，解释就可能会表面化、片面化，或者缺乏说服力，从而影响咨询的效果。此外，解释还应因人而异，对文化水平高、有一定心理学知识、领悟力强的来访者，可以做深入、系统、全面的解释，而对文化水平较低的来访者，则应尽量解释得通俗易懂，少用专业术语，多举例子打比方，以便使来访者易于接受。

3. 指导　指导是影响力最明显的一种咨询技巧，即咨询师直接地指示来访者做某些事、说某些话或者以某种方式行动，其作用在于直接造成来访者的认知、情感、行为甚至性格改变。指导可分为一般指导和实用技术指导。一般指导主要告诉来访者怎样看待自己的心理问题和心理困惑，如何与咨询师合作共同改进行为、解决问题；实用技术指导包括各种行为疗法的矫正程序、家庭作业、放松训练等。运用指导技术时必须确保指导方向正确，避免误导。同时，指导的目标应具体、明确、易评估、可操作性强，指导用语也应简单明了、通俗易懂。

也有咨询师不赞同采用指导技巧，认为这是将咨询师的意志强加于来访者，他们反对操纵和支配来访者，认为咨询师应避免代替来访者做决定，让来访者自己确定要讨论的问题，而不是由咨询师来提出需要矫正的问题，也不要求来访者执行推荐的活动。但多数心理咨询专业人员仍然经常使用指导技巧，认为它是最有助于影响来访者的方法。

4. 情感表达　是咨询师表达自己的喜怒哀乐，这种表达可以针对来访者、咨询师，也可以针对其他事物。它有别于情感反应，情感反应是咨询师反映来访者叙述中的情感内容，而情感表达则体现出咨询师对来访者设身处地的反应，同时也可起到一定的示范作用，促进来访者的自我表达。

5. 自我开放　也称自我暴露、自我表露，是指咨询师暴露与来访者所谈内容相关的个人经验，包括自己的情感、思想、经验等与来访者共同分享。它使来访者感受到咨询师也是普通人，从而缩短咨询师与来访者之间的人际距离，有利于建立和促进咨询关系。同时，咨询师这种开放的态度也为来访者做出了示范，可促进来访者的自我表达。

自我开放一般有两种形式：一种是咨询师把自己对来访者的体验感受告诉来访者。若感受是积极的、正面的、赞扬性的，表达后一般能使来访者感到心情愉快和受到鼓励。若感受是消极的、负面的、批评性的，则这种信息的表达应注意它可能带来的副作用，不能忽视、体谅来访者的感受。另一种自我开放的形式是咨询师暴露与来访者所谈内容有关的个人经验。这种自我开放的目的不在咨询师本人，而是借助自我开放表明咨询师理解来访者的问题，促进其更多地自我表达，因而在表述时应较为简洁。

运用自我开放技术时应注意：①应以良好的咨询关系为基础，有一定的会谈背景，不能过于唐突；②自我开放的内容、深度、广度都应与来访者所涉及的主题有关；③咨询师适当暴露自己的缺点、错误和经验，给来访者的启发和帮助更大。

6. 影响性概述　咨询师将自己所叙述的主题、意见等组织整理后，以简明扼要的形式表达出来，即为影响性概述。影响性概述可使来访者有机会重温咨询师所讲过的话以加深印象，咨询师也可通过影响性概述回顾讨论的内容，加入新的资料，强调某些特殊内容，为后续的交谈奠定基础。影响性概述和参与性概述不同，前者概述的是咨询师所要表达的观点，而后者概述的则是来访者叙述的内容。咨询师运用影响性概述，可总结来访者的主要问题、原因及影响，概述自己所阐述的主要观点，让整个咨询的过程脉络清楚，条理分明。因而影响性概述相比参与性概述而言，其对来访者的影响更为主动、积极和深刻。影响性概述既可用于会谈过程中，也可在会谈结束时使用，有时也常和参与性概述一起使用。

第三节　心理治疗应用

一、心理治疗概述及适用范围

（一）心理治疗的概述

心理治疗（psychotherapies）亦称精神治疗。是以一定的理论体系为指导，以良好的医患关系为桥梁，应用心理学的方法，影响或改变患者的感受、认识、情绪及行为，调整个体与环境之间的平衡，从而达到治疗目的。心理治疗自古以来就存在，远在氏族社会就有祭司或巫医在宗教仪式中运用"神灵"的力量为患者治疗的记载。《黄帝内经》中记载的"精神不进，志意不治，病乃不愈"，就可以说明古人已经认识到心理治疗的重要性。

现代心理治疗的历史只有百余年。奥地利医生弗洛伊德（Freud S.）于 1900 年首创精神分析疗法影响深远，成为心理治疗发展史上的一个里程碑。20 世纪 50 年代以后，沃尔普（Wolpe J.）等人创立了行为疗法，通过学习理论来治疗神经症状，改变不适宜的行为，使心理治疗的病种更为广泛。半个多世纪以来，随着心理科学研究的深入，心理治疗方法不断完善。现代医学传入我国后，国内心理学家将西方的心理治疗方法逐步引入中国进行实践，并致力于将其本土化研究与发展。

心理治疗的种类繁多，据美国 20 世纪 90 年代初期的统计，截至当时已有 400 余种心理治疗方法问世，若只从一个角度分类，难以概括全面。从以下四个方面进行分类。

1. 依据学派理论分类　包括精神分析学派、行为主义学派和人本主义学派等。

2. 依据心理现象的实质分类

（1）言语治疗　如弗洛伊德的精神分析疗法、罗杰斯的来访者中心疗法都属于言语治疗。

（2）非言语治疗　即在治疗过程中通过音响、色彩、情境和动作信息等非言语形象来改变患者的病态情绪。如聆听音乐，欣赏画册，观看电影、话剧、戏曲甚至参加演出，或到郊外旅游，或到疗养院休养等，以达到治疗的目的。由此也派生出音乐疗法、绘画（书法）疗法、雕塑疗法、心理戏剧疗法等心理治疗方法。

（3）行为疗法　主要是通过患者的动作来引起心理状态的改变。在治疗师的直接指导下，患者学会控制呼吸、放松肌肉等技术来调整一系列身心功能。

3. 依据治疗形式分类　分为个别治疗（individual psychotherapy）和集体治疗（group psychotherapy）。

（1）个别治疗　是指治疗师与患者以一对一的方式进行交谈。除明显的精神异常外，凡存在心理障碍的各科患者，尤其是那些有明显心理创伤者，都适合于个别治疗。

（2）集体治疗　则表现为治疗师与患者是一对多或多对多的方式，属于这类治疗的有家庭疗法、婚姻疗法及聚会交流法等。

4. 依据患者意识范围的大小分类　分为觉醒治疗、半觉醒治疗和催眠治疗。

心理治疗产生疗效取决于多方面因素，包括治疗的环境或氛围、治疗师的个人素质、患者的问题性质及其领悟能力等。一般认为，在心理治疗过程中，主要有两种途径产生了作用、发生了转化，一是宣泄（abreaction），二是领悟（insight）。通过宣泄可以让患者倾诉内心困惑，使其达到新的平衡和稳定。通过领悟可以使患者全面深刻地认识到以前没有意识到的、导致自己潜在动机、情绪障碍和病态行为的原因，有利于有的放矢地纠正错误。不过，领悟是需要时间、耐心和精力的。在这两种途径作用过程中，有意识地采用积极的言语、治疗师对患者进行暗示、改善患者情绪反应、患者学习和模仿正确行为、调整神经系统促进潜能的发挥等，也都能帮助矫正患者不健康的心理，使人适应环境，从而使心理治疗产生疗效。

心理治疗与其他临床治疗不同，有其特有的性质。英国心理学家艾森克（Eysenck J. H.）归纳了心理治疗的几个主要特征主要有：① 心理治疗是一种两人或多人之间的持续的人际关系；② 参与心理治疗的其中一方是有特殊经验或接受过特殊专业训练的；③ 心理治疗的其中的一个或多个参与者是因为对他们的情绪或人际适应、感觉不满意而加入这种关系的；④ 在心理治疗过程中应用的主要方法实际上是心理学的原理，即包括沟通、暗示以及说明等机制；⑤ 心理治疗的程序是根据某些正式的关于一般心理障碍的理论和求治者特殊的心理障碍而建立起来的；⑥ 心理治疗过程的目的就是改善求治者的心理困难，而后者是因为自己存在心理困难才来寻求施治者予以帮助的。

（二）心理治疗的适用范围

现代心理治疗应用越来越广，从医学心理学角度来看，能够接受心理治疗的对象主要包括以下几个方面。

1. 综合性医院各科心理问题

（1）非精神病患者　急性情感障碍患者在对有关躯体疾病给予紧急临床处置的同时，对伴随的心理危机也需要同时进行心理治疗，如给予精神支持疗法、松弛疗法等。

（2）慢性疾病的患者　如慢性疼痛患者的行为矫正治疗、康复疗养患者的集体支持治疗等。

（3）心身疾病的患者　针对致病的心理社会因素采取心理治疗可以帮助患者消除或缓解心理应激反应，减轻疾病症状，促进其康复，如对紧张性头痛患者的认知治疗等。还可直接针对疾病的病理过程采取心理学矫正措施，如对高血压病患者进行的松弛训练。

2. 精神类疾病　这是心理治疗在医学临床中应用较早的领域，包括各类神经症性障碍如神经衰弱、焦虑症、抑郁症、强迫症、恐怖症、癔症、疑病症等，以及其他精神科疾病如恢复期精神分裂症、抑郁症等精神疾病。但是，精神病发作急性期、严重的内源性抑郁症、轻躁狂、器质性精神障碍、严重反社会人格障碍、严重消极自杀等状况不主张进行心理治疗。

3. 各类行为问题　各种不良行为包括：性行为障碍、人格障碍、过食与肥胖、烟酒依赖、口吃、遗尿、儿童行为障碍、社交恐怖症等都可以通过心理治疗行为疗法来进行矫治。

4. 社会适应不良　在社会生活中，当一个人由于未能处理好人际关系或遭受突然的生活事件刺激等原因，可导致适应困难，出现各种心理障碍，表现为自卑、自责自伤、攻击、退缩、失眠等心理或行为和躯体症状。此时可采取支持疗法、应对训练技巧、环境控制、松弛训练、认知疗法、危机干预等各种心理治疗方法给予帮助。

二、心理治疗的基本原则

1. 信任性原则　信任是心理治疗得以成功的基础。建立互相信任的治疗性人际关系是心理治疗成功与否的重要因素。只有患者对医护人员产生了信任感，才能向施治者袒露心扉，为拟定合理的治疗方案提供可靠依据。治疗师应该积极主动地与患者建立相互信赖的关系，建立这种关系的能力是检验心理治疗者是否具有良好心理素质的重要条件。

2. 接受性原则　对所有求治的心理患者，不论心理疾患轻重、年龄大小、地位高低、初诊或复诊，治疗师都应一视同仁、诚心接待、耐心倾听、全心诊治。某些患者在对施治者产生信任感后会全部倾诉出自己压抑已久的内心感受，甚至会痛哭流涕地表达自己的悲痛心情，这一结果会使其情绪安定舒畅，心理障碍也会明显改善，故接受性原则具有"宣泄疗法"的治疗效果。

3. 针对性原则　各种心理治疗方法均有一定的适应范围，在选用时应充分考虑患者实际存在的问题（如情绪、行为、社会适应问题）及性质、程度，同时还要考虑治疗师自身所掌握或擅长的治疗领域及其熟练程度、专业能力是否能适应和满足患者的需求。因人而异地选择有针对性的治疗方法，是确保治疗产生效果的前提条件。

4. 综合性原则　心理治疗作用机制的复杂性和效果的不确定性，使得临床效果有显著差异，而且任何心理治疗均没有特效。因此，在决定对患者采用某种治疗方法时，必须考虑到患者是生物、心理和社会等多因素共同作用的个体，不应排除药物治疗或其他物理疗法，应将心理治疗与躯体治疗相结合，心理治疗与家庭、社会环境因素治疗相配合，体现综合性治疗原则。

5. 灵活性原则　人的心理差异很大，即使是同一求助者，在疾病的不同阶段，心理活动的改变也是难以预测的。因此，在整个治疗过程中，心理治疗师应关注求助者的心理变化，灵活、果断地调整治疗方案。要密切观察患者的身心变化，随时根据患者的治疗状况及反应，灵活地调整治疗方法和手段。

6. 中立性原则　依据心理治疗"帮助患者自我成长与发展"的宗旨，心理治疗师要明确工作的目的是促进患者自身的心理成熟，只有患者自己领悟、不对治疗师产生心理依赖，才可能达到治疗目的。因此，始终要保持中立的态度，不能代替或诱导患者做任何选择，要帮助患者自立，做到"授之以渔"而不是"授之以鱼"，避免扮演教师角色，一切由来访者自己决定。

7. 保密性原则　是指尊重、维护患者的个人隐私权，不得随意向他人泄露患者的资料。维护心理治疗的权威性，即使是进行专业探讨和研究，也要注意隐去患者的姓名。对患者作出保护其隐私的承诺，并签订"知情同意协议书"，确保治疗过程及效果的真实有效。

8. 回避性原则　主要指在患者接受治疗期间，为了获得预期疗效的考虑，要求亲朋好友应该进行必要的回避，尤其是对于一些容易引起情感波动的不利因素的亲朋好友，要求其在治疗期间回避。如某些问题儿童的治疗，父母的管教会使孩子不敢在父母在场时吐露真情，父母要适当地回避以便于治疗。另外，为亲友、熟人进行心理治疗时，也要回避，不然可能会影响治疗效果，最好转介其他治疗师进行治疗。

三、心理治疗的基本过程

心理治疗是一个自然发展的动态变化过程，也有其阶段性划分，每个阶段的工作侧重点又有所不同。虽然不同学者有不同观点或提法，但其基本过程或实施程序大致经历四个阶段。

（一）收集信息资料，建立关系阶段

建立关系阶段也是心理治疗开始阶段。建立恰当的关系是心理治疗的良好开端。罗杰斯曾指出，治疗过程中治疗师必须与来访者建立一个良好关系，便于来访者利用所拥有的资源。因此，建立双方的相互信任关系，收集整理更多来访者的相关信息与资料，记录好心理病史这些内容都对治疗工作的成功具有重要影响。

在开始阶段，治疗师对来访者应自然地表示欢迎，并开门见山、简明扼要地介绍心理治疗的性质和原则，郑重声明尊重隐私的保密性原则，告之在此可对自己的心理问题畅所欲言，所谈问题不会向其他人泄露。简要介绍、自然热情的态度，有助于消除陌生感，使来访者的紧张情绪得以松弛。同时治疗师务必敏锐觉察来访者的感受，除关注其表情、姿态、动作等身体外表状况外，还需关注其情感、思维等内在心理活动，创造一个安全、信任、温暖的氛围，使来访者能尝试开放和表达自我。面对来访者的表达，要留心，善于听、注意听弦外音、言语的隐义。要耐心听，不可对来访者谈话内容表现出惊讶、厌恶等情绪反应。在此阶段，尊敬、真诚、赋予同感的态度，简洁、具体的表达，细心的倾听行为都是建立良好关系的决定因素。

（二）评估诊断，探讨感应阶段

此阶段治疗师应重点关注来访者的自我探讨，协助其真实、正确地认识自我。通过心理测验及评估方法找出问题的根源，为进一步的认知行为及人格改变奠定基础。通过来访者自述，可了解其家庭生活及社会文化等方面基本情况及存在的问题。通过来访者的自述和必要询问，治疗师应弄清来访者当前存在的问题及其严重程度，问题的持续时间及产生的原因等；与来访者共同探讨其面对问题时所采用的反应方式。此阶段主要帮助来访者实现以下目标：①充分敞开并表达自己，毫无顾忌地倾诉其心事及其所关注的周围事件，能放松、坦然地宣泄其情感体验；②反思面临的实际情况、生活的意义和感受，导致其心理困惑的原因；③了解自我，确切了解其困难、感受和目标，找到问题的症结；④进行必要的心理测验和心理评估以明确诊断，确定其问题的性质。

（三）干预治疗，行为转变阶段

此阶段是咨询和治疗过程中的最重要阶段。来访者与治疗师共同讨论并制定解决问题或困境的计划以及预期达到的目标，并进一步实施具体行动促使来访者在此阶段开始自我转变，获得适应和发展。整个治疗过程都要尊重来访者的意愿，切不可硬性规定行动方案，强加给来访者。此阶段具体目标包括：① 帮助来访者了解和认识自己的价值观；② 树立改变和矫正功能失调的信念；③ 设定其短期目标与长期目标；④ 分析、评价现实环境中存在的阻力与动力；⑤ 作出付诸行动的决定，确定有针对性的治疗方案；⑥ 选择能达到目标的行之有效的途径和方法，并制定行动步骤；⑦ 激励来访者，从有决心到有实际行动；⑧ 通过进度评估，肯定来访者付出的努力、取得的成绩。在双方共同努力下，来访者的问题逐步得以解决，来访者不同程度地发生改变，学会新的技巧和方法，形成新的适应状态，找到新的心理平衡。在此阶段注意处理好阻抗、干扰、移情等问题。若来访者经长时间治疗后仍未取得积极进展，治疗师应分析其原因，必要时转介给其他同行。

（四）效果评价，结束阶段

此阶段主要是总结前期工作阶段，治疗师对来访者的努力结果给予肯定和鼓励，帮助来访者逐步脱离治疗师的帮助，鼓励积极进入新的生活。其工作步骤：①综合资料，做出结论性解释，清楚问题因果关系，明确今后的努力方向；②帮助来访者学会新的生活能力和技巧，能够自行解决困难，适应新的生活；③让来访者逐渐接受离别，逐渐消除对治疗师的依赖感，治疗师要渐渐退出其角色；④进行追踪研究来访者的心理行为变化，总结经验，提高心理治疗的水平。

如果治疗的效果不佳或出现反复，仍然没有解决来访者的问题，要认真分析原因，及时作出判断，提出处理方法。可能会有两种原因：一是咨询师或治疗师分析问题有偏颇，选择的治疗方法不当；另一则可能是来访者未接受治疗师对问题的分析和帮助，或对治疗方案有不同看法，未采取双方讨论的行动方案，因而未能获得预期效果。

四、心理治疗的常用技术

（一）支持性心理治疗

支持性心理治疗（supportive psychotherapy）亦称一般心理治疗法，主要是支持、帮助患者去适应目前所面对的现实。支持疗法是心理治疗最基本的技术，是一种简捷易懂、易学易用、行之有效的治疗方法。

1. 理论基础　患病时由于疾病对人体生理产生的影响易产生心理反应，患者一方面焦虑、担心、害怕，一方面又希望疾病能很快治好。这时，他需要外界的帮助，需要得到同情、理解、关心、支持和鼓励，需要了解有关信息和解答各种疑问、顾虑。若满足上述需要，为患者提供支持和力所能及的帮助，就可缓解患者的痛苦，减轻应激性逆遇，帮助他认识问题、改善心境、提高信心，从而促进身心康复。支持性心理治疗就是在此理论基础上建立起来的。

2. 支持性心理治疗的基本技术

（1）倾听（listen）　倾听是心理治疗最基本的技术。倾听就是听患者诉说自己的问题、感受和需要等。治疗者在任何情况下都要善于倾听患者的诉说，这是建立治疗性医患关系、深入了解患者的心理活动、问题与需要的基础。倾听时要求治疗者有耐心、同情心和理解力。在倾听过程中集中注意力，用"是吗"或"嗯……"等表示你在注意听。同时，表示同情地说"我能理解……"等，适当做出目光注视、点头表示同意等反馈，以表现出对患者的关心和理解，或者给予提示和归纳，如用"你感到……""你想……"等语句提示或小结，让对方感到亲切、温暖、被接纳、有依靠，使患者被压抑的情感得以表达和疏导，消除思想顾虑，增进信任感，促进治疗性医患关系的建立。

（2）安慰（comfort）、鼓励（encourage）与劝导（exhort）　当某些患者对疾病有过多顾虑和担忧、情绪低落、缺乏自信心，产生悲观失望的消极情绪时，医护人员要善于运用恰当的语言予以患者安慰和鼓励，如用"你的病不算严重，很快会好的""既来之，则安之""留得青山在，不怕没柴烧"等语言安慰患者。也可以说"你看起来好些了""你已经有进步了""这种药效果很好，你吃了也会好的"等鼓励患者树立信心，要注意结合生活中的具体处境和实际问题给予鼓励是最为有效的，而含糊笼统的鼓励往往作用不大。治疗者也可以借助自己的经历或患者过去成功的实例，让患者认识到对己有利的方面，劝导患者以积极的态度和行为面对人生来进行鼓励。不要鼓励患者去做他实际上办不到的事，这样的鼓励会起相反的作用，可能挫伤患者的积极性。有时要对患者晓之以理，动之以情，劝导其配合治疗，采取某些必要的行为或改变某些行为，或遵守某些必要的规定。

（3）解释（explain）、建议（suggest）和指导（guide）　对患者心存的许多问题或疑虑，如诊断、病情严重程度、预后、各种注意事项等要进行合理解释或指导，消除其不必要的顾虑和误解，为患者提供新的思维和方法，有助于患者重新认识问题。治疗者一旦在患者心目中建立起权威，他提出的建议是强有力的。治疗师应根据患者的实际情况提出合理建议，让患者自行选择解决问题的办法，并指导患者实施。

（4）暗示（hint）　暗示是医护人员普遍采用的一种治疗方法。只要治疗者的意图或建议以含蓄和委婉的方式表达出来，就可以说是一种暗示。（本章另有专题讨论暗示治疗）

（5）保证（pledge）　在患者焦虑、苦恼时，尤其是处于危机时，给予保证是有益的。做出保证必须在全面了解患者病史和进行必要的检查之后，否则是不负责任的表现。倘若了解信息不全，过早保证而致保证无法实现，患者会对治疗者丧失信任，可使治疗前功尽弃。神经症是施用保证的主要对象。

临床上，支持性心理治疗可以由护士或其他临床工作人员来负责执行，在护理领域当中可以广泛应用。

（二）精神分析疗法

精神分析疗法（psychoanalytic therapy）又称心理分析疗法，由奥地利精神科医生弗洛伊德于1900年创立。精神动力学理论主要是从一个人的内心心理冲突等方面来阐述其外在行为表现，弗洛伊德提出了潜意识的冲突——性驱力（libido）、心理防御机制，新精神分析学派则提出了自我发展、社会环境和人际冲突理论等心理学假设。虽然由于文化差异等原因，经典的精神分析疗法在我国未能被推广和应用，但是精神分析疗法的一些思想对当前心理治疗仍然具有重要的指导意义。

1. 理论基础　患者对自己的症状产生的真正原因和意义并不了解，它们存在于潜意识中。通过挖掘潜意识的心理过程可将其"召回"到意识范围内，进而让患者了解症状的真正意义，便可使症状消失。也就是说，通过挖掘患者潜意识中的致病情结或心理矛盾与冲突，把它们带到意识领域中来（即潜意识冲突表面化），使患者对此有所领悟，在现实原则的指导下得以纠正和消除症状，重塑与童年生活冲突有关的人格结构，达到心理健康的目的。

精神分析疗法主要适应证是癔症、强迫性神经症、恐怖症和抑郁症等，禁忌证为偏执型人格障碍、严重的抑郁症、精神分裂症。

2. 精神分析治疗技术

（1）自由联想　自由联想（free association）是精神分析的基本技术。在了解患者基本情况后，治疗者让患者在一个安静、光线适当的房间内，躺在沙发床上，鼓励患者回忆从童年起所遭遇的一切经历或精神创伤与挫折，甚至是一些自认为荒谬或奇怪的、不好意思讲出来的想法，治疗师坐在患者身后，倾听他的讲述，通过提问来澄清问题，从中发现与病情有关的心理因素。

（2）阻抗分析　阻抗（impedance）是患者对治疗的"抗拒"。所有来自于患者内部的，与分析、分析家以及分析程序和过程相对抗的力量都是阻抗。阻抗可以通过情绪、态度、想法、冲动、思想、幻想或行为来实现。患者拒绝解释或指点、突然沉默、缺乏情感的表达、姿势不自然、谈论琐事、回避主题、厌烦、频繁地高兴等都可能是阻抗的表现。精神分析理论认为，当患者出现阻抗时，往往正是其心理问题症结所在，一旦阻抗被认识和消除，治疗便得以向前发展。

（3）移情分析　在患者沉入对往事回忆的分析会谈过程中，患者可能将治疗者看成是过去与其心理冲突有关的某一人物，将自己对此人的体验、态度或行为方式不自觉地转移到治疗者身上，对治疗者产生爱情、倾慕、憎恨和不信任等强烈的个人情感，这种现象就是移情（transference）。对治疗者产生依恋、信任或爱等情感是正移情（positive transference），产生憎恨、轻蔑或不信任等敌对感情为负移情（negative transference）。由于这种情感是过去纠葛的再现，治疗者由此可了解到患者症状的根源，从而能够进行有目的的治疗。

（4）梦的分析　也称释梦（dream analysis），是心理分析的重要手段。精神分析理论认为梦的内容与被压抑在潜意识中的内容存在某种联系，梦是潜意识欲望的表达，通过对梦的解释可以了解人的动机。弗洛伊德把梦分为两个层次，第一个层次是显梦，即患者在做梦醒来后能回忆出来的梦境；第二个层次是隐梦，是隐藏在显梦后面，或混在其中的，经过"改头换面"曲折地表现出来的，具有象征意义的某些动机、要求、愿望等，这些实际上就是做梦的真正动机。释梦应与自由联想同时进行。

传统的精神分析疗法每周会谈 4~5 次，每次 1 小时左右，疗程为 3~6 年，费时且费用高，疗效难以肯定，目前在许多国家都未将其推广应用，取而代之的是经过"改良或修正"了的方法。

（三）行为疗法

行为疗法（behavior therapy）又称条件反射治疗，是最早应用实验和操作条件反射原理来认识和治疗临床问题的一类心理治疗方法。其代表人物南非精神病学家沃尔普将行为疗法定义为：使用通过实验而确立的有关学习的原理和方法，克服不适应的行为习惯的过程。对治疗产生较大影响的主要是巴甫洛夫的条件反射学习理论、桑代克和斯金纳创立的操作性条件反射理论以及班杜拉的社会学习理论。

1. 理论基础　行为疗法的理论基础是学习理论，该理论认为人的行为，不管是功能性的还是非功能性的、正常的或病态的，都是通过学习而获得，也可以通过学习而更改、增加或消除。患者的症状即异常的行为或生理功能，也都是个体在过去的生活经历中，通过条件反射作用所习得的，由此设计某些特殊治疗程序，让患者习得，可消除或矫正症状，建立新的健康行为。由于大都是通过改变有关环境尤其是患者的人际环境来对患者进行干预，因此，有学者提出将行为疗法改为环境矫正（environmental modification）可能更为适切。

行为疗法的适应证主要为：恐怖症、强迫症、儿童心理行为障碍、饮食障碍、成瘾行为、性心理障碍、各类心身疾病等。

2. 常用行为技术及其方法

（1）系统脱敏法　系统脱敏法（systematic desensitization）又称为交互抑制（reciprocal inhibition）或缓慢暴露法，是由沃尔普创立的。系统脱敏分为以下三个基本步骤：①建立恐惧或焦虑的境遇等级层次。②进行放松训练，达到能很快进入松弛状态的水平。③脱敏过程，患者最强烈的焦虑反应被克服即脱敏。具体做法是让患者在肌肉松弛的条件下，从最低层次开始，想象产生焦虑的情境，直至想象这一刺激时达到完全放松为止。类似再进行高一层次的想象，最终到想象最恐怖的情境时也能完全放松。此时患者就学会了用放松代替焦虑，原来引发焦虑的刺激也就不能诱发焦虑了。系统脱敏适用于恐怖症、强迫症及许多行为障碍如口吃、心理生理障碍和某些性问题的治疗。

（2）满灌疗法　满灌疗法（flooding therapy）亦称冲击疗法（stosstherapy）。是通过让患者较长时间面临他最能产生强烈焦虑或恐惧的情境中，不允许逃避，以达消除焦虑和预防条件性回避行为发生的行为治疗技术。满灌疗法成功的关键在于找出患者最恐惧的事物或情境，其疗效取决于每次练习时患者能否坚持到心情平静和感到能自制为止，不能坚持到底就等于逃避治疗。满灌疗法最适用于恐怖症，如登高恐怖、广场恐怖等。有癫痫、高血压、心脏病和体质衰弱的患者禁用。

（3）厌恶疗法　厌恶疗法（aversion therapy）是将要戒除的靶行为或症状与某种使人厌恶或惩罚性的刺激（如电击、催吐剂、体罚、厌恶想象等）结合起来，建立厌恶性条件反射，达到减少或戒除靶行为出现的目的。常用于治疗酒依赖、药物依赖、吸毒、儿童不良习惯、性欲倒错（如同性恋、恋物癖、窥阴癖等），以及其他冲动性或强迫性行为障碍。应该注意，给予的厌恶刺激必须要有足够的强度使患者产生心理上的痛苦或厌恶反应，且持续时间较长，否则难以见效，治疗时间以不良行为消失为止。

（4）放松疗法　放松疗法（relaxation therapy）又称放松训练、松弛疗法，它是一种通过训练有意识地控制自身的心理生理活动、降低唤醒水平、改善机体紊乱功能的心理治疗方法。放松有助于调节紧张、焦虑和不安，消除疲劳，稳定情绪，起到治疗疾病的作用。较常用的方法有渐进性放松训练、腹式深呼吸法和自我放松法。

渐进性放松训练方法为：先在一安静、尽量减少无关刺激的环境，让患者坐在沙发或躺在床上，感到舒适和轻松，然后指导患者按以下程序放松：①教会患者体验紧张与放松的感觉。②深呼吸。③握紧拳头—放松，伸展五指—放松。④收紧肱二头肌—放松，收紧肱三头肌—放松。⑤耸肩向后—放松，提肩向前—放松。⑥保持肩部平直转头向右—放松，转头向左—放松。⑦屈颈使下颏触到胸部—放松。⑧尽力张大嘴—放松，闭口咬紧牙关—放松。⑨尽可能地伸舌—放松，尽可能地卷舌—放松。⑩舌头用力抵住上腭—放松，舌头用力抵住下颚—放松。⑪用力张开双眼—放松，紧闭双眼—放松。⑫尽可能地深吸一口气—放松。⑬肩胛用力抵住椅子、拱背—放松。⑭收紧臀部肌肉—放松，臀肌用力抵住椅垫—放松。⑮伸腿并抬高 15~20cm—放松。⑯尽可能地收腹—放松，挺腹并绷紧—放松。⑰伸直双腿、足趾上翘背屈—放松，足趾伸直趾屈—放松。⑱屈趾—放松，翘趾—放松。

受训者闭上眼睛，跟随治疗者的指令进行由紧张到松弛的肌肉放松训练。学会后由患者去自行练习，也可跟随治疗者提供的录音带指导训练，通常每天练习 1~2 次，每次 15~30 分钟。该法早年主要用于治疗焦虑和紧张性头痛，现已广泛用于各种心身疾病并与系统脱敏疗法结合使用。

（5）生物反馈疗法　生物反馈疗法（biofeedback therapy）是通过现代电子仪器，将人体内生理信息描记，并转换为声、光和数字等反馈信号，治疗师指导受试者根据反馈信号，进行自我认识和自我改造，学习有意识地调节和控制自身不随意的生理功能活动，达到防治疾病的目的。生物反馈疗法主要依靠自我训练，仪器监测反馈训练只是初期帮助自我训练的手段，此后大部分靠自我练习。此疗法是放松治疗与生物反馈技术的结合，实际上是一种通过自我暗示与自我催眠的手段，达到自我调节不随意的内脏活动及其他功能的疗法。其训练目的明确、直观有效、指标精确，患者无任何痛苦和副作用。据国内有关报道证实，生物反馈疗法对多种与心理应激有关的心身疾病都有较好的疗效。常用于生物反馈治疗的仪器设备有肌电反馈仪、皮电反馈仪、皮肤温度反馈仪、脑电反馈仪及血压脉搏反馈仪等。

（6）其他　其他行为疗法还包括逐级暴露、参与示范、自我管理技术、观察学习法、代币券法、强化疗法等，限于本书篇幅，在这里不作详细介绍。

（四）认知疗法

认知治疗（cognitive therapy）是 20 世纪 70 年代在美国发展起来的一类新兴的心理治疗方法。目前已逐步形成两大主流，即在认知治疗的基础上借鉴和应用了精神分析性治疗的认知分析治疗（cognitive - analytical therapy，CAT）和在认知治疗过程中强调应用行为治疗中的一系列行为矫正技术的认知行为治疗（cognitive - behavioral therapy，CBT）。

1. 基本原理　认知过程是行为和情感的中介；适应不良行为和情感与适应不良性认知有关；治疗的关键在于修正扭曲的认知而不是适应不良的行为。通过认知和行为技术可找出并采取"学习"或训练纠正这些认知，使患者的心理障碍逐步好转，从而纠正适应不良行为。

认知疗法治疗抑郁性障碍、焦虑性障碍及饮食障碍等的疗效较为满意。

2. 认知治疗的基本方法　认知疗法发展很快，种类也多，近年来国内外上常用的认知疗法有以下几种。

（1）Beck 的认知转变法　Beck 是认知转变法的创始人。他在研究抑郁症治疗的临床实践中创建了认知疗法，是美国使用最多的心理方法。他提出了情绪障碍认知理论。Beck 发现，在抑郁症患者中普遍存在认知歪曲，因此，他认为心理障碍治疗的重点应该是减轻或消除功能失调性活动，同时鼓励患者监察其内在因素，改变自己不良认知模式。认知治疗的重点在于矫正患者的不良认知。

Beck 归纳了在认知过程中常见认知歪曲的五种表现形式：① 任意的推断（arbitrary inferences），即在证据缺乏或不充分时便草率地做出结论；② 选择性概括（selective abstraction），是根据个别细节而不考虑其他情况便对整个事件做出结论；③ 过度引申（over - generalization），是指从一个具体事件出发引申做出一般规律性的结论；④ 夸大或缩小（magnification or minimization），对客观事件的意义做出歪曲的评价；⑤ "全或无" 的思维（all - none thinking），即要么全对，要么全错，把生活往往看成非黑即白的单色世界，没有中间色。

Beck 归纳了六种纠正不良认知的方法：① 识别自动性思维（identifying automatic thinking），自动性思维是介于外部事件以及个体对事件的不良情绪反应之间的那些思维，多数患者不能意识到，治疗师要帮助患者去发掘；② 识别认知性错误（identifying cognitive errors），患者常用消极方式看世界，容易出现认知错误，治疗师要归纳出一般规律来帮助患者识别；③ 真实性检验（reality testing），即鼓励患者以其自动性思维及错误的认知为假设，并设计一种方法来检验，让他自己判断这种思维与认知是不符合实际的；④ 去注意（decentering），要求患者记录在公正场合内不良反应发生的次数，从事实上证明很少有人会注意患者的言行；⑤ 监视苦闷或焦虑水平（monitoring distress or anxiety level），当患者认识到焦虑有开始、高峰及消退不同水平的过程，认识焦虑波动的特点，就能比较容易地控制焦虑情绪；⑥认知自控法（self - control cognition），即指导患者在紧张、焦虑或恐惧时自我控制自己。

（2）Ellis 的理性情绪疗法　理性情绪疗法（rational - emotive therapy）是由美国心理学家 Ellis 于 1955 年创立。其基本观点是：非理性或错误的思想、信念是情感障碍或异常行为产生的症结。Ellis 理性情绪疗法的主要内容和方法是 A – B – C – D – E 模式，Ellis 将治疗中的有关因素归纳为：激发事件（activating event）–信念（belief）–结果（consequence）–辩论（dispute）–效果（effect）。Ellis 认为个体对不同激发事件的态度和情绪反应及各种适应不良的行为，通过治疗者与非理性信念（irrational beliefs）进行辩论，使患者在治疗中学习到的合理的思维方式得到强化，能以理性信念面对现实生活，最终取得改变负性情绪和不良行为的疗效。

（3）Meichenbaum 的认知行为矫正法 认知行为矫正法（cognitive behavior modification，简称 CBM）是由 Meichenbaum 在 20 世纪 70 年代提出。他主张自我指导训练（self - instructional training），这基本上是认知重建的一种形式，重在改变当事人的自我语言（self - verbalizations）。CBM 的一个基本观点是：行为改变的先决条件在于当事人必须注意他们自身如何思考、如何感受、如何表现及如何对别人产生影响。为了要产生改变，当事人必须介入自身行为的内部对话（internal dialogue）中，这样他们便能够在各种情境中评估自己的行为。行为改变是通过一系列的中介历程，包括内在语言的交互作用、认知结构、行为以及因行为而产生的结果而发生的。自我指导训练特别适于处理和焦虑有关的问题，例如：考试焦虑、人际焦虑及演讲焦虑等。

（五）来访者中心疗法

来访者中心疗法（client center therapy）又称"非指导性治疗"（nondirective therapy），是由罗杰斯开创的基于人本主义理论、以患者为中心、非指导性的心理治疗方法。其指导思想是人本主义心理学，该疗法是人本主义疗法中的主要代表。

1. 理论基础 任何人在正常情况下都有着积极的、奋发向上的、自我肯定的无限的成长潜力。如果人的自身体验受到闭塞，或者自身体验的一致性丧失、被压抑、发生冲突，使人的成长潜力受到削弱或阻碍，就会表现为心理病态和适应困难。如果创造一个良好的环境使他能够和别人正常交往、沟通，便可以发挥他的潜力，改变其适应不良行为。

2. 来访者中心疗法的技术 来访者中心疗法倡导非指导性治疗，不讲究技巧，但也并非完全没有技巧。除了倾听让来访者畅所欲言外，关键的还在于帮助来访者宣泄情感，很少使用影响性技巧。例如罗杰斯在治疗时为了避免操纵患者，在交谈时往往只是简单地点点头或嘴里"嗯""啊"应着，似乎是在说："好，请继续说下去，我正在听着。"因而他曾被称为"嗯啊治疗先生"。

在心理治疗过程中，治疗者需要做到的是：①无条件地积极关注患者；②尊重和接纳患者；③真诚而主动地倾听；④同感（empathy），即治疗者必须跳出自己的"参照系"，进入患者的"参照系"，用患者的眼光看待问题；⑤观察患者的行为、说话所用的词汇、患者的语调和面部表情、手势、坐姿等。来访者中心疗法强调患者应自己找出更好地应付现实矛盾的途径和解决现实生活问题的方法；强调患者的主观世界，心理治疗师应设身处地地理解患者的内心世界和愿望，将注意力集中在患者的思维与情感上；强调治疗者和患者之间的相互关系应该是一种平等的"朋友"关系。治疗时施治者耐心倾听患者诉说，"固执"地不给予指导，让患者在充分表达和暴露自己的过程中，领悟和体验到自己情感与自我概念的不协调，从而自我改变，走向心理健康。

来访者中心疗法主要被用在个别治疗和集体治疗中。原则上适用于所有的人，但不适合无法进行语言沟通的患者。来访者中心疗法也被广泛应用到治疗以外的其他领域，如以人为中心的教导与学习、人际关系培训、国际关系的研究以及行政管理等，特别适合用在危机处理的初始阶段。

（六）森田疗法

森田疗法（Morita's therapy）由日本慈惠医科大学森田正马教授于 1920 年创立，经森田的后继者不断发展和完善，已成为一种带有明显的东方色彩、被国际公认的、有效、实用的心理疗法。

1. 理论基础 森田疗法专家高良武久认为，森田疗法不可能治愈所有神经症，只有神经质才是森田疗法的真正适应证。森田疗法关于神经质症状的形成机制可概括为：神经质症状是由于疑病素质（是神经症发生的基础）的存在，受到"理因如此"的愿望和"事已如此"的事实之间矛盾的推动，通过精神交互作用而形成的。而造成神经质症状的根本原因则在于，想以主观愿望控制客观事实的矛盾而引起的精神拮抗作用的加强。森田正马认为，由神经质导致的神经症可以通过"听其自然"的办法切断心身之间的恶性循环，指导患者把对病的过度重视的焦虑态度转变为"听其自然"的无视态度，情绪就自然得以放松，使各种不良感受自消自灭，直至病愈。

2. 森田疗法的治疗方法 根据上述理论，森田提出了针对性的治疗原理与方法，疗法的着眼点在于陶冶疑病素质，打破精神交互作用，消除思想矛盾。其治疗原理可概括为以下两点。

（1）顺应自然 森田把顺其自然看作是相当于佛禅的"顿悟"状态。所谓"顿悟"，就是让患者认识并体验到自己在自然界的位置，体验到对超越自己控制能力的自然现实存在的抵抗是无用的，这样才能具备一种与自然相协调的生活态度。森田要求患者对症状首先要承认现实，不必强求改变，要顺其自然，接受负性情绪，接受可能出现的想法，接受症状，服从客观规律。

（2）为所当为 森田疗法把与人相关的事物划分为两大类：可控制的事物和不可控制的事物。该疗法要求神经质症患者通过治疗，以学习顺应自然的态度，不去控制不可控制之事，如人的情感，但还是注意为所当为，即控制那些可以控制之事，如人的行动。

森田疗法的治疗方式可分为：住院治疗、门诊治疗和森田理论集体学习会。其中，住院治疗又被称为标准森田治疗，具体实施过程分为以下四个时期。①绝对卧床期，又称无聊期，一般为4~7天。患者独居一室，除了吃饭、入厕外，其余时间卧床休息，禁止任何交往的刺激。患者借此可将烦恼和顾虑想够，直至感到寂寞、无聊，忍耐不住要求下地活动，便进入第二期。②轻工作期，3~7天。仍然禁止读书、交际，每天半卧床，白天可做些轻微活动。后期写日记，由治疗师检查并加评语，引导患者避开对病的注意，关心外界活动。③重工作期，3~7天。禁止会客、娱乐，只许参加较重的体力劳动。在与病友愉快的劳动中，转移注意力，指向外部事物而不去想病。④生活训练期，又称回归社会准备期，一般为1~2周。可以外出工作，晚上回医院住宿，其目的是使者在工作、人际交往及社会实践中进一步体验顺应自然的原则，为回归社会做好准备。

以上各期的情况，是对一般治疗情况的描述，对每个具体患者而言，还要根据其情况来决定治疗的进程。

目标检测

答案解析

一、选择题

A 型题

1. 心理咨询的目标是（　　）

    A. 助人自助　　　　　　　　B. 帮人出主意　　　　　　　　C. 帮人想办法

    D. 建立人际关系　　　　　　E. 自我康复

2. （　　）存在于潜意识的深处，是与生俱来的生物性的本能冲动，是一切心理能量之源泉，是人格中最原始的部分

    A. 客体我　　B. 超我　　C. 自我　　D. 本我　　E. 本人

3. （　　）理论强调研究人性

    A. 精神分析　　B. 人本主义　　C. 认知主义　　D. 行为主义　　E. 自我主义

4. 当来访者言行不一致或前后言语不一致时，最适宜使用的咨询技术是（　　）

    A. 解释　　B. 面质　　C. 指导　　D. 倾听　　E. 问卷

5. （　　）也称精神治疗

　　A. 心理治疗　　　B. 心理咨询　　　C. 电击疗法　　　D. 满灌疗法　　　E. 矫正法

二、问答题

1. 简述心理治疗和心理咨询的相似点。

2. 简述心理咨询的基本原则。

3. 简述心理治疗的主要对象。

（罗　岚）

书网融合……

本章小结　　　　　　　微课　　　　　　　题库

第十章　患者心理

PPT

随着医学模式的转变，护理工作的性质和范畴都发生了巨大的变化，护理工作的重点也由原来的"以疾病为中心"转变为"以人的健康为中心"。作为一名合格的护士，应该了解患者的权利和义务，理解患者的心理需求，熟悉不同年龄患者的心理活动特点，这样才能在工作中有的放矢、科学有效地开展优质的心理护理。

第一节　患者角色和患者行为

➡ 案例引导10-1

案例：患者，王某，女，31岁，因发现右下肺阴影入院，诊断为肺癌。患者住院当天认为诊断错误拒绝治疗，坚持要回家照顾年幼的儿子，经支气管镜检查确诊后，患者变得郁郁寡欢，经常落泪，失眠，不爱活动。

问题：该患者出现了哪些类型的角色适应不良？

一、患者角色

（一）患者角色的概念

1. 角色的概念　角色（role）是戏剧学的术语，指演员扮演的剧中人物。20世纪20年代，角色被引入社会心理学，称为社会角色（social role），指处于一定社会地位的个体，依照社会客观期望，借助自己的主观能力，适应社会环境所表现出来的行为模式。处于社会中的个体要承担多种角色，每一种角色因社会要求的不同而具有各自的特征和相应的权利及义务，在实现权利和义务的过程中，个体需要表现出符合社会期望的行为与态度模式。

2. 患者角色　患病是指机体组织器官的器质性病变或生理功能损害、个体主观体验的病感以及心理和社会功能异常。

患者角色（patient role）也称为患者身份，是一种特殊的角色，是处于患病状态中，同时有求医的要求和医疗行为的社会角色。每个人都有成为患者角色的可能，一旦进入患者角色，便会被期望表现出与患者角色相应的心理和行为，承担其相应的义务，享受其特殊的权利。

美国社会学家 Parsons T.（1951 年）在《社会制度》一书中提出患者角色具备以下四种角色特征。

（1）免除或部分免除社会职责　患者可以从常规的社会角色中解脱出来，免除或部分免除其原有的社会责任和义务，免除的程度取决于疾病的性质和严重程度。例如，急危重症患者可在较大程度上免除父亲、工人、丈夫等角色职责。

（2）患者对陷入疾病状态没有责任　病原微生物侵入机体不是患者所愿意的，同时患病后患者不能靠主观意愿治愈，而只能处于一种需要得到帮助的状态。因此，患病是超出个人控制能力的一种状态，护士不应责怪患者为什么患病，而应尽可能地使他从患病状态中解脱出来，恢复原来的健康状态。

（3）患者有接受治疗、恢复健康的责任　患病不符合社会对个人的期望，患者需要为治疗疾病付出努力，包括配合医疗护理工作和尝试独立处理自己日常的生活问题等。

（4）患者有寻求医疗帮助的责任　患者患病时应该寻求他人的帮助，包括医护人员的专业帮助和家庭社会的情感支持等。

（二）患者角色的适应

当个体因病痛的折磨需要从其他社会角色转换到患者角色时，会出现角色适应和适应不良两种类型。角色适应（role adaptation）是指患者与其患者角色的期望基本符合，如承认自己患病，积极接受治疗，疾病痊愈后能及时地转换角色等。患者角色适应不良（role maladaptation）是指患者不能顺利地完成角色转换的过程。常见的患者角色适应不良可表现出以下几种行为方面的改变。 微课1

考点提示

患者角色适应的不良表现。

1. 角色行为缺如（role scarcity）　指患者不能进入患者角色。医师明确诊断后，患者不承认自己患病，或者否认疾病的严重程度，怀疑医师诊断有误，这种"否认"是一种常见的心理防御机制，这时候患者往往会感到悲观、绝望，否认疾病的存在，拒绝接受治疗或采取等待、观望的态度。例如有些癌症患者在确诊后会拒绝承认患病，不愿意配合医护人员进行治疗。

2. 角色行为冲突（role conflict）　指患者角色与其常态下的社会角色发生冲突而引起的行为矛盾，患者心理主要表现为焦虑不安、烦恼甚至恐惧、痛苦。原有社会角色的重要性和紧迫性及患者的个性特征影响心理冲突的激烈程度。如一位需要住院手术治疗的女性患者，虽然意识到疾病的严重程度，但是不能接受患者的角色，因为家中有幼子需要照料，一旦住院，她的母亲角色将不能履行，因此会有烦躁、焦虑、悲伤、抑郁等情绪反应。

3. 角色行为减退（role reduction）　患者适应患者角色后，出于某些原因，又不得不重新承担本应免除的社会角色，承担常态社会角色下的义务和责任。如某些仍需要继续治疗的患者因为经济拮据等原因，不得不中断或放弃治疗，重新工作。

4. 角色行为强化（role intensification）　指患者因为患病导致自我能力降低，对家庭和社会的依赖性增强。常见于患者的患者角色向社会角色转化时，虽然病情已趋于好转，但患者仍安于患者角色，自信心降低，对自我能力产生怀疑。如久病住院的患者康复或即将出院时，不愿意离开医院，表现为依赖、退缩，对恢复正常的生活没有信心，仍需要他人的帮助，生活不想自理。

5. 角色行为异常（role of abnormal behavior）　指患者虽然知道自己患病，但长期忍受病痛的折磨后产生悲观、失望、愤怒等心理冲突从而导致行为异常，如罹患不治之症的患者对医护人员产生质问、辱骂、殴打等攻击性语言和行为。

二、患者行为

患者在角色转变和适应的过程中，随着心理的变化会出现相应的行为，作为护士应当了解患者在就医过程中可能出现的行为及原因，分析其影响因素，适时给予指导和帮助，促进患者的康复。

（一）患者的求医行为

求医行为指的是患者感到躯体或心理不舒适时寻求医护人员帮助的行为。依据医学社会学对患者的定义，孕妇正常分娩、常规体检、心理咨询等与医疗系统的无病性接触，可被视为广义的求医行为。

1. 导致求医行为的原因

（1）生理需要 器质性或功能性疾病导致患者不舒适而影响社会生活常常是导致患者求医的重要原因，如疼痛、外伤等。

（2）心理需要 患者出现心理问题后常会表现出焦虑、恐惧、抑郁等不良情绪，严重时会引发心身疾病和精神障碍等，为了缓解不良情绪带来的不适，恢复正常的工作和生活，患者也会产生求医行为。

（3）社会需要 患有传染病、社会公害病等的患者会对社会人群产生现实的或潜在的危害，因此，社会或公共卫生机构会对此类患者采取强制求医的行为。

2. 求医行为的类型 采取求医行为的可能是患者本人，也有可能是他人或社会，根据患者求医的自主性，可将求医行为分为主动求医行为、被动求医行为和强制求医行为。

（1）主动求医行为 主动求医行为指的是当患者感觉患病或不适时，为治疗疾病而自觉寻求医护人员帮助的行为。

（2）被动求医行为 被动求医行为指的是患者自身无能力求医，而由患者家属或他人代为求医的行为。如昏迷患者、婴幼儿等。

（3）强制求医行为 强制求医行为是指患者本人不愿意求医，政府卫生行政部门或患者的监护人为了维护患者和社会人群的健康和安全而强制要求患者求医的行为。如精神障碍患者、对毒品依赖严重的患者等。

3. 影响求医行为的因素 患者患病或感到不舒适后，会不会采取求医行为，受到多方面因素的影响，如患者的年龄、经济状况、患者对疾病和症状的认知、心理体验、就医的便捷程度及社会经济状况等。现从以下三个方面进行介绍。

（1）患者对疾病和症状的认知 在影响求医行为的诸多因素中，患者对疾病和症状的认知是最主要的因素。在求医之前，人们一般会对自身疾病的状况及严重程度进行一个简单的判断，一般来说，认为疾病越严重，对自身的安全伤害越大，其求医的可能性也就越大。

患者对于疾病和症状的认知主要来源于两个方面：一是症状的特点，主要包括症状的严重程度、强度、部位、持续时间、对正常社会生活的影响等；二是患者的心理社会特征：年龄、个性特征、受教育程度、宗教信仰、社会文化背景等都会影响患者对疾病和症状的认识水平。一般婴幼儿和儿童处于被保护的社会角色地位，求医行为相对较多，老年人因为生理和心理因素导致患病机会增多，求医行为也相应增加；通常敏感、易受暗示的人比独立性强的人更容易重视自身疾病，求医率更高；受教育程度高的患者对于疾病会有更加充分的认识，能够意识到防病治病、维护健康的重要性，其求医率更高。

（2）医疗保健服务方面的因素 医院的级别、医护人员的技术水平、服务态度等都会影响患者的求医行为，例如护士的护理水平尽管很高，但是对患者的态度较差，这些不愉快的经历会造成患者心理的伤害，直接影响到患者以后的求医行为。

（3）社会经济因素 社会经济的发展可以带来物质水平的提高，促进医疗卫生事业的发展，并通过教育和媒体宣传促使人群对自身健康更加关心，在感觉生理和心理不适时能够及时求医。

（二）患者的遵医行为

遵医行为是指患者遵从医护人员开具的医嘱或护理处方等进行检查、治疗及预防疾病复发的行为。遵医行为在患者的就医过程中是非常重要的，医护人员对于患者诊治疾病的顺利、临床疗效以及康复的完整都与患者的遵医行为有着密切的关系，患者只有与医护人员密切配合，良好遵医，才能尽早康复，实现预期的治疗护理效果。

1. 遵医行为的类型

（1）完全遵医行为　是指患者就医后，完全配合医护人员的指导和安排，做好治疗和护理的行为。

（2）不完全遵医行为或不遵医行为　是指患者就医后，不能全面地遵从医护人员的安排，甚至拒绝配合治疗护理，称为不完全遵医行为或不遵医行为。

2. 影响遵医行为的因素　影响患者遵医行为的因素有很多，了解这些因素，有助于改善护患关系，使患者更好地保持遵医行为。常见的原因主要如下。

（1）疾病因素　疾病的种类、严重程度、强度及就医方式等都会影响到患者的遵医行为。一般来说，急、危、重症及住院患者遵医率较高，轻症、慢性病患者不遵医的情况较多。

（2）患者因素　主要包括患者的年龄、性别、职业、受教育程度、社会地位、经济收入状况、生活习惯、个性心理特征、对疾病的认知状况等都会影响患者的遵医行为。例如，患者对疾病相关信息的掌握程度高，遵医行为的发生率也相对较高；易受暗示和依赖性较强的患者也更容易遵医；医护人员提出的治疗方案需要改变原有的生活习惯，患者的遵医率可能会降低。此外，老年人、婴幼儿、文化水平低、智力低下的患者由于不理解或记不清医嘱，其遵医行为也会下降。

（3）医患、护患关系　有研究表明，患者的不遵医行为与患者对医护人员不满意、不信任有关，患者与医护人员接触的时间、频率、交流方式及护患模式对患者遵医行为的影响大于患者自身因素对遵医行为的影响。因此，护理人员在护理过程中，应多与患者沟通、交流，要有爱伤观念，在操作时尽量避免给患者带来不必要的痛苦，这样才能建立良好的护患关系，提高患者的遵医行为，促进患者的康复。

（4）治疗与护理方案因素　当患者对于医护人员的治疗和护理方案不明了、不认识、不理解时，就不能真正领会医护人员的意图，也会产生盲目或抵触心理，进而影响到遵医行为。因此，护理人员应该重视护患之间的互动，让患者及其家属参与治疗护理方案的制订，使其能够真正理解和接受医嘱。另外，对于患者不能理解治疗护理方案，甚至表现出不耐烦时，护理人员应该尽可能耐心地向患者及其家属解释，消除患者的疑虑和抵触心理，促进患者遵医。

第二节　患者的心理需要和心理反应

⇨ 案例引导10-2

　　案例：患者，女，35岁，因发热、咳嗽3天，以"新型冠状病毒肺炎"收治入院。患者得知检测结果是阳性，异常激动，担心家人感染，想回家。住院第4天体温出现波动，出现烦躁、焦虑情绪。

　　问题：患者的心理需求是什么？患者有哪些心理反应？

一、患者的心理需要

个体在健康状态下，能依靠自己满足各种需要。在患病期间，个体的需要会随着疾病的发展转归而发生变化。因此，护士应能及时识别患者的心理需要，了解哪些特殊需要会对疾病产生影响，并提供针对性的护理，满足其心理需要，以促进患者的康复。

（一）患者心理需要的基本内容

根据马斯洛的人类需要层次理论，患者在患病期间的心理需要包括以下几个方面。

考点提示

患者的五大心理需求。

1. 生理的需要　患者在患病后饮食、呼吸、排泄、睡眠及躯体舒适等生理需要常常受到阻碍或威胁，例如呼吸困难患者对吸入氧气和呼出二氧化碳的需要受到影响，不仅直接影响生理功能，对心理也有极大的影响，因此护士应尽可能地满足患者的基本生理需求，促进患者的舒适。感觉剥夺实验表明：丰富、多变的环境刺激是人类生存和发展的必要条件，适度、良性的环境刺激有利于改善患者的生理和心理状态，对健康有积极的影响。因此，医院可以在走廊、病房、诊室等适当地装饰艺术作品，给患者以良好的视觉刺激；还可以在病房或门诊增设电视、电脑等设备，以供患者娱乐。除此之外，护士还可以根据患者病情组织适当的娱乐活动，如读书、下棋、绘画、唱歌等，丰富患者的生活。

2. 安全的需要　个体的安全需要通常表现为：个体所受威胁越大，自我保护能力越差，安全需要就越强烈。患者在患病时由于受到病痛的折磨，感觉到生命安全受到威胁，尤其在住院期间，对于医院环境和医护人员的不熟悉，对疾病诊断和治疗的未知，对治疗和护理效果的担心，对各种检查和治疗的恐惧和焦虑会加重患者的不安全感。作为护士，必须了解患者的安全需要及引起患者不安全感的原因，采取各种措施帮助患者提高安全感，使患者产生信任感，如在患者入院后尽快帮助患者及其家属熟悉医院环境和参与治疗护理的医护人员；提供恰当的疾病及诊疗信息，耐心地解答患者的各种问题和疑虑；在执行各项操作时动作轻柔、不粗暴，技术过硬，并在操作过程中及时与患者沟通交流；严格执行无菌操作预防院内感染；为患者提供安全的住院环境，防止发生意外等。

3. 归属的需要　患者患病尤其是住院后，会离开熟悉的工作、生活环境，进入陌生的医院环境，此时家人的体贴陪伴和精神支持，会带给患者强烈的精神满足感。在医院环境中，患者有迫切与周围人建立感情和关系的需要，希望得到新群体的接纳和认可，渴望被医护人员重视、关心和照护，期待有"患难与共"的人际氛围帮助他们战胜疾病、排遣孤独。因此，除了日常的护理工作外，护士不光要主动关心患者，还应注意与家属沟通，鼓励患者家属为患者提供精神上的支持与关爱，帮助患者建立战胜疾病的信心；帮助患者加强与其他病友的沟通，在病房内营造温馨和谐、互相关心的氛围，使患者之间可以沟通信息，互相鼓励，消除患者的孤独感，增强患者配合治疗与康复的信心，满足患者爱与归属的需要。

4. 尊重的需要　个体患病后由于受到疾病的影响，个体的生活自理能力可能会受到影响或消失，一些疾病还有可能需要患者经常暴露隐私部位来配合医护人员的治疗和护理，这些极易导致患者自我评价降低，自尊严重受损，觉得自己是家人和社会的拖累、负担，对尊重的需要显得非常强烈。护理人员在参与治疗和护理工作的过程中，要注意保护患者的隐私，尊重其人格，尤其在操作前要和患者做好沟通解释，尊重患者的知情同意权，对患者做到态度亲切、称呼有礼，切忌用替代性称呼来称呼患者。良好的护患关系建立在相互尊重的基础上，只有和患者多沟通交流，多关心爱护患者、尊重患者，才能赢得患者的尊重，建立起和谐的护患关系。

5. 自我实现的需要　患病时，最难以满足的就是自我实现的需要，主要表现在战胜疾病过程中，患者常常感到力不从心，需要他人照料，成就感下降，尤其是发生意外事故致残者，其受挫更严重。因此鼓励患者战胜病痛、对生活充满信心尤为重要。例如疾病初期，护士可以用过去恢复良好的患者实例激励患者；治疗中，护士应及时与患者沟通，将病情好转的信息告知患者；恢复期，护士应鼓励患者生活自理，适当地增加活动。

护士应该了解患者随着疾病发展和转归出现的各种需要，并且给予适当地满足和帮助，使患者从生理、心理、社会各个方面都能够获得最大的舒适。

（二）患者心理需要的基本特点

与正常人群相比，在医院环境下患者心理需要有其特殊的特点和规律。

1. 需要内容的错综复杂性　根据马斯洛的需要层次理论，人的需要由低层次到高层次可分为七种，可见人的需要本来就是多维、多层次、多内容的。在疾病状态下，患者除了饱受病痛的折磨外，还要面对陌生的医院环境、医护人员，要配合医护人员进行各项治疗和护理，在这个过程中，患者的安全感、归属感、被尊重的需求等会交替出现，呈现出心理需要的错综复杂性。

2. 主导需要的不稳定性　在患病期间，患者的主导需要会随着病情的变化和治疗护理的进展而发生变化。当病情严重时，生理和安全的需要就变得尤其突出；当病情趋于稳定时，爱与归属、尊重的需要就会迅速上升；当病情处于转归期时，自我实现的需要就又处于主导地位。

3. 心理需要的特异性　尽管患者的心理需要有一定的共性，但是每个患者也有其独特的主观认知和经历背景，因此在日常的护理工作中，护士要考虑到患者的个体差异性，有针对地开展心理护理，给患者提供最优质的护理服务。

二、患者常见的心理反应

个体在患病后，受到生理功能变化的影响，不仅心理需要发生变化，认知、情感、意志行为等心理活动也会发生一系列的变化。心理变化发展到一定程度会形成心理问题，甚至引起人格特征的改变，护士必须掌握患者心理反应的特点，尽早干预并给予适当的心理调适，促进患者的康复。

（一）认知的变化

1. 感知觉异常　个体在正常状态下主要将注意力集中在工作学习上，心理活动多指向外界事物，患病后患者告别正常的社会角色转入患者角色，将注意力全部集中在自身和疾病，感知觉的指向性、选择性、理解性和范围都会发生变化，可能产生以下几种异常。

（1）感受性提高　由于疾病的反应和角色的变化，一方面患者对周边环境的感受性提高，如对声音、光线、温度等刺激特别敏感。另一方面患者对自身躯体的过分关注导致对呼吸、心跳、血压、胃肠蠕动等的敏感度都会增强，出现一些奇特的不适，如患者夜间难以入眠、觉得病房声音太吵、被子太沉、枕头不舒服等。

（2）感受性降低　有些患者在患病后会出现感受性降低，比如觉得医院的饭菜味同嚼蜡、食之无味等。

（3）时空知觉异常　一些患者在住院期间会出现时间知觉错乱，分不清上、下午，感觉时间过得非常慢，尤其是病情反复迁延、疼痛的患者会有度日如年的感觉；还有些患者空间知觉错乱，感觉床铺摇晃、天旋地转。

（4）幻觉　有的患者甚至会出现错觉或幻觉，如多数截肢患者在截除手术后不久会觉得有一个虚幻的肢体，近30%的患者报告能感觉到幻肢疼痛。

2. 记忆异常　由于疾病本身和应激的作用，许多患者会出现不同程度的记忆力减退，如脑器质性病变等。主要表现为患者不能准确回忆病史，不能正确记住医嘱，甚至不能记住做过的事、说过的话。

3. 思维异常　受到疾病及相关因素的影响，患者的思维能力也受到不同程度的损伤，主要表现为分析判断能力减退，猜疑心理明显，常常影响患者对客观事物的正确判断；有些患者决策时非常草率、武断，总是担心医生误诊或护士发错药等，不能有效采纳医护人员的意见；有些患者犹豫不决，胡思乱想，无法做出正确决定，完全由家属代劳等。因此，护士对待患者一定要耐心细致，尽可能地给患者解释，并有计划、有目的地训练患者，帮助其恢复正常思维的能力。

（二）情绪的变化

大量的研究报告表明，面对疾病所带来的痛苦以及疾病对生命安全、健康的威胁，患者的情绪被负性反应所主导，几乎都会表现出焦虑、抑郁、恐惧、愤怒等不良情绪。护士必须了解患者负性情绪的特点及出现的原因，并给予适当的心理护理措施，解除患者心理上的痛苦和不适。

1. 焦虑（anxiety） 🔲微课2　焦虑是个体面对即将发生的重要事件或预期要发生的不良后果时产生的紧张不安的情绪体验，表现为对未来的莫名担忧，是临床患者最常见的情绪反应。

（1）原因　引起患者焦虑的原因很多，如对疾病的病因、性质和不良后果的不明确；疾病的诊断不明确、疗效不显著，症状反复迁延；对亲人的牵挂、对经济的担忧等。焦虑在患者候诊，等待确诊、手术、侵入性治疗和检查前，尤其是目睹危重患者的抢救过程或死亡的情景时表现得最为明显。

（2）行为表现　主要表现为交感神经系统的功能亢进，症状主要为烦躁不安、感觉过敏、震颤、心悸、出汗、血压升高、呼吸困难、厌食恶心、腹部不适等。

（3）分类　患者的焦虑一般可分为三类。①期待性焦虑：面临即将发生但又未能确定的重大事件时的焦虑，常见于尚未明确诊断或初次住院的患者，以及不了解自身疾病性质和预后的患者。②分离性焦虑：与熟悉的环境和人分离所产生的焦虑，患者患病后与原来的环境和自己的亲人分开，便会产生分离感，常见于与照顾者有较强依恋关系的儿童或老年人。③阉割性焦虑：自我完整性受到破坏或威胁所产生的心理反应，常见于行手术切除某脏器、器官或肢体的患者。

焦虑普遍存在于患者当中，适当的焦虑有助于患者适应角色，关注自身健康，是一种保护性反应。护士应该学会区分焦虑的程度，对中重度和持续焦虑给予及时的干预，并以足够的耐心加以引导，帮助患者疏导紧张和焦虑，消除焦虑给疾病康复带来的不良影响。

2. 恐惧（fear） 　恐惧是个体由于某种明确的、具有危险的刺激源所引起的负性情绪。恐惧与焦虑不同，焦虑的对象是不确定的或有潜在威胁的事物，而恐惧有非常明确的对象，是现实中已经存在的人或者事物。

（1）原因　引起患者恐惧的原因有很多，常见的如医院特殊的氛围，有危险性的特殊检查和治疗，疾病导致的躯体部分残缺或功能丧失及手术等。患者恐惧的对象因其社会经历、年龄和性别不同而不同。例如成年患者的恐惧多与手术、有一定危险性的特殊检查或疾病预后有关，儿童患者恐惧多与疼痛、陌生、黑暗相联系。临床上最容易产生恐惧情绪的是儿童患者和手术患者。

（2）行为表现　主要表现为自主神经的兴奋，可出现心率和呼吸加快、尿频尿急、血压升高、颤抖、出汗、说话时声音发颤或音调改变等，并可能伴发逃避行为。

针对患者的恐惧情绪，护士应认真分析导致患者恐惧的原因，给患者适当的解释和安慰，提高患者的安全感，帮助患者克服恐惧。

3. 抑郁（depression） 　抑郁是以情绪低落、兴趣缺乏等情感活动减退为主要特征的消极情绪状态，常与现实或预期的丧失有关。

（1）原因　身患重病、严重的器官功能丧失、长期饱受病痛折磨或久病不愈、患病后形象严重受损等，都易使患者产生抑郁情绪，另外，抑郁情绪的产生还与患者的人格特征、性别、家庭因素等有关。一般来说，抑郁常见于女性患者、有抑郁家族史的患者、酗酒或面临应激的患者。

（2）行为表现　生理功能方面主要表现为精力疲惫、食欲和性欲减退以及严重顽固的失眠；社会功能方面表现为活动能力下降、言语减少、兴趣缺乏以及社会退缩等。

抑郁情绪会导致不良的身心症状，使病情加重，降低机体的免疫力，重度抑郁还会出现自杀行为。抑郁状态不仅会影响患者之间及患者与亲属朋友之间的关系，而且还会妨碍患者与医护人员之间的合作，导致患者的社会支持减少。在临床护理工作中，护士应及时发现患者的抑郁情绪，在尽力配合医生治疗护理患者的同时，应有意识地增强患者康复的信心，鼓励患者参与到护理活动中，鼓励家属提供积极的社会支持，严重的抑郁患者应请专科医生进行治疗干预和药物治疗，防止患者自杀。

4. 愤怒（anger）　愤怒是指个体在追求目标愿望出现障碍、目标受阻时出现的一种负性情绪反应。

（1）原因　导致患者产生愤怒的原因很多，比如患者得知自己患病又治疗无望，患者久经病痛折磨，疗效不理想，医护人员的服务态度较差，医护人员的技术水平与患者的期望水平差距过大，医院管理混乱导致患者投诉得不到有效解决等，这些因素常常使患者产生愤恨甚至是敌意。

（2）行为表现　常表现为烦躁紧张、易激惹、行为失控、吵闹哭泣、心跳加快、血压升高等。愤怒时常伴随着攻击行为，可指向外部，表现为言语谩骂、殴打医护人员和家属；还可以指向自身，表现为患者的自我惩罚和伤害，如拒绝继续治疗，破坏正在进行的治疗和已经取得的疗效等。

从心理适应的角度来看，愤怒可以缓解患者内心的紧张和痛苦，但有时会造成医患、护患关系的紧张，甚至会影响医疗护理措施的顺利进行。因此，医院除了要加强管理，提高医护人员的技术水平之外，护士应该多与患者沟通，提升服务水平和质量，对于患者出现的负性情绪进行适时的疏导，缓解患者内心的紧张和痛苦。

（三）意志行为的变化

患病后，不仅疾病本身，诊疗过程也会引起患者的不适与痛苦。对于患者而言，治疗过程也是一个为达到康复目的而进行的意志活动，在这一过程中患者会产生意志行为的改变。一些患者会出现意志的变化，如在治疗的过程中丧失信心，遇到困难就动摇、妥协，对自己的行为无自制和调节力，脆弱、易激惹，或盲从、缺乏主见；还有些患者在患病后由于得到家人和医护人员无微不至的照料，加上疾病的影响导致自理能力下降，对自己日常生活和治疗都不能胜任，产生依赖心理，事事依赖他人；更严重的出现了退化行为，表现出与年龄和社会角色不相符的行为举止，如故意呻吟、哭泣甚至喊叫来引起他人的关爱。

护士不应迁就姑息患者的过度依赖行为，而应帮助患者重新燃起战胜病魔的勇气和信心，积极调动患者在参与治疗和护理过程中的主动性，促进患者早日康复。关于退化行为，有学者认为是患者重新分配能量以促进疾病痊愈的过程，可以为患者保存能力和精力，有利于康复。但是当病情好转时，护士就应该引导患者逐步恢复正常的社会行为。

⊕ **知识链接10-1**

癌症复发恐惧

当患者被确诊为癌症时，其身心压力显著增加，会产生一系列不良心理反应，表现为经验性回避、焦虑、恐惧、绝望和抑郁等负性情绪。研究显示，约49%的癌症幸存者有明显的癌症复发恐惧（fear of cancer recurrence，FCR）。

癌症复发恐惧是指患者对癌症在原发部位或其他部位的复发、进展或转移的恐惧心理状态。主要表现为患者对身体的过度检查、过度警觉及过分关注，并将身体的某些症状如疼痛、胸闷等作为病情加重的征兆。严重的癌症复发恐惧常表现为患者高于实际复发概率的复发风险认知，经常性的自发检查，或者要求进行频繁的、针对潜在复发体征的医学检查。研究表明，癌症复发恐惧不会随着时间的推移而减弱或消失。长期过度的恐惧严重影响患者的生活质量和社会功能，且增加医疗费用。

（四）人格特征的变化

一般来说，人格是具有一定的稳定性的，不太可能随着时间和环境的改变而变化。但是，在某些特殊情况下，如慢性迁延性疾病、恶性肿瘤、截肢、毁容等对患者正常的社会生活影响非常大，导致患者的自尊心、自我价值感降低，从而引起人格发生改变；长期癫痫发作的患者往往表现出自私、易激惹、攻击且极端凶狠的人格改变等特点。

第三节　不同年龄阶段患者的心理

⇒ **案例引导10-3**

案例：患儿，女，3岁。高热3天伴咳嗽2周入院，医师诊断为"肺炎"。患儿母亲叙述患儿胆子小，从未离开过父母，很担心孩子住院无人照顾或照顾不周。

问题：作为责任护士，该如何做才能打消家长的疑虑？

在临床护理实践当中，我们往往能够观察到不同年龄阶段及特定病种或病情阶段的患者具有不同的心理特点，了解和掌握这些相对特定的心理反应特点和规律利于临床心理护理工作的开展。

一、儿童患者心理

由于儿童患者年龄尚小，对于疾病缺乏正确的认知，加上住院需要离开父母和熟悉的环境以及疾病带来的痛苦，儿童患者常会出现一系列的心理变化。因此，护士必须针对儿童患者特殊的心理特点，提供针对性的心理护理措施，促进患儿身心舒适。

（一）儿童患者的心理特点

根据儿童心理及生理特点，将患儿分为：新生儿期、婴儿期、幼儿期、学龄前期、学龄期五个阶段。

1. 新生儿期（0~1个月）　新生儿已经具备视、听、嗅、味、触等基本感觉，已经出现"皮肤饥饿"现象，渴望身体抚触，但是大脑发育还不完善，大脑皮质经常处于保护性抑制状态——睡眠，每日睡眠长达20~22小时。由于受到生理需要是否满足的影响，患儿有愉快与不愉快的情绪体验：一种是获得满足与舒适感后的愉快情绪；另一种是饥饿、寒冷、尿布潮湿等所引起的不愉快情绪。同时，患儿有模仿他人面部表情的能力，可以区分快乐、悲伤和惊奇的面部表情。

2. 婴儿期（1岁之内）　婴儿期是心身变化最快的时期，神经系统的发育指数呈直线上升。大脑功能的不断增强使得这个时期的儿童学会翻身、坐起、站立、行走，用简单的语言、动作与人交流。在这个时期，由于哺乳行为，婴儿与照顾者之间建立了亲密的依恋关系，在6个月左右，婴儿由于社会化程度的发展开始认生，对除照顾者之外的其他人群持排斥、拒绝态度，对住院反应强烈，常表现为粘住父母不放手、明显的哭叫行为、四处张望以寻找父母等行为，出现分离性焦虑。

3. 幼儿期（1~3岁）　幼儿期的儿童在身心方面都有了较大的发展，他们对患病住院有了简单的认知，基本可以与人进行语言交流，独立性逐渐增强，可以忍受与照顾者的短暂分离。但是，由于大脑神经系统还未发育成熟，很多患儿会认为住院是照顾者对自己的惩罚，从而表现出不安、焦虑、恐惧。患儿住院心理变化过程可以分为以下三个阶段。

（1）反抗期　由于对陌生环境的恐惧，缺乏安全感，表现出寻找父母，对医护人员对抗、哭闹、踢、打等。

（2）失望期　因没有希望回家或回到照顾者身边而表现出情绪低落、不爱说话，甚至出现退化行为如吸吮奶嘴、尿床，有的患儿会通过抱紧自己喜爱的物品来获得安慰。

（3）否认期　长期与照顾者分离的患儿会进入此阶段，他们感到回家已没有希望，从而把对照顾者的思念压抑下来，克制自己的感情，开始与周围人交往，以满不在乎的态度来对待照顾者的探望或离去。在此阶段，往往会被误认为幼儿能够适应住院生活，但实际上却损害了幼儿与父母之间的信任关系，幼儿成年后不易与他人建立信任关系，影响成年后的人际交往，而且患儿有可能出现注意力缺陷、以自我为中心以及智力下降等问题。

4. 学龄前期（3~6岁）　　这个时期儿童的思维能力、自我意识都出现了很大的提高，同伴关系也出现了突飞猛进的发展，并出现了独立意愿，开始自行其是，心理学上称之为"第一反抗期"。这个年龄阶段的住院患儿，由于心理活动开始复杂，更容易担惊受怕，如怕打针和吃药、怕被父母遗弃。住院后会害怕身体的完整性受到破坏，产生恐惧及被动依赖的心理，常表现出哭闹、拒食、压抑、睡眠不安、退化或攻击行为等。但有些儿童出现"症状获益"，即平时得不到的玩具、零食或照顾者的关爱，在患病期间都可以得到，故而认为患病是好事，进而夸大身体不适。

5. 学龄期（6~12岁）　　此期患儿多为小学生，具有一定的知识和生活经验，老师、同学、同伴关系对他们来说非常重要，学习是他们的主要任务。这个时期的儿童有较强的自尊心，在意他人对自己的评价，情绪自控力差，对于死亡有一定程度的认知，害怕治疗但更恐惧生命危险。

（二）儿童患者的心理护理特点

不同年龄阶段的患儿其心理反应的强度和形式不同，因此护士在与患儿建立良好护患关系的基础上，应根据不同年龄阶段患儿的心理特点采取不同的心理护理措施。

1. 新生儿期　新生儿的情绪反应都是用哭声表达，因此护士要细心照顾患儿，及时发现患儿哭闹的原因，给予准确护理。在执行护理操作时，动作要尽量轻柔，减少不必要的刺激，并经常对患儿进行肌肤的抚触和按摩，稳定患儿的情绪，满足其生理和心理需要。

2. 婴儿期　由于6个月以上的患儿能够辨认熟悉人和陌生人的面孔，特别依赖自己的照料者，因此在患儿住院期间，应尽可能留母亲在医院陪护，如果因病情限制或其他原因，母亲不能陪护，护士要尽可能多地轻拍、抚摸、搂抱、亲近患儿，与患儿建立起亲密关系，缓解患儿的分离焦虑；并密切观察患儿的饮食、大小便规律，使患儿尽快恢复良好的生理和心理状态。

3. 幼儿期　由于患儿的认知有了一定的发展，会简单地认为住院是照料者对自己的惩罚。护理这个年龄阶段的患儿，除了与患儿建立良好的护患关系，满足其生理需要，抚摸、拥抱、爱抚患儿外，还应该做到耐心细致，通过正面讲解、讲故事、看绘本、唱歌、做游戏等方式传达信息，使患儿理解住院的真正原因，熟悉并适应医院的生活安排及周边环境，减轻其恐惧和自罪感。

4. 学龄前期　护士对待学龄前期的患儿要做到尊重、关心、爱护，针对患儿出现的反抗行为要及时分析原因，寻找对策，可以结合患儿自身的特点通过做游戏、讲故事等方式使其正确理解住院及生病的原因和意义，并根据这个时期患儿模仿力强、好学上进的特点在同病室内开展竞赛，及时表扬患儿在治疗过程中的好行为，使患儿由被动治疗变为主动治疗。

5. 学龄期　对此期患儿进行心理护理时，首先要给予足够的尊重，用平等的口吻和其交谈，在进行一些隐私性较强的操作时，要注意隐私的保护，并减少暴露面积；当患儿对治疗有疑虑时，可以深入浅出地讲解疾病的相关知识，如治疗方法、治愈疾病所需的实践和疗程，使其做好心理准备；为了使患儿尽快适应医院的生活，消除孤独感，可以帮助患儿建立伙伴关系，相互鼓励，互为榜样；对患慢性病的患儿，应给予特别的关爱和理解，使其能够正视疾病、树立信心、配合治疗、尽早康复。

二、青年患者心理

青年期从年龄阶段来看可分为少年期、青年期、壮年期。少年期为 12~16 岁，青年期为 16~26 岁，壮年期为 26~35 岁。可见，青年期的心理发展水平处于迅速走向成熟又尚未成熟的状态，这就决定了青年患者的心理活动存在诸多特点。

（一）青年患者的心理特点

青年期个体重视自我评价，自尊心强，并且富于理想和抱负，对学业、家庭都有着美好的憧憬，因此在得知患病后往往感到非常震惊，很难接受患病的事实，他们会否认自己患病，拒绝接受治疗，不能很快进入患者的角色。在治疗过程中，患者常幻想能很快治愈疾病，倘若病情稍有好转，便会盲目乐观，不认真执行医疗护理计划，但病程稍一过长，又易于自暴自弃，陷入焦虑之中。由于担心患病会对工作、生活和前途产生不利的影响，尤其是患有慢性病症的患者很容易产生沮丧、抑郁、悲观的心理，甚至在思想和行为上走极端，拒绝治疗护理，产生自杀念头。

（二）青年患者的心理护理特点

针对青年患者出现的心理问题，护士应首先进行准确的评估，分析原因，并根据患者的疾病和个性特点进行心理护理。

针对病情稍好转就盲目乐观的患者，护士应及时向患者讲解疾病的相关知识和不及时治疗的危险性，提高患者防病治疗的健康意识，端正患者的求医态度，使患者能够认真配合医护人员进行医疗和护理；对于病程较长或有后遗症的青年患者，护士应持有同理心，尊重患者，并通过交流、沟通和娴熟的护理技术赢得患者的信任、配合，帮助患者树立起战胜病魔的信心，走出抑郁、悲观的心理阴影。

三、中年患者心理

WHO 对于中年期的划分标准是 35~60 岁，中年人正处于心理上成熟的时期，是人一生中责任最重大的阶段，他们既是社会的中流砥柱，又是家庭的精神和物质支柱。患病后对工作和家庭会产生巨大的影响，对自身的心理会带来不小的冲击。因此，护士必须针对患者的特点，制定积极有效的应对措施，使患者保持良好的心态进行治疗和护理。

（一）中年患者的心理特点

中年患者处于"上有老，下有小"的阶段，一旦患病心理问题都会比较突出。患病后患者被迫停止工作，在治疗的同时常惦记工作的进展和家庭的责任，多重的压力和疾病带来的不适易导致患者焦虑、愤怒，不能安心养病，要求尽早出院等。有些患者会加速医学过程的转变，出现更年期综合征。

（二）中年患者的心理护理特点

中年期的患者由于身负多重角色，在治疗期间心理压力非常大，一旦出现病情不稳定或治疗进展不顺利的状况，极易出现情绪低落等负面情绪。因此，护士在给患者进行护理的过程中，应根据患者的职业、家庭情况、经济收入状况等因素，准确评估患者的心理应激源，针对不同的心理问题及原因，给予有效的心理疏导，并采用健康宣教的方式使者了解和接受配合治疗护理的意义，劝导患者安心治疗。在与患者交往的过程中，护士应注意尊重患者的人格，多征求他们的意见，在患者病情允许的基础上鼓励患者进行身体康复锻炼，提高机体的抗病能力，使患者身心愉快，减轻患者的心理压力。

四、老年患者心理

不同学者，不同国家和时代对老年人的界定是不同的。我国一般把 60 岁及 60 岁以上的成年人称为老年人。老年人在生理、认知、感情、社会性和人格等方面有一系列的发展变化，尤其是退休后的适应期，社会交往结构的变化，再适应社会再社会化的过程、空巢期、孤独、心理转型、对死亡的准备等，都是老年人要面对的内容。因此，护士要考虑到老年人特殊的心理特点，做好心理护理。

（一）老年患者的心理特点

1. 恐惧、焦虑和易激惹　老年人都希望自己健康长寿，惧怕死亡，因此患病后他们会认为与死亡相接近，产生焦虑和恐惧感；同时，随着病情加重，老年人无法获知真实情况或长期忍受疾病治疗的痛苦，他们容易出现排斥、挑剔，甚至愤怒等情绪。

2. 孤独和寂寞　老年患者患病或住院后，日常的社交活动减少，若子女不在身边照顾，探视亲朋好友人数减少，会产生被冷落和孤独感，失去配偶或子女的患者孤独感往往更重。

3. 自卑和无价值感　老年人突出的要求就是被重视、被尊重，很害怕自己无用。因此患病后，老年患者常表现为坚持己见，喜欢别人恭顺服从，稍不如意就发火，以自我为中心。

4. 疑病和回避心理　老年人患病后，常将注意力过多地集中在自身，若出现轻微不适如感冒、胃肠蠕动等，就怀疑自身发生了大的病症，这种疑病心理使老年患者对自身感受的程度常与躯体改变的程度不相符；部分老年人如已经确诊肿瘤、而自身又深觉疾病不可挽救、平日具备独立性人格特点，在患病后，会持续性地回避与疾病有关的事件或话题，隐藏自己的内心感受、不肯与亲友沟通，有的转向宗教求救、有的自己看书寻求帮助、有的愿意到不认识的人群中活动，试图减轻自己精神上的惊恐体验。

5. 性格改变　有些老年人患病后出现性格的改变，如原本开朗健谈变为内向孤僻、原本大度开明变为斤斤计较、原本严肃沉默变为老顽童等，这种变化可因疾病导致脑部功能减退所致，也可因疾病导致心理变化所致。

（二）老年患者的心理护理特点

1. 提供舒适、安全的休养环境　老年患者住院后应该为其提供安静、温馨、整洁、舒适的病房环境，使其能够较快地适应医院生活；在走廊、浴室、卫生间等处应设置扶手，防止老年患者滑倒；对于生活不能自理或无亲属照料的患者，护士应加倍细心照护，使其获得安全感和舒适感。

2. 尊重患者的人格　护士要尊重老年患者的特点，尊重老年患者的人格。在日常的护理过程中，护士应态度平和亲切，称呼有礼，耐心倾听患者的诉说，老年患者一般都有健忘、耳聋、眼花等特点，护士在交流时应尽量大声、速度减慢，切勿随意打断患者的谈话，表现出不耐烦的情绪，甚至嘲笑侮辱患者。

3. 针对不同患者采取有效的心理护理　患者住院后，护士应根据患者文化程度、修养水平等特点开展健康知识的宣传，使其对疾病有基本的认知和了解，克服焦虑和恐惧的心理；对于孤独感严重的老年人，护士应在日常护理工作之外，多陪伴老年人，耐心、积极聆听，并主动和家属联系，鼓励他们尽量多看望老年人，让亲人参与患者的护理，减轻患者的孤独感。对自卑和无价值感的老年患者，护士可在照顾过程中鼓励老人自行进行一些力所能及的活动，并对老人的进步及时给予肯定和表扬，使其逐步配合康复护理工作；对疑病的老年患者，护士应尽量耐心向其解释目前的身体状况，引导其多与外界交流，尽量以乐观、轻松的心态面对生活；对回避的老年患者，护士应注意无意识信息的传达，如态度、语调，使其在心理上接纳医护人员，并积极与外界交往，这对于疾病的康复具有一定的积极促进作用。

目标检测

答案解析

一、选择题

A 型题

1. 患者，女，72 岁，胃溃疡 12 年，自听说"胃溃疡会发生癌变"后闷闷不乐，一言不发，暗自垂泪，感觉自己没有未来，担心拖累家人，目前其心理反应最可能为（　　）

   A. 烦躁　　　　B. 焦虑　　　　C. 抑郁　　　　D. 孤独　　　　E. 否认

2. 患者，男，79 岁。因患 ARDS 入住 ICU。病情缓解后，患者对护士说："我见不到孩子、老伴，心里不舒服"。这表明该患者存在（　　）

   A. 生理需要　　　　　　　B. 安全需要　　　　　　　C. 爱与归属需要

   D. 自尊需要　　　　　　　E. 自我实现需要

3. 患者，男，58 岁。患有肥厚型心肌病 5 年。近 1 个月来常伴有心绞痛发作及一过性晕厥，患者因此非常紧张，整日卧床，不敢活动。该患者出现的角色行为改变属于（　　）

   A. 角色行为强化　　　　　B. 角色行为缺如　　　　　C. 角色行为冲突

   D. 角色行为差异　　　　　E. 角色行为消退

4. 关于患者的心理下列叙述不正确的是（　　）

   A. 进入患者角色后，对自身的注意力明显增强

   B. 进入患者角色后，最常见、最突出的心理变化是情绪变化

   C. 患者产生依赖心理和依赖行为是正常的心理反应

   D. 患者的人格在疾病的影响下可以发生变化

   E. 人格具有稳定性，即使疾病的影响也不会改变

5. 婴幼儿患病住院后最突出的心理反应是（　　）

   A. 分离性焦虑　　B. 思念亲人　　C. 恐惧　　　　D. 皮肤饥饿　　E. 行为异常

6. 当老年人自尊需要得不到满足，又不能恰如其分、实事求是地分析自己时，就容易产生的心理问题是（　　）

   A. 自卑　　　　B. 焦虑　　　　C. 恐惧　　　　D. 抑郁　　　　E. 绝望

二、问答题

1. 患者常见的情绪反应有哪些？

2. 作为护士，怎么对学龄期患者开展心理健康教育？

3. 作为护士，怎么对老年患者开展心理健康教育？

（贺利平）

书网融合……

本章小结　　　　　　　微课 1　　　　　　　　微课 2　　　　　　　　题库

第十一章　临床心理护理程序

PPT

📖 学习目标

知识要求

1. 掌握　心理护理的概念、目标、原则；临床心理护理的特点、要素；临床心理护理程序的概念。

2. 熟悉　临床心理护理实施的过程；临床心理护理的实施形式；临床心理护理与整体护理的关系。

3. 了解　国内外临床心理护理实施现状。

技能要求

在临床实践中具备对患者进行心理护理评估、诊断、计划、实施及心理护理评价的能力；具有运用心理学的理论和技术，帮助患者消除或缓解心理问题和障碍的能力。

素质要求

工作中以仁爱、平等的精神对待患者，关心爱护患者，尊重患者的人格和权利，理解患者的情感，在临床实践中不断提高自身素质。

第一节　心理护理概述

⇨ 案例引导11-3

案例： 患者，女，34岁，患宫颈癌。医护人员应家属要求对其隐瞒病情。但她偶然知道病情后，情绪很不稳定。护士告诉她，病情正在好转，各项指标逐渐恢复正常。而且现在医疗技术发达，很多患者经过及时治疗，病情得到控制，又重返工作岗位。患者逐渐平静下来，配合治疗。

问题： 护士是如何让该患者接受现实，配合治疗的？

一、心理护理的概念

（一）概念

心理护理（psychological nursing）是指在护理过程中，护士通过各种方式和途径（包括主动运用心理学的理论和技能），积极地影响患者的心理活动，帮助患者在自身条件下获得最佳身心状态。

> 💡 **考点提示**
>
> 心理护理的概念。

心理护理的概念有广义和狭义之分。广义的心理护理，指不拘泥具体形式，给患者心理活动以积极影响的护士的一切言谈举止。狭义的心理护理，指护士主动运用心理学的理论和技能，按照程序、运用技巧，影响或改变患者的行为和心理状态，消除或缓解患者的心理压力，将患者的身心状态调控至最佳水平的过程。

（二）心理护理的意义和作用

1. 有助于满足患者的心理需要，消除不良的心理反应和影响心理的社会因素，防止各类疾病发展。

2. 有助于帮助患者尽快地进入角色，更好地适应新的环境，建立良好的人际关系，创造有利的条件，使其早日康复。

3. 有助于建立良好的护患关系，增进患者对护理人员的信任和配合，促使各种治疗和护理措施的顺利进行。

4. 有助于调动患者的积极性，增强战胜疾病的信心，从而更好地发挥护理手段的疗效。

（三）心理护理与心理治疗的联系及区别

"心理护理"与"心理治疗"是两个既有联系又有区别的概念。在实施过程中二者的理论基础和技术要求有共同点，但实施对象侧重点不同。心理治疗侧重于精神障碍的患者如精神分裂症、神经症、人格障碍等有精神异常的患者的诊疗。由经过专业训练的治疗师运用心理学和精神医学的理论和技术，帮助患者消除或缓解心理问题和障碍；心理护理则侧重对躯体疾病或心理疾病而无明显精神障碍的患者及健康人群进行心理健康的指导。同时，运用心理护理理论和护患关系技巧帮助患者达到相对理想的身心状态。

"心理护理"是运用护理领域的独特概念，有自成体系的先进科学理论和操作规范模式，贯穿护理过程的每个环节。

> 💡 **考点提示**
>
> *心理护理的特点。*

二、心理护理的特点

（一）理论性

心理护理与单纯的宣传教育和思想工作不同，护士要熟练掌握并灵活运用心理学的理论知识和实践技能，如认知行为疗法、心理支持疗法、危机干预等，针对不同的患者有效地实施心理护理。

（二）广泛性

心理护理的广泛性主要体现在以下三个方面：①范围广泛，包括个人、家庭、医院、社区、工厂、学校等各种场所，从患者入院开始到出院，乃至出院后，护理人员在与患者接触的每一阶段，都需要观察患者的心理状况，并有计划有步骤地开展心理护理；②对象广泛，既包括身患疾病的患者，也包括处于成长发展各个时期的健康人群；③内容广泛，采用多种方法实施，如创造舒适的诊疗环境、建立良好的人际关系、加强健康教育等。

（三）差异性

由于患者身体状况、家庭环境、文化程度、成长经历等的差异，导致他们的心理反应、应对能力和需求也不同，需要护士根据个体差异采取个性化的心理护理。

（四）复杂性

心理护理的目标是消除或缓解护理对象潜在的或现存的心理行为问题。人的心理是复杂的，受环境、人格等多方面因素的影响。因此，护士需要根据护理对象的心理特点，综合运用护理心理学及其他相关学科知识，针对性地开展心理护理。

（五）发展性

个体的心身状态与所处的社会环境关系密切，随着社会环境不断变化，个体的身心状态也随之变化。这种变化是双向的，既可以向有利的方向发展，也可以向不利的方向发展。因此，护士应帮助患者搭建良好的社会支持平台，同时帮助患者进行自我调整，主动去适应外部环境的变化，恢复健康的心理状态。

三、心理护理的目标

心理护理的目标主要指护士通过语言、态度、行为等影响或改变患者的心理状态和行为，促使患者适应不良的状况或使疾病得到改善。护士在实施心理护理时，关注的不仅是患者自身，还包括与患者心理有关的各个环节和周围环境。

具体来说，可分为阶段性目标和最终目标。阶段性目标是建立良好的护患关系，实现有效沟通，使患者在认知、情感和行为方面逐步发生有益的改变；最终目标是提高患者自我接受能力、提高自信心与个人自我完善水平的发展，提高建立人际关系和满足需要的能力。具体目标如下。

（一）营造良好的心理环境

创造有利于患者身心康复的医疗环境，是心理护理的首要目标。

良好的心理氛围是做好各项护理的必要前提，不仅可以减少患者不良心理反应的发生，还能够减轻或消除患者已有的不良心理反应，有利于保持患者的心理平衡状态。

（二）满足患者的合理需求

需要是人的心理活动的源泉，护士及时、恰当地了解和掌握不同患者的心理需求，是实施心理护理的重要前提。护士应帮助和解决患者的心理问题，尽量满足患者的合理要求。引导和帮助患者保持良好的心理状态，是心理护理的基本目标。

（三）消除患者的负性情绪

早期识别并采取有效措施消除患者的负性情绪，尽早恢复或建立积极情绪，是心理护理的关键目标。护士心理护理的重要任务之一就是帮助患者积极应对疾病的痛苦、环境的陌生、生活的改变等不良刺激，从根本上预防心理问题的发生。

（四）提高患者的适应能力

提高患者的适应能力是心理护理的最终目标。护士应科学地应用心理护理的理论和技术对患者提供有效的心理援助，能够调动患者的主观能动性，帮助患者适应疾病带来的变化，从而树立战胜疾病的信心。

四、心理护理的原则

心理护理是心理学知识在临床护理实践的具体应用，是护士将心理学理论与护理实践紧密结合，研究和解决患者疾病过程中出现的各种心理问题的过程。科学实施心理护理应当遵循以下五个原则。

（一）服务原则

护理工作是护士为患者提供健康服务的过程。心理护理作为护理工作中的重要部分，与护理工作一样具有服务性。护士要应用医学、护理学、心理学及相关学科知识启迪患者，关心和支持患者，满足患者的合理需要。

> **考点提示**
>
> 心理护理的原则包括哪些内容？

（二）平等原则

在心理护理过程中，护患关系是相互平等的关系。在护理过程中，护士应当以真诚友善的态度对待患者，尊重他们的权利和人格，履行告知等的各项义务，视患者如亲人，一视同仁，公平对待。

（三）尊重原则

护士在提供心理护理时，应尊重患者的权利和人格，不因患者的民族、性别、职业、地位、文化程度、财产状况等不同而区别对待，应当真诚热情、态度诚恳，切忌以轻慢、冷漠的态度对待患者，伤及患者的自尊。

（四）自理原则

自我护理又称自理，是 Orem E. T.（1971 年）提出的护理理论，自理的定义为：人为了自己的生存、健康及舒适，所进行的自我实践活动。良好的自我护理是心理健康的标志之一。激发患者的主观能动性，突出患者的主体作用，帮助和引导患者以平等的地位参与到自身的医疗护理活动中，这将有助于满足患者的自尊，增强自信心。

（五）保密原则

患者有要求保密的权利。护理人员则应秉着职业操守，遵守诺言，保护患者的隐私，严守私密，不随意向外人泄漏，这是有效进行心理护理的前提。

五、心理护理的主要实施形式

临床心理护理的实施形式可以根据不同的方法进行分类。

（一）个性化心理护理与共性化心理护理

根据患者心理问题的特征分类，可将心理护理分为个性化心理护理与共性化心理护理。

1. 个性化心理护理　此形式目标明确，针对性较强，可解决患者个性化的心理问题。要求护士准确了解患者在疾病过程中表现的不良心理状态，及时采取个性化的有效对策。如针对创伤后截肢患者的痛不欲生等突出心理问题，迅速解除患者的严重心理压力。

2. 共性化心理护理　此形式目标不十分明确，针对性不太强，用来解决患者的共性心理问题。要求护士善于归纳和掌握同类患者心理问题的共性规律，对患者潜在的、随时可能出现的心理问题提前干预，防止严重心理失常的发生。如门诊患者的心理护理、住院患者的心理护理等均属于共性化心理护理的范畴。

患者心理问题的共性化和个性化是相对的，共性化问题可以含有个性化特征，个性化问题又具有共性化规律。所以，护士在进行心理护理时，既要把握患者心理的一般规律，又要根据文化背景、社会环境及个性特点的差异，准确把握患者的人格特征，细致体察患者的主观感受，提供个性化的心理护理。

（二）有意识与无意识心理护理

根据护士实施心理护理的意识差异进行分类，可将心理护理分为有意识心理护理与无意识心理护理。

1. 有意识心理护理　是指护士自觉地运用心理学的理论和技术，以设计的语言和行为，实现对患者的心理支持、心理调控或心理健康教育的过程。如规范化的指导语、有益的暗示、积极的鼓励等，要求实施者接受过专业化培训，具备心理护理的主动意识，是当前心理护理领域亟待解决的重难点之一。

2. 无意识心理护理　称"广义的心理护理"，是指客观存在于护理程序的每一个环节中，随时可能影响患者心理状态的一切言行举止。无论护士本身能否意识到，都可能对患者心理状态产生积极或消极的影响效应。"良言一句三冬暖"就能说明，护士良好的言谈举止，可以使患者产生轻松、愉快的情感体验，从而使患者的身心状态保持在适宜的水平，因此，要求护士随时调控个人的言行举止，促进患者的身心早日康复。切忌随意言行导致对患者身心的不利影响。

无意识心理护理，是临床心理护理工作的基础，为进一步开展有意识心理护理、取得良好的心理护理效果提供了前提和保证。

无论哪种形式的心理护理，也只是理论水平层面的区分，在临床心理护理实施过程中是难以绝对分开的，通常要综合运用多种形式的心理护理手段，使患者维持在最佳心理状态。

六、心理护理与整体护理的关系

（一）整体护理促进了心理护理的纵深发展

整体护理是指以人为中心，以现代护理观为指导，以护理程序为基础框架，并且把护理程序系统化地运用到临床护理和护理管理中的指导思想。它确立了以人为中心的理念，明确了护理的目的是使患者身心达到最佳状态。在这种思想指导下，心理护理的重要地

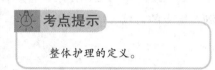

考点提示

整体护理的定义。

位凸显，心理护理的理论水平、实践技能、作用效果都得到了显著提高。因此，整体护理模式的推行促进了心理护理的纵深发展。

（二）整体护理明确了心理护理的基本任务

整体护理的目标是根据人的生理、心理、社会、文化、精神等多方面的需要，提供适合患者的最佳护理。因此，心理护理的基本任务就是要运用心理学的理论和技术，及时发现患者的心理问题，控制不利因素，使其保持在最佳身心状态，促进早日康复。

（三）整体护理规范了心理护理的实施程序

整体护理以护理程序（nursing process）为工作方法，对患者实施全方位的护理。按照护理程序评估、诊断、计划、实施和评价五个步骤实施临床心理护理，改变了心理护理以往的随意化、简单化及经验化的做法，逐步走向规范化、标准化及科学化。

（四）整体护理提高了心理护理的质量标准

整体护理要求"一切以患者为中心"，把患者的满意度作为评价护理质量的重要标准。心理护理作为整体护理的重要组成部分之一，其质量效果的评价也由传统的经验性描述发展为科学化数据，促进了心理护理的质量水平的提升。

（五）心理护理是整体护理的核心组成部分

心理护理是系统化整体护理的一个重要组成部分，是对患者的心理反应进行有计划的、系统的护理，是综合的、动态的、具有决策及反馈功能的过程。随着社会的发展，人们的心理压力增大，心理护理的重要性与日俱增。临床实践证明，患者心理状态的好坏直接影响着自身的健康水平，从而决定了心理护理在整体护理中的核心地位。护士为患者或健康人群提供健康教育、心理支持、心理咨询或危机干预，可以预防或减轻其身心健康的损害，有助于保持良好的身心状态。

（六）心理护理在整体护理中具有独特功能

心理护理与一般的思想教育不同，侧重于运用心理学的理论和方法，致力于解决患者的心理问题，建立良好的护患关系，调控患者的不良情绪状态等。

（七）心理护理贯穿于整体护理的全过程

患者的心理变化不仅与疾病发展伴随，且是一个动态发展的过程。因此为实现整体护理的目标，心

理护理应贯穿整体护理的始终，进而及时发现患者现存的或潜在的心理问题。护士应掌握患者心理活动的特点和规律，分析引起心理问题的主要原因，进行有效的心理干预，促进患者身心的健康。

（八）心理护理与整体护理中其他护理的区别与联系

1. 区别　心理护理与其他护理的主要区别：两者关注的核心问题、交互影响、工作机制、对护士的要求均有不同（表11 – 1）。

表 11 – 1　心理护理与其他护理的比较

项目	心理护理方法	其他护理方法
核心问题	更关注与"增进和保持健康"密切相关的心理学问题	围绕着"增进和保持健康"的中心
交互影响	更强调社会环境与个体健康之间的交互作用	强调物理环境对个体健康的影响
工作机制	较多地通过激发个体自身内在潜力，以心理调节等方式，充分调动其主观能动性以实现较理想的健康目标	较多地借助外界条件或客观途径，以生物、物理、化学、机械等方式去帮助患者实现较理想的健康目标
对护士的要求	对护理专业基础知识和心理学理论技术均有较系统、较深入地掌握	对疾病及与健康相关的专业护理理论知识扎实，实践经验丰富，基本掌握心理学的基础知识

2. 联系　心理护理与其他护理同属于整体护理的重要内容，相互之间联系紧密。

（1）实施对象相同　均为患者和（或）健康人群。

（2）理论范畴相同　二者均属于整体护理的新型模式。

临床心理护理的具体实施，既可以与其他护理方法同时开展，也可以独立操作，但是不能脱离其他方法独立存在。心理护理的作用体现在护患交往的点滴细节之中，只有与其他方法有机结合，才能充分发挥作用。

在整体护理中，如果护士只有娴熟的护理理论和专业技术的不够的，需发挥心理护理的功能，消除或减轻患者的不良情绪，才能取得满意的护理效果。心理护理在整体护理中具有不可替代的作用，实施心理护理能够不断提高护士自身素质，促进整体护理的开展。

七、心理护理的基本要求

（一）优良的职业素养

护士的基本任务是为促进健康、预防疾病、恢复健康、减轻痛苦提供各种医疗护理服务。一名优秀的护士，除了具有扎实的基本理论、基础知识、熟练的操作技能外，还应具备良好心理素质、职业道德、品质修养、人文修养、美学修养等。

（二）有效的人际沟通

人际沟通是人与人之间借助语言和非语言行为，传递信息、思想和交流情感的过程。护患沟通是指护士与患者之间信息交流及相互作用的过程。护患沟通有利于良好的护患关系的建立，从而为有效开展心理护理工作奠定基础，不仅有利于维护护士的身心健康，也有利于促进患者的身心疾病的康复，提高心理护理工作的质量。

（三）广泛的社会支持

社会支持是心理护理的重要后盾，护士应充分利用患者同室病友、亲友、同事等的力量，对患者进行关心、安慰，帮助患者消除不良的情绪。

（四）规范的健康教育

患者对疾病的认知程度不同，心理反应也会不同。消极情绪会对患者产生负面的影响。护士应通过多种形式进行健康宣教，如专题讲座、病友会、发放宣传手册等，介绍与疾病相关的知识、饮食、休息、用药、康复等。

（五）合理的生活安排

针对患者的不同情况给以个性化的生活指导，如适当的锻炼、听轻音乐等，鼓励患者发挥自身的兴趣爱好和特长，开展适宜的娱乐活动，可以起到转移注意力、消除紧张心理的作用。

（六）舒适的休养环境

优美舒适的环境对患者的心理状态会产生积极的影响，因此，病房应空气新鲜、温度适宜、色彩柔和、避免噪音，做到整齐、安静、安全、舒适、美观等。

八、心理护理的注意事项

心理护理是整体护理的核心，应融于整个护理过程中，要以护理程序为框架开展系统的心理护理。它既可与其他护理操作同步进行，也可作为一种护理方法单独开展。认真做好心理护理需要注意以下几点原则。

（一）遵循基本原则

护士在实施心理护理的过程中，要坚持伦理学的"尊重原则、有利原则、公正原则、不伤害原则"，以仁爱、平等的精神对待患者，关心爱护患者，尊重患者的人格和权利，理解患者的情感，护理行为避免对患者造成伤害。

（二）保护个人隐私

对个人隐私的保护是对服务对象的尊重，也是护士职业道德的基本要求。在心理护理过程中，护士必须严格保密患者的秘密和隐私，涉及患者隐私的谈话，应在没有其他患者的场合进行，此时工作人员也应尽量减少。

（三）合理使用心理疗法

护理心理渗透于护理工作的全过程，融合在各项护理措施中。因此，任何一项护理工作都需要贯彻心理学的原则。

首先，护士必须掌握心理学的知识和技术，促使患者与医护人员建立或维护良好的医患关系。患者的信念、思想、态度、情感等心理活动能使其体内的生理、生化过程朝一定方向变化。利用患者心理活动对躯体活动产生的积极影响，促使疾病朝着痊愈的方向发展，也就是进行了心理治疗。在这一点上，护士的态度、言行都会直接或间接地影响患者病情的发展。这就要求护士通过护理工作成为一名心理工作者。

其次，患者在医疗过程中的心理活动既包括有共性的一般心理状态，又包括由患者自身疾病所发生的特殊心理表现。护理心理学要求护士针对患者各自的特点，选用心理治疗的理论和方法。消除患者消极的心理活动，建立积极的心理活动，改善生理过程，促使患者早日康复。但需要注意的是，一些心理疗法如认知疗法、行为训练等需要心理咨询师或心理医生实施，不可随意应用。

（四）钻研心理学知识

开展心理护理对护士的要求很高，护士要学习和掌握护理心理学知识，扩大知识面，从心理学和生物学两个角度全面认识健康、疾病和患者,在工作中自觉遵循心理行为科学规律,用理论指导护理实践,更好地为患者服务,提高整体护理服务质量。

⊕ 知识链接11-1

我军第一位心理学女博士——刘素珍

1987 年,刘素珍开设了心理咨询门诊。1992 年开通了心理咨询热线,十年来,用坏了 7 部电话机,记满 13 本电话登记簿,为万余名官兵进行电话咨询。撰写了 8 篇论文,收到 8000 多封官兵来信,走访了 20 多个省市驻军部队。她与华东师范大学联办了我军第一届心理学大专班,培养了近百名心理学教育人才;为基层部队举办了 12 期心理学培训班,培养心理疏导骨干 500 余人;最近,她正在筹划"心理科学进西藏"的活动。

第二节 心理护理的基本要素及影响因素

⇒ 案例引导11-2

案例: 某医院泌尿外科收治了一位七十多岁,因前列腺炎而排尿不畅的患者,医生下达导尿医嘱后,护士深知这位患者一次导尿不成功,心情忐忑,看到患者痛苦不堪,决心一定要导尿成功。于是,护士一边安慰患者放松紧张情绪,一边将一根细铁丝插入较细的气囊导尿管中,并用石蜡油充分润滑,轻柔而准确地成功实施了导尿。患者对该护士的技术大加赞赏。

问题: 该护士是如何取得患者信任的?

一、心理护理的基本要素

心理护理的基本要素,是指对心理护理的科学性、有效性具决定性影响的关键因素,主要包括四个成分:即护士、患者、心理学理论及技术、患者的心理问题。这四个基本要素相互依存,构成环状的运转系统,其中任何环节的空缺,都会导致整个系统的运转失灵。同时,护患关系、医生、患者周围的其他相关人员也可影响临床心理护理的实施效果。

> ☀ **考点提示**
>
> 心理护理的四个基本要素。

(一)护士:以护士积极的职业心态为保障

心理护理,与其他护理方法相比,付出较多,收效却不一定能"立竿见影"。如果缺乏主动性和耐心,必然影响护理的效果。因此,护士要有崇高的思想品质,无私的奉献精神,要有对工作强烈的责任感,真挚的同情心,保持健康的职业心态,尽量满足患者特殊心理需要和生理需求,把心理护理的措施渗透到护理工作的每个环节,使患者身心处于最佳状态。

(二)患者:以患者心理问题的准确评估为前提

良好的护患关系是成功实施心理护理的基础。在护理工作中,处理好护患关系除了要做好生理疾病的护理还要重视心理护理和人文关怀。护患之间一旦建立了信任关系,配合程度和实施效果也会很好;反之,则会无功而返。

(三)心理学理论和技术:以心理学知识及技术为指导

实践证明,护士只有系统地掌握心理护理的理论和技术,才能扩大知识面,从心理学和生物学两个角度全面地认识健康和疾病、认识患者，在工作中自觉地遵循心理行为科学规律，更好地为患者服务。较深入地分析、评估患者心理问题，并利用所学的心理学知识正确地实施心理护理措施，帮助患者保持良好的心理状态。

（四）患者的心理问题：以患者心理问题的准确评估为前提

评估患者的心理问题，主要把握三个环节：确定患者主要心理反应的性质、强度以及主要原因。护士准确地描述患者的心理问题，便于实时调控患者的不良情绪状态。护士在进行心理评估时，应注意以下几点：①重视心理评估的意义，以便及时、准确、全面评估；②注重心身同时评估，提高评估效率；③注意主客观资料比较；④避免评估者的态度、观察、偏见等的影响，做出有意义的评估。

二、临床患者心理护理的主要影响因素

（一）护士的人文素质

人文素质是指人们在人文方面所具有的综合品质或达到的发展程度。护士人文素质的内涵是指护士具备的人文精神、人文意识、人文关怀以及人文科学等方面的修养，包括护士必须掌握的自然知识、社会知识等知识体系和由政治观、价值观、道德观等组成的精神体系。人文素质作为护士最重要、最基本的品质之一，其水平高低将直接影响心理护理的质量。只有具备了人文素质的护士，才会敬畏和尊重生命，同情、关心、帮助患者，为患者提供优质的护理服务。

护士要提高人文素质，必须保持持续学习的热情，不断学习和完善知识结构，学会沟通技巧和建立人际关系的方法，形成高尚的道德修养和良好的职业习惯，以适应整体护理、社会护理和多元化护理的需要，促进护患关系的可持续发展，从而提高心理护理的质量。

（二）病房环境

1. 隐私性　心理护理过程中，可能会涉及一些个人隐私，护士要考虑环境的隐私性是否良好，以免影响其表达及开放程度，可以请其他人员暂时回避或采取纸条书面交流等方式。

2. 静谧性　嘈杂的环境会影响心理护理的有效进行。如护士在对患者进行心理护理时，病房周围声音嘈杂、人员走动等，必然会对双方之间的沟通交流产生影响，从而影响心理护理的效果。因此事先创造安静的交谈环境非常重要。

（三）人际关系

1. 护患关系概述　护患关系（nurse – patient relationship）是在护理工作中，护士与患者在相互尊重并接受彼此文化、价值观及人

> 💡 **考点提示**
>
> 对护患关系定义的正确理解。

格差异的基础上，形成和发展的一种工作性、专业性和帮助性的人际关系。这种关系是帮助与被帮助的关系，是治疗与被治疗的关系，是一种专业的互动关系。护士和患者只有建立相互信任和尊重的关系，才能为患者有效实施心理护理。

在促进护患关系良性发展的过程中，护士占主导地位。因此，护士应掌握促进护患关系的方法和技巧。建立良好的护患关系过程中，护士应努力做到以下几点：①尊重患者，建立信任关系；②提高业务水平，维护双方权益；③主动沟通交流，提供疾病信息；④注重安全文化，避免责任冲突；⑤讲究职业修养，克服交往阻抗。

2. 掌握有效的护患沟通技巧　护士掌握有效的沟通技巧，可以较完美地展示其良好的个人修养，培养和完善个性品质。不同的护患沟通目的，要求护士的沟通技巧也不同。常见的护患沟通技巧有：倾听、非语言行为、交谈等。

（四）诊疗技术

护患交往的核心活动是护士对患者疾病的治疗和护理，良好的素质和精湛的专业技能既有助于提高护士自身形象，又是提高护理质量的保证。随着现代医学技术水平的不断发展，护士应该刻苦钻研业务，努力完善护理技能，掌握运用各科新业务、新技术的精湛技能，以取得患者的信任。

第三节　心理护理程序

⇒**案例引导11-3**

　　案例：患者，女，34岁，大学教师，已婚，育1子。诊断为乳腺癌晚期骨转移。既往体健，无家族史，性格好强，闻此诊断立即拒绝，断定是医生弄错了。后去多家医院就诊，仍然被诊断为乳腺癌晚期。患者情绪低落，几天来不言不语，有自杀倾向。

　　问题：请写出护理程序。

护理程序的概念最早是由20世纪50年代美国护理学者提出，现已被广泛应用于护理活动的各个领域。心理护理程序是护理程序在心理护理实践中的具体应用。使用护理程序的目的是为护士进行临床心理护理提供一个结构框架，对做好临床心理护理工作具有重要的指导意义。心理护理程序包括：心理护理评估、确立心理护理诊断、制定心理护理计划、实施心理护理计划、评价心理护理实施效果五个步骤。在护理程序中，指导护理活动的思想核心是以护理的服务对象为中心。

一、心理护理程序的概念

🔆 **考点提示**

护理程序的概念。护理程序中指导护理活动的思想核心。

心理护理是系统化整体护理的一个重要组成部分，因此需要依从于护理程序的框架规范实施，使心理护理更具有计划性、条理性、可行性。心理护理程序是指按照护理程序的工作方法进行心理护理的过程，通过心理护理评估、确立心理护理诊断、制定心理护理计划、实施心理护理计划和进行心理护理评价五个步骤完成对患者的心理护理（图11-1）。

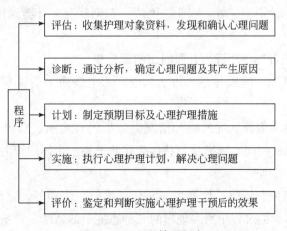

图11-1　心理护理程序

二、心理护理评估与诊断

⊕ **知识链接11-2**

"护理程序（nursing process）"缘起于1957年Orlando提出的观察结论，以"科学性问题解决方法"的步骤为蓝本，利用"系统性思考"的过程，融入了临床护理的特质。Orlando观察临床护理人员与患者之间的互动过程，认为进行护理服务时，护理人员应以逻辑性的思维方式，提供给服务对象有组织、有系统、有效的护理服务，进而提出了护理程序的概念。

护理程序是临床护理中第一个建立的标准化护理思维流程，也是目前护理人员接受护理基础教育必修专业课程。

（一）心理护理评估

心理护理评估（assessment of psychological nursing）是实施心理护理的第一步，对患者的心理状态进行及时、准确的评估是心理护理的基础，通过全面、系统、客观地评估，明确患者的心理状态，找出存在的心理问题及其原因，为下一步的心理护理奠定基础。当护士对患者进行心理社会评估时，患者是否愿意透露心理社会情况取决于护士在沟通过程中的诚恳态度、护士有效的沟通技巧、患者对护士的信任度、护士的专业知识水平。

> 💡 **考点提示**
>
> 当护士对患者进行心理社会评估时，患者是否愿意透露心理社会情况取决于哪些因素？

1. 目的 心理护理评估的目的是：建立基础资料，寻找心理问题的病因，为制定护理措施提供依据；了解病情变化，为制定治疗方案提供依据；了解患者的心理特征，为选择心理护理实施方法提供依据；了解治疗反应，为评估护理行为提供依据。

> 💡 **考点提示**
>
> 护士收集健康资料的目的。

2. 方法 主要方法有观察法、访谈法。条件允许时，还可以应用问卷调查法、心理测验法、作品分析法等。

3. 内容

（1）基本资料，包括：性别、年龄、职业、民族、婚姻状况、社会地位、经济状况、受教育程度、既往疾病史等。

（2）遗传因素，患者是否有心理行为方面问题的家族史。

（3）生命体征、营养代谢、睡眠休息、排泄功能、水电解质平衡、发病时间、诱因、伴随症状和体征等。

（4）感知和认知，个体对健康状况的感知情况，包括语言沟通、意识水平、思维记忆、仪表行为等。主要评估精神症状出现的时间、频率及与其他症状的关系、个体的智力水平、个体对自我状态和周围环境的认知能力。

（5）情绪状态，包括情绪和情感，如喜悦、悲伤、愤怒、失望等。情感障碍是指情感活动的规律受到破坏，人在认识客观事物的过程中所表现出的某种态度上的紊乱。常见的情感障碍可表现为心境障碍、情感异常、情感协调性的异常等。主要评估个体情感反应的强度、性质、诱发因素等。

（6）意志活动水平，包括意志障碍和行为异常两个方面，意志障碍指个体的意志过程在主动性、目的性、协调性等方面有异常，可表现为意志增强、减弱和缺乏，如固执、盲目自信、缺乏目标、计划等。

（7）行为表现，包括求医行为、遵医行为以及精神运动性兴奋或精神运动性抑制等行为表现。精神运动性兴奋表现为言语、行为明显增多，反之则称为精神运动性抑制。

（8）心理社会因素，是指社会功能体现个体的社会适应状态，主要包括个体的生活自理能力、角色适应能力、承受应激能力、人际交往能力等多方面。

> **考点提示**
>
> 患者的心理社会因素包含的内容。

（二）心理护理诊断

心理护理诊断（diagnosis of psychological nursing）是心理护理程序的第二个步骤，是在心理评估的基础上对所收集的资料进行分析，从而确定服务对象的心理问题及引起心理问题的原因。

1. 常用的心理护理诊断 护理诊断（nursing diagnoses）是护理学发展到一定阶段的产物，此概念最早于20世纪50年代由美国学者Mc Manus提出。自20世纪70年代美国护理界提出并确立护理诊断以来，护理诊断的发展十分迅速，分类系统也在不断完善并日趋成熟。

北美护理诊断协会（NANDA）对护理诊断的定义是："护理诊断是关于个体、家庭或社区对现存的或潜在的健康问题或生命过程的反应的一种临床判断，是护士为达到预期结果选择护理措施的基础，这些结果是应由护士负责的。"截至目前，北美护理诊断协会已制定了以人类反应型态（human response patterns）为依据进行分类的201项护理诊断，其中约三分之二的护理诊断描述的是心理、社会方面的健康问题。

我国于1995年9月由卫生部护理中心召开首次全国性护理诊断研讨会，建议在我国医院中使用NANDA认可的护理诊断。我国护理专家葛慧坤依据NANDA的定义，对心理护理诊断做如下定义："心理护理诊断是对一个人生命过程中心理、社会、精神、文化方面的健康问题反应的陈述，这些问题属于心理护理职责的范畴，是可以用心理护理方法解决的。"

⊕ 知识链接11-3

劳伦斯·莱森问题表

1. 你很愤怒时能否表达出来？
2. 你是否不管什么情况都尽可能把事情做好，且毫无怨言？
3. 你认为自己很可爱吗？
4. 你是否常常觉得没有价值，被人排斥和孤立？
5. 你是不是正在全力做你想做的事？你满意你的社交关系吗？
6. 如果你只能活6个月，你会继续正在做的事情吗？
7. 如果你到了疾病晚期，是否有解脱感？

答案：是、否、是、否、是、是、否。如果有两个以上答案相反，就说明你具有C型抑郁性格的特征。

护理诊断包括四个基本元素：诊断名称、定义、诊断标准、相关因素。诊断是指以简明扼要的文字描述护理对象现存或潜在的健康状况；定义是简单明了地表达诊断的意义及与其他诊断的不同处；标准是单独或一群症状及体征或危险因素作出诊断的临床判断标准，这些标准是个体或团体主动表现出来或被观察到的反应，既可以是主观的，也可以是客观的；因素是指临床或个人所造成的健康状态改变或其他问题产生的情况。这些通常都是与护理诊断有关的，可为病理生理性的、心理上的，与治疗有关的、情境上的、年龄的。下面以焦虑为例介绍相关内容。

焦虑（anxiety）

（1）定义　是指患者在面临非确定的和不明确的威胁或危险时，所感受到的一种模糊的、不愉快的情绪体验。

（2）评估要点　重点评估患者的言行和生理反应、焦虑程度、原因和诱因。若患者的焦虑对日常生活、治疗、护理等活动不造成影响，则属于轻度焦虑（用 SAS 量表，确定轻度、中度、重度焦虑），一般不需要进行护理干预。

考点提示

焦虑的相关知识。

（3）诊断标准　①情绪方面，如恐惧、无助感、不安等；②认知方面：有躲避行为，注意力无法集中等；③生理方面：出现恶心、呕吐、失眠、乏力、出汗、腹泻、尿频、大小便失禁、血压升高、脉搏增快等。

（4）相关因素　①情境方面：与预感到个体健康威胁、亲人去世、面临离婚、环境变化、人际关系改变、丧失财产、社会地位等有关；②病理生理方面：与威胁或干扰人类基本需要的因素（水、食物、空气等）有关；③年龄因素：如小朋友无父母照护、青年人与同伴关系相处不融洽、老年人功能退化等。

> ⊕ **知识链接11-4**
>
> ### NANDA 提出的"护理诊断分类系统 Ⅱ"
>
> 6 个轴系：诊断概念；剧烈度（从急性到慢性）；护理单元（个人、家庭和社区）；发展阶段（从婴儿到老年人）；可能性（现存的、危险的、机会或能增强的潜力等）；特性描述（如改变、减弱、增加、缺陷、紊乱、障碍、有效、无效等）。
>
> 12 个范畴：健康认知与管理；营养与代谢；排泄；精力维持；认知与认识；自我认知与自我概念；角色关系；性与生殖；适应与压力耐受；价值与信念；安全与保护；舒适。

2. 心理护理诊断的步骤

（1）确定患者心理反应的性质；

（2）确定患者心理反应的强度；

（3）确定引起患者心理反应的原因；

（4）形成恰当的护理诊断。

3. 心理护理诊断的陈述　心理护理诊断（diagnosis of psychological nursing）陈述的是个体或群体的心理健康状态以及导致这种健康状态的原因。书写心理护理诊断时采用 PES 公式：P（problem）问题，即护理诊断的名称；E（etiology）病因即相关因素；S

考点提示

心理护理诊断的陈述方式。

（symptoms or signs），症状和体征，包括实验室检查结果。具体陈述方式有三种：①一部分陈述，即 P 公式：多用于健康的护理诊断。例如有精神安适增进的趋势。②二部分陈述，即 PE 公式：例如照顾者角色困难，与被照顾者住院时间长有关。PS 用于现存和高危的护理诊断。③三部分陈述，即 PES 公式。例如焦虑时心率增快、多汗与缺乏胆囊切除术知识有关。无论是哪种陈述方式，原因的陈述（E）都不能缺少，陈述时常用"与……有关"来表达，明确心理问题与原因之间的关系，有助于护士确定该心理护理诊断是否成立。

三、心理护理计划的制定

(一) 定义

心理护理计划（plan of psychological nursing）是针对心理护理诊断提出的护理问题而制定的具体措施，是护理人员在对个体现存的或潜在的心理行为问题及其相关因素进行评估和诊断的基础上，进一步确定护理目标，并选择适用于个体的具体心理技术的过程。

心理护理计划是心理护理程序的第三步，它以护理诊断为依据，制定个性化护理计划，改善患者消极情绪和行为问题，达到解决心理问题的预期目标。是护士直接对患者实施心理护理的行动指南，护士可以按照心理护理计划指定的内容有条不紊地进行心理护理工作。

(二) 制定心理护理计划的步骤

1. 排列心理护理诊断的顺序 个体的心理护理诊断往往有多个，排列心理护理诊断顺序就是将列出的护理诊断或问题，按其重要性和紧迫性排出先后顺序，一般分为首优、中优、次优问题，护士按照这个顺序列出心理护理计划。

(1) 首优问题 是指对生命威胁最大，需要立即采取行动予以解决的问题。如情绪低落，有自杀的可能时，需要马上进行保护和心理干预。

(2) 中优问题 是指虽然不直接威胁生命，但对患者的身心造成痛苦，严重影响健康的问题。如焦虑、恐惧引起反常情绪和行为，影响社会功能，并引起一系列的生理反应，也需要引起护士的重视。

(3) 次优问题 是指个人在应对发展和生活变化时所遇到的问题。如调试障碍、角色困难、精神困扰等，这些问题虽然不会带来安全威胁和严重的生理反应，但依然重要，同样需要护士给予帮助，使问题得到解决，以便使患者达到最佳心理状态。

首优、中优和次优的顺序在心理护理过程中不是一成不变的，而是随着患者病情的变化而变化。当患者威胁生命的问题得到解决，生理需要得到满足，首优问题得以解决后，中优或次优问题可以上升为首优问题。

2. 确定预期目标 心理护理预期目标也称预期结果，是指服务对象通过接受护理照顾，期望能够达到的心理状态或行为的改变，也是心理护理效果评价的标准。

> **考点提示**
>
> 患者的护理目标。

目标的种类按时间可分为：短期目标和长期目标。短期目标是指在较短的时间内（几天、几小时）能够达到的目标，适合于住院时间较短、病情变化快者。例如"一天后，服务对象能自觉、有效地配合检查、治疗、护理""服务对象在一个小时的交谈后能说出引起焦虑的原因"等都是短期目标。长期目标是指需要相对较长时间（数周、数月）才能达到的目标，可分为两类：一类是需要护士针对一个长期存在的问题采取连续性行动才能达到的目标，另一类是需要一系列短期目标的实现才能达到的目标。

心理护理预期目标的陈述方式为：主语 + 谓语 + 行为标准 + 条件状语。

3. 制定心理护理措施

(1) 心理护理措施的定义和分类 心理护理措施是帮助患者实现心理护理目标的具体实施方法。护士应针对护理诊断，结合患者的具体情况，运用知识和经验制定护理措施。护理措施分为：独立性护理措施、合作性护理措施、依赖性护理措施。独立性护理措施是指护士不依赖医嘱，运用心理护理知识和技能可独立完成的护理

> **考点提示**
>
> 患者的现存的最主要的护理诊断、首要的护理问题和护理措施。

活动，例如提供健康教育和心理支持、合理饮食指导等。合作性护理措施是指护士与其他医务人员（如心理医生、心理咨询师、社会工作者等）共同合作完成的护理活动，例如与营养师一起为患者制定饮食计划，与心理咨询师一起帮助患者认知重建。依赖性护理措施是指执行医嘱的护理活动，例如遵照心理医生的医嘱给药。

（2）制定心理护理措施的注意事项　①应具有科学依据。护士应按照循证护理的原则，选取最佳证据，综合临床经验，结合患者实际情况，制定护理措施。②应有针对性。结合护理诊断与预期目标，针对患者心理问题的原因，提供个性化的心理护理服务。③应切实可行。制定心理护理措施既要考虑医院的实际情况，也要符合患者的实际需要。④保证患者的安全。为患者提供心理护理服务的过程中，应当循序渐进，确保患者安全。⑤应具体细致。⑥鼓励患者参与。鼓励患者参与制定护理措施，有助于患者更好地理解、接受和配合心理护理活动，从而获得最佳的心理护理效果。

4. 撰写心理护理计划　撰写心理护理计划是将心理护理计划以规范的文字书写，一般包括：护理诊断、预期目标、护理措施和评价四个栏目。

为了简化心理护理计划的书写工作，一些单位制定了"标准心理护理计划"。标准心理护理计划是根据临床实践经验，为相近的一类心理护理诊断提供预期目标的评价标准和基本护理措施，是一种较为详细和全面的心理护理指南。标准心理护理计划通常由仔细研究过文献及有丰富经验的临床护理专家在总结经验的基础上制订，并设计成表格。护士可以以此作为参照，去制定自己所负责服务对象的个性化心理护理计划，包括选择符合患者个体情况的心理护理诊断、预期目标、相应的心理护理措施以及评估结果等，从而为患者提供全面的、高质量的心理护理。

四、心理护理计划的实施

（一）定义

心理护理计划实施（implementation of psychological nursing plan）是心理护理程序中的关键步骤，是为达成心理护理目标而将心理护理计划中的内容付诸行动，解决服务对象心理问题的过程。

（二）主要工作内容

在心理护理计划实施之前，需要做好充分的准备。明确要做什么？由谁去做？怎么做？何时做？在实施过程中，主要的工作内容如下。

1. 继续收集资料　实施心理护理计划的过程，是继续收集资料的最佳时机。护士在对患者进行沟通交流、行为矫正、认知重建时，可以进一步了解其生理、心理的变化动态，及时调整、修改和补充心理护理计划的内容。

2. 实施心理护理措施　实施心理护理措施是执行心理护理计划的重要环节。应注意根据患者的情况区分轻重缓急，合理分配时间和精力，对于连续执行的心理护理措施，应做好口头或书面交接班。患者对某些措施有异议时，应及时通过讨论达成一致。

3. 做好心理护理记录　心理护理记录是把患者的生理、心理动态变化和实施效果加以整理和记录，记录的内容要及时准确。既可反映出心理护理效果，又可为下阶段工作做准备。

4. 修订和完善心理护理计划　在实施阶段，护士每天要书写心理护理计划，并根据患者心理动态变化，修订和完善心理护理计划，以保持其现实性和客观性。

（三）心理护理措施实施的注意事项

护士实施心理护理措施时应注意：①建立良好的护患关系；②尊重患者的人格；③争取患者亲友的配合；④创造舒适优美的环境；⑤充分发挥患者的主观能动性；⑥促进患者间良好的交流；⑦保守秘密。

五、心理护理的效果评价

心理护理评价（evaluation of psychological nursing）是指护士在实施心理护理计划的全程及计划结束之后，对服务对象认知和行为的改变以及健康恢复情况进行连续、系统的分析和判断。通过与预定的护理目标进行比较，来确定心理护理的效果。它是心理护理程序中的重要环节，贯穿于心理护理活动的全过程。

（一）评价方式

1. 阶段性、过程性评价　美国护理协会建议，在心理护理的实施过程中，可以间隔一定的时间采用S、O、A、P、I、E方式对心理护理的实施效果进行阶段性评价，并及时调整心理护理计划。S（subjective data）是患者心理问题的主观反映，O（objective data）是患者心理状态或问题的外在表现，A（assessment）是护士采取各种方式对患者的心理状态进行评估，P（plan）是根据评价的结果重新制定护理计划，I（intervention）是制定护理措施，E（evaluation）是对实施的结果进行评价。

2. 终末性、结果性评价　在心理护理措施全部完成后，评价护理效果。

（二）评价过程

心理护理评价一般分为以下五个步骤。

1. 确立评价标准　评价标准的确立一般要求以计划阶段所确定的预期护理目标为指导，制定切实可行的量化评价标准。因此，要求护理目标必须具体、准确、可操作性强。

2. 收集资料，并与标准比较　在目标陈述中规定的期限到来后，列出实施心理护理措施后患者的反应，继而将反应与原制定目标进行比较，以观察目标是否达到，最好能采用量化的方式与评估时同样的患者资料进行比较，评价心理护理的效果。

为评价预期目标是否达到，护士应在实施护理计划后收集患者的相关主、客观资料，以便与评估时的情况进行比较。护士应明确收集资料的人员、时间、形式、工具（观察、访谈、量表、问卷调查）。

3. 总结评价结果，评价目标是否实现　总结心理护理的效果，衡量目标实现与否，评价结果可能会出现以下情况：目标全部实现、目标部分实现、目标未实现、患者出现了新的心理问题。

4. 分析目标未完成的原因　对未完成的或部分完成的护理目标，护士应分析其原因，一般常见的原因有以下几个方面。

（1）基础资料是否准确、充分，评估是否全面；

（2）护理诊断是否准确，患者病情有无变化，是否要修订和补充原有诊断；

（3）护理目标是否明确、合理、具体、切合实际；

（4）护理措施是否得当，是否有效实施；

（5）患者的态度是否积极，是否配合；

（6）是否征求和采纳其他专业人士的意见和建议；

（7）选择的评价方式是否合适，能否反映及评价心理护理的效果；

（8）患者是否有新的心理问题。

5. 重新修订护理计划　护理计划不是一成不变的，而需要根据患者情况的变化而不断地进行调整。根据评价结果，重新评估患者的状态，收集有关的资料，根据收集的资料，重新修改护理计划，然后再实施，评价结果，开始新一轮的护理程序。因此，心理护理程序实际上是一个循环往复、不断改进、螺旋上升的过程。

答案解析

目标检测

一、选择题

A 型题

1. 心理护理的原则不包括（　　）
   A. 服务原则 　　　　　　B. 交往原则 　　　　　　C. 保密原则
   D. 组织原则 　　　　　　E. 尊重原则

2. 在护理过程中，护患关系的好坏，心理护理是否成功，在一定程度上取决于护士能否与患者建立（　　）的关系
   A. 信任和尊重 　　　　　B. 服从 　　　　　　　　C. 支配
   D. 合作 　　　　　　　　E. 执行

3. 下列（　　）不是共性化心理护理实施的范畴
   A. 手术患者的心理护理 　　　　　　B. 急症患者的心理护理
   C. 乳腺癌患者的心理护理 　　　　　D. 门诊患者的心理护理
   E. 以上都是

4. "护士的微笑，胜过一剂良药"指的是（　　）
   A. 有意识心理护理 　　　　　　　　B. 无意识心理护理
   C. 个性化心理护理 　　　　　　　　D. 共性化心理护理
   E. 以上都不是

5. 下列（　　）不是心理护理的基本要求
   A. 优良的职业素养 　　　　　　　　B. 有效的人际沟通
   C. 和谐的医护关系 　　　　　　　　D. 不规范的健康教育
   E. 以上都是

6. 护理人员应具备良好的心理素质不包括（　　）
   A. 敏锐的观察力 　　　　　　　　　B. 精确的记忆力
   C. 良好的思维品质 　　　　　　　　C. 坚强的意志
   E. 精湛的专业素质

7. 下列问题属于开放式提问的是（　　）
   A. "你经常失眠吗？" 　　　　　　　B. "这件事让你感到困惑吗？"
   C. "这件事让你有什么感受？" 　　　D. "你喜欢绿色吗？"
   E. 以上都不是

8. 个体对存在的或感知到的身体结构、外观或功能的变化有负性的反应（如羞辱感、窘迫感、厌恶感或内疚感）属于护理诊断中的（　　）
   A. 预感性悲哀 　　　　　　B. 自我形象紊乱 　　　　C. 无效性否认
   D. 调节障碍 　　　　　　　E. 以上都不是

9. 心理咨询与心理治疗的不同点不包括（　　）
   A. 对象不同 　　　　　　　B. 要求不同 　　　　　　C. 内容不同

D. 目标不同　　　　　　　E. 以上都不是

10. 心理护理评价的步骤不包括（　　）

A. 确立评价标准　　　　　　　　B. 重新修订护理计划

C. 收集资料，并与标准比较　　　D. 完成一轮护理评价后确定护理计划

E. 分析目标未完成的原因

二、问答题

1. 影响慢性病患者心理的因素有哪些？

2. 简述手术中患者的心理护理。

3. 简述急危重症患者的心理特征。

（刘　洁　钟志兵）

书网融合……

本章小结

题库

第十二章　临床心理护理应用

PPT

📖 学习目标

知识要求

1. 掌握　急危重症患者、慢性病患者、手术患者、自杀患者、残障患者、危机事件后创伤患者的心理护理措施。

2. 熟悉　急危重症患者、慢性病患者、手术患者、残障患者、危机事件后创伤患者的心理特征。

3. 了解　慢性病患者心理的影响因素、自杀产生的原因及心理过程。

技能要求

具备使用有效沟通技巧的能力，能妥善处理各种危机事件的发生（暴力行为、自杀行为等）及防范能力；具有识别危机事件发生征兆的能力。

素质要求

培养健全的心智，精心引导，立德树人。重视精神卫生服务的意识，养成科学、严谨的工作态度。初步形成以维护和促进人类健康为己任的价值观，从而提升自身的心理素养。

疾病（disease）作为一种应急源可使个体产生不同程度的心理困扰。因此，在临床护理过程中，护士应根据患者的心理特征，运用专业的心理护理知识和技能，去改变患者不良的心理状态及行为方式，促进其早日恢复健康。

第一节　急危重症患者的心理护理

⇒ 案例引导12-1

案例：患者，男，45岁，农民。因上腹部疼痛18个月，伴食欲减退、消瘦而入院。患者18个月前无明显诱因出现上腹部疼痛，呈不规则性疼痛，当时在乡下未予以重视而未诊治。近一个月来，上述症状明显，伴食欲减退，消瘦，于是到当地医院做胃镜检查，发现"贲门前壁黏膜充血水肿，表浅糜烂"，初步诊断为"胃癌"。该患者心想"这不可能，肯定是乡下医生水平有限搞错了"。然后到省城医院诊治，病理诊断为"贲门腺癌"而办理入院手续，准备手术治疗。

入院后护士发现，该患者食欲很差，沉默寡言，腹痛时不肯用止痛药，希望医生给用最便宜的药，还曾与邻床患者因洗手间问题产生争执，从入院起坐立不安，无法入睡。

问题：请根据以上病例按心理护理程序要求回答以下问题。

1. 写出主要心理护理诊断（4个）。

2. 针对护理诊断写出心理护理措施（4个）。

一、概述

急危重症患者（severe acute disease）是指起病急、病情重，需要紧急抢救的患者，以中毒、外伤、各种脏器功能衰竭急性发作为主，如急性心功能衰竭，大出血，休克，脑疝和意外造成的严重躯体损伤等。患者因面临生命危险，处于高度应激状态，往往会出现复杂的心理反应。因此，护士在迅速、及时、有效配合抢救的同时，要善于察其颜，观其色，随机应变，运用心理护理程序，给予患者有针对性的心理干预，提高抢救成功率，促进其康复。

二、急危重症患者的心理特征

由于病势凶险，患者对疾病缺乏认识，心理承受能力不足，出现的心理反应剧烈而复杂，患者的心理特征也随疾病进程而表现不同，具体表现有以下几种。

（一）情绪冲动

常见于新入院的患者。由于急骤发病，对可能发生的严重后果缺乏心理准备，多数患者出现大呼小叫、情绪易激惹、发脾气等行为，甚至因一些小事与医护人员或其他患者发生冲突，导致护患纠纷。此时，护士应尽量给予患者体谅和理解，及时化解矛盾。

> **🔆 考点提示**
>
> 急危重症患者入院的 1~2 天，最典型的心理特点是恐惧和焦虑。

（二）恐惧和焦虑

多发生在治疗前期。患者以为生命危在旦夕，常出现恐惧、焦虑、紧张不安。尤其是在进入 ICU 的 1~2 天内，由于病情危重，加之 ICU 内抢救设备繁多，抢救氛围紧张严肃，患者更容易出现明显的恐惧与焦虑。

一般发生的原因多与以下因素有关。

1. 疾病因素 因疾病来势凶猛，伴随症状明显，如高热、严重呼吸困难、疼痛、极度疲乏无力等，给患者带来了无法忍受的生理和心理痛苦，使其难以快速适应。同时，因患者担心抢救不及时危及自己的生命，以及担忧疾病所带来的严重后果等，都可导致恐惧和焦虑心理。

2. 环境因素 急诊抢救室或 ICU 是与外界隔离的特殊环境，使患者无法得到家人的陪伴，缺少交流。因而，患者只能长时间面对天花板、监护仪等冰冷仪器，看医生、护士严肃的表情，听单调而持续的仪器工作声、医护人员的谈话声和其他患者的痛苦呻吟声，加上持续 24 小时监护及照明，频繁的治疗护理，干扰患者睡眠，这些均使患者出现心理压力。尤其是气管插管或气管切开的患者，由于不能通过语言与医护人员直接沟通，他们的恐惧、焦虑更为严重。

3. 治疗因素 因诊治的需要，患者在短时间接受许多不熟悉的医疗护理操作及特殊检查，如血气分析、B 超检查等，会给患者带来诸多不适，使其感到紧张、恐惧、焦虑。

（三）否认

约 50% 的患者在进入 ICU 的第 2 天出现否认的心理。这类患者往往自认为平时身体健康，对疾病严重性认识不足，否认自己有病或认为自己病情轻不需要入住 ICU，在第 3~4 天达到高峰。这是一种保护性心理防御反应，短期可以缓解患者过度恐惧与焦虑的情绪，但是如果长期存在否认心理则会导致患者角色行为缺如，不利于疾病康复。

（四）孤独和抑郁

常于患者进入 ICU 5 天之后出现，表现为消极压抑、悲观沮丧、自我评价降低、常常感到孤立无助，严重时出现自杀倾向。约 1/3 的患者会出现这些情绪。具体原因包括以下几种。

1. 患者接受了病情危重的事实，知道身体状况、社会功能将会受损；

2. 与外界隔离，家人探视时间有限，病友之间缺乏交流，医护人员与其交谈少；

3. 由于治疗需要，患者处于强迫体位，常常全身多处置管，产生无助感；

4. 患者目睹身边危重病友的抢救、死亡，影响自己康复的信心；

5. 患者担心预后，如生活自理能力丧失、不能重返工作岗位、失去经济来源。

（五）愤怒

主要表现为吵闹、哭泣、烦躁、行为失控、敌意、寝食难安等。主要原因为：由于意外受伤，导致疾病而感觉委屈和愤怒；患不治之症，抱怨命运不公平，感到愤怒；持续剧烈疼痛，难以忍受而愤怒。

（六）意志减弱

主要表现为患者角色行为强化、独立性下降、依赖性增强、自我约束力减弱。这是由于在 ICU 等特殊的环境里，一切治疗护理均以医护人员为主，患者较少考虑如何发挥自身主观能动性。当病情明显好转，可以转出重症 ICU 时，有些患者却担心疾病再次复发而不能得到及时救护，不愿意离开 ICU。

⊕ **知识链接12-1**

迁移应激

急危重症患者从 ICU 转出至普通病房时会出现迁移应激，主要表现为焦虑、抑郁和孤独，部分患者伴随睡眠形态改变、应对能力下降等问题，严重者甚至会发生幻觉、梦魇、妄想症，一直持续到出院后。研究显示，迁移应激的发生与性别、社会支持程度和 ICU 的住院时间有关。与男性患者相比，女性更容易发生迁移应激；社会支持网络越丰富，ICU 的住院时间越短，迁移应激的发生概率就会越低。

三、急危重症患者的心理护理

（一）心理评估

通过观察、访谈、心理测评等方法评估患者心理状态及心理问题，了解其意识及情绪状态、感知能力、社会支持状态、应对方式和既往心理健康状况，并评估疾病对患者今后生活、学习、工作的影响。

（二）心理健康教育

对意识清醒的患者要介绍疾病对其生理、心理、社会角色等方面的影响，说明在治疗过程中可能出现的心理反应，并解释负性情绪对治疗及康复的不良影响。教导患者识别焦虑、抑郁、否认等心理反应，帮助其积极应对失眠、疼痛等问题。有效利用社会支持系统，建议亲友多支持、鼓励患者，在家属探视后，护士应主动向家属询问患者反映出的心理问题，尽量满足患者的心理需求，共同努力为患者康复提供帮助。

（三）心理护理措施

1. 稳定情绪　负性情绪容易降低患者的免疫力，影响其康复，因此稳定患者情绪是护士首要的工作任务。

（1）**热情接待**　护士应主动向患者介绍主管医生和护士的情况、ICU 的环境和入住 ICU 的必要性和暂时性，使患者熟悉环境。同时注意应用语言和非语言沟通技巧，向患者或家属询问病情时应态度礼貌、诚恳、自然，进行抢救和护理时做到沉着、冷静、有条不紊。

（2）**加强护患沟通**　护士应避免在患者面前谈论病情，更不能有暗示患者病情危重的语言如"这么重，怎么办？"等，也不要谈论以往救治失败的案例。

（3）合理安排家属探视 病情允许时，安排家属短时间探视，嘱咐家属在患者面前要镇定，尽量避免流露悲伤情绪，交流内容不涉及治疗费用问题，多谈及正面信息，缓解患者心理压力，促进病情好转。

2. 心理支持 给予患者强有力的心理支持，鼓励其合理宣泄情绪。

（1）对自杀未遂的患者，不要嘲讽和讥笑；

（2）对肢体伤残者，要关爱和鼓励；

（3）针对患者的愤怒，应给予充分的理解，真诚对待；

（4）对于长期否认的患者，应耐心解释，鼓励其接受患病事实，结合认知疗法，帮助患者纠正认知偏差，采取积极的应对策略。

（5）对于意志减弱的患者，要告知其已度过危险期，需要转到普通病房继续接受治疗，并以诚恳的态度解释普通病房也有良好的抢救条件及周到的护理服务，使其消除顾虑。在病情允许的条件下，可逐渐减少患者在 ICU 受到的特殊照顾，鼓励其参与护理计划的实施，促进自理模式的建立。

3. 优化监护环境 要尽量创造舒适、优美、安全的治疗环境，减少对患者的不良刺激，促其早日康复。监护室在安装照明灯时，应避免在患者头部的正上方安装强光源。在患者视野内安置日历及钟表，保持其时间观念。将干预性操作安排在白天患者清醒时进行，如果必须在夜间进行操作时，先向患者解释，以免患者从睡眠中惊醒。夜间将监护仪、呼吸机等仪器的报警音量调低，将噪音降至最低。

第二节 慢性病患者的心理护理

⇒ 案例引导12-2

案例：患者，李某，女，65 岁，因 2 型糖尿病 2 年，加重 1 周入院。患者精神萎靡，紧张焦虑，自觉肌肉经常不自主地跳动，头晕心慌，夜间入睡困难。经检查：空腹血糖 11.3mmol/L，餐后 2 小时血糖 14.2mmol/L，其他各项检查未见异常。护士与其交谈，李某说："我也不知道为什么心情这么不好，总是失眠，还不如死了算了。"经过调整降糖药，血糖控制不理想，情绪也无改善。

问题：患者出现了什么心理问题？如何实施心理护理？

一、概述

慢性病（chronic disease），又称慢性非传染性疾病，是指身体结构及功能改变，病程 ≥ 3 个月，无法彻底治愈，并需要某种程度的卫生保健处理的所有疾病的概括性总称。符合慢性病的疾病有慢性气管炎、肺气肿、糖尿病、恶性肿瘤、精神病、遗传性疾病、高血压、脑卒中、冠心病等。

慢性病因起病缓慢、病程长、反复发作、疗效不显著等特点，对患者学习、生活、工作、心理产生一定的不良影响，已严重威胁到患者的生存质量。因此，护士应对慢性病患者进行心理干预，促进其潜能的发挥，提高其生存质量。

二、慢性病患者的心理特征

慢性病患者经历漫长的病程，承受长期的疾病折磨，所以往往出现极为复杂的心理问题。因社会文化背景、心理素质等因素的不同，个人心理反应也有很大差别，表现不一。主要的心理反应有以下几种。

（一）震惊

慢性病患者初患疾病时易表现为震惊，感到危机来临，感伤自己将要失去原有的生活和工作，可表现为对疾病不知所措、行为不受自己控制、个体与情境分离等现象。

（二）主观感觉异常

慢性病患者感觉异常敏锐，将所有的注意力转向自身，对其他事物很少关心，心中总想着自己的病，甚至对自己的心跳、呼吸、胃肠蠕动的声音都能听到，容易被别人误解为自私或冷漠。

（三）情绪反应

1. 抑郁 可在整个病程中间歇出现。因慢性病长期迁延不愈，使患者丧失部分或全部劳动力，事业发展受阻，经济收入下降，家庭生活紊乱。因此，患者表现为忧心忡忡，悲观失望，沉默不语，愁眉苦脸，怨天尤人，对治疗及生活缺乏信心，甚至产生厌世的念头。调查显示，近1/3的住院患者至少有中等程度的抑郁，脑卒中、癌症、心脏病患者及伴发多种慢性病患者经常发生抑郁。

2. 孤独寂寞 主要出现在病程较长又缺少亲人陪伴的患者，这类患者性格内向，少言寡语，亲朋好友很少来探视，使其感到非常孤独寂寞，可能出现情绪低落，终日无所事事，卧床不起等。

3. 敏感、多疑 患者会因疗效不理想而变得敏感、多疑，看到医护人员低声谈话，就以为是谈论自己的病，对医护人员和亲友的好言相劝也常半信半疑，甚至无端怀疑医护人员给自己开错了药、打错了针。这种异常心理不仅会对医患关系起破坏作用，也不利于患者安心养病。

> **考点提示**
>
> 慢性病患者最常见的心理问题是紧张和焦虑。

4. 紧张、焦虑 是慢性病患者最常见的心理问题。患者因对自己所患疾病、疾病严重程度以及预后不了解，同时因疾病久治不愈，以及经济上的沉重负担等导致其出现紧张、焦虑情绪。

主要表现为：烦躁易怒、失眠多梦、度日如年。有的患者格外关心自己的疾病，经常向医务人员寻根问底，或向其他病友"取经"，或查阅大量资料，期盼令人满意的"特效治疗方法"问世，使疾病迅速获得痊愈。

（四）角色强化

由于慢性病患者不断受到亲人及医护人员的关怀与照顾，会变得被动、依赖性增强，情感变得脆弱，甚至幼稚，像个孩子似的，总希望别人多照顾、多探视、多关心自己。长期安于"患者"角色，形成角色的"习惯化"，可使患者心理更加脆弱，生活自理能力下降，社会功能退缩，出现回避行为，使患者角色强化。

（五）药物依赖及耐药心理

患者长期服用药物治疗，当需要换药或停药时，会产生紧张心理，担心疾病复发。有的因担心药物的副作用，产生恐惧心理，往往拒绝按照医嘱服用药物。

三、慢性病患者的心理影响因素

（一）疾病因素

疾病本身（如剧烈疼痛、致残、致畸、致死）以及治疗方案（如药物副作用、生活方式和习惯的改变）会给患者带来心理困扰，使其容易产生烦躁、焦虑、故意、惊恐和易怒等负性情绪。

（二）人格因素

人格特征影响个体对自身患慢性病的事实的认知评价。评价不同，个体心理反应亦不同。悲观者往往消极地面对疾病，易产生不良的心理或行为反应，增强个体负性情绪体验，影响其心理平衡，降低其希望水平及机体免疫功能，表现为无助、绝望，不利于慢性疾病的康复。相反，乐观者则有长期抗病的勇气和毅力，在患病过程中能积极寻求有效方式去解决问题，不断追求生活质量和人生目标，对疾病及未来生活抱有希望，从而对疾病康复产生良好的适应性。

（三）年龄与性别

年龄不同对疾病和治疗的理解不同。如儿童由于住院期间活动受限以及与家人的分离，容易产生焦虑、孤独、哭闹、行为退化等反应，而中青年由于丧失劳动力，影响其事业、家庭，人生理想难以实现，或生活习惯受到干扰，容易出现愤怒、抑郁等不良心理反应。

研究发现，与女性患者相比，男性患者更难以接受患慢性病的事实，这可能是由于传统文化中男性一般处于强壮、独立的角色，一旦患病，则意味着需要长期扮演依赖者的角色，影响其自信心的建立。

（四）社会、文化及环境因素

社会、文化及环境因素在慢性病发生发展过程中有不可忽视的作用。流行病学资料显示：原发性高血压、冠心病的发病率呈现发展中国家低于西方发达国家、农村居民低于城市居民、体力劳动者低于脑力劳动者的特点。同时，消化性溃疡、支气管哮喘发病的增多可能与战争、社会动荡、自然灾害及生活变故有关。此外，吸烟、酗酒、久坐等不良生活方式是心脑血管疾病、糖尿病等多种慢性病发生的重要因素。

四、慢性病患者的心理护理

（一）心理评估

1. 心理应激评估　相关测评工具包括生活事件量表、应对方式问卷、社会支持评定量表和职业倦怠量表等。

2. 心理特质评估　常用量表有卡特尔16种人格因素问卷、艾森克人格问卷和A型行为问卷。

3. 心理状态评估　相关测评工具包括抑郁自评量表、焦虑自评量表、症状自评量表、生活满意度评定量表和总体幸福感量表。

4. 认知能力评估　比较成熟的测评工具包括霍尔斯特德－奈坦神经心理成套测验、威斯康星卡片分类测验和认知能力筛查量表等。

（二）心理健康教育

护士在收集患者基本情况的基础之上，制定心理健康教育计划，采用灵活的教育形式，如视频、专题讲座、个别辅导、座谈等，由浅入深地向慢性病患者讲解疾病的发生、发展及预后等知识，教会患者进行慢性病的自我管理，并及时进行效果评价。

（三）心理护理措施

1. 心理支持　对于初次发作者，护士应采取支持性心理治疗方法，通过解释、支持、鼓励、疏导等方法消除其恐惧。对于病程长，反复发作者，护士应创造舒适安全的环境，用安慰性语言与患者沟通，主动介绍先进的医疗设备及经验丰富的专家，帮助患者建立治疗及康复的信心。

2. 调整认知与行为　研究显示，干预认知与行为可以改善一些慢性病的预后。

（1）理性情绪疗法　引导患者正确认识疾病，明确自己对治疗效果负有责任，帮助其改变不合理信念，重建合理的认知系统，实施自我控制。

（2）松弛训练法　可通过深呼吸训练、肌肉松弛训练、想象放松训练等方法降低患者交感神经的活动，使身心处于松弛状态，缓解紧张、焦虑等负性情绪。此外，要求患者将松弛反应泛化到日常生活中，结合行为演练、运动锻炼，如体操、游泳、散步等，矫正患者的不良行为。

3. 情绪管理　帮助患者学习辨识和觉察自己的情绪变化，懂得处理焦虑、抑郁、恐惧等负性情绪，教会患者自我调控技术，培养其积极乐观的情绪，使患者能够正确应对疾病带来的不利影响，提高应激管理能力，从而提升其生存质量。

4. 音乐疗法 良性的音乐能提高大脑皮层的兴奋性，可以改善人的情绪，激发人的感情，振奋人的精神。对失眠多梦的患者选择抒情优美的乐曲，如春江花月夜、二泉映月等；对头晕、疲乏无力的患者选择轻松愉快的乐曲，如彩云追月、大海等；对紧张、烦躁的患者选择柔和宁静的乐曲，如天鹅湖组曲、舒伯特小夜曲等；对情绪低落的患者选择活泼明快的乐曲，如春来了、步步高等。音量应控制在60~70分贝。

5. 社会支持 良好的社会支持有利于患者适应疾病状况，提高治疗依从性，促进康复。

（1）**亲友支持** 亲友支持对慢性病患者尤为重要。家庭给予的经济、情感支持、关心照顾可增强患者抗病的信心。因此要了解患者的亲属、朋友圈，选择与其关系最密切，对其影响最大的亲友进行宣教，争取他们的合作，使之对患者产生积极的影响，恢复患者的生活信心。

（2）**病友支持** 有意识地收集康复较好的患者的资料，让病友间分享其成功抗病的经验，相互支持、鼓励，这种相似经历者之间的榜样示范更容易让患者受到鼓舞，树立战胜疾病的信心。

（3）**团体支持** 鼓励患者培养爱好、兴趣，参加一些社会活动，指导患者参加心理支持和健康教育小组活动，以满足其心理需求。此外，一些社会团体，如癌症社会支持团体、糖尿病社会支持团体等，也是慢性病患者的重要社会支持资源之一，参加这些社会支持团体有助于改善患者的健康状况及生存质量。

第三节　手术患者的心理护理

⇒ 案例引导12-3

案例：患者，周某，女，离异，39岁，计划3个月后再婚。在体检时确诊为乳腺癌，拟行乳腺切除术。患者极度焦虑，虽有父母支持鼓励，她还是很担心手术后癌症继续扩散，担忧手术所产生的破坏性影响会使计划的婚姻尚未开始就结束。她所能想到的最糟糕的事情就是：孤苦伶仃，没有人陪伴地度过余生。

问题：周某出现了什么心理问题？应如何进行心理护理？

一、概述

手术作为广泛应用的有创性治疗手段，无论大小对患者来说都是一种紧张刺激。手术过程中出现的组织损伤、出血、疼痛，术后功能丧失或各种并发症，以及因手术带来的经济损失、社会角色功能及生活质量的改变，都是严重的心理应激源，可直接影响手术效果及康复。因此，护士应当了解手术患者的心理特征，实施有效的心理护理，减轻或消除患者的负性心理，使其顺利度过手术期，获得最佳康复。

二、手术患者的心理特征

（一）手术前患者的心理特征

手术前，多数患者出现紧张、焦虑、恐惧及睡眠障碍等心理反应，表现为忧心忡忡、坐卧不安、失眠多梦；过度焦虑者还可出现心悸、气促、发抖、意识模糊等身心反应。少数患者会出现借口故

考点提示

手术前患者最常见的心理反应是担忧和焦虑。

意拖延手术或拒绝手术的现象，患者对手术的担忧、焦虑和恐惧甚至超过了对疾病本身的担心程度。患者产生这些心理特征的原因为有以下几项。

1. 信息缺乏　患者因缺乏疾病相关知识，担心术中疼痛，害怕发生手术意外，对手术效果信心不足，甚至想到死亡而顾虑重重、恐惧和焦虑。

2. 手术经验　患者曾经历过失败的手术，当年手术前不愉快的心理体验可能重现，加重其焦虑。

3. 信任度低　对医护人员过度挑剔、怀疑其医疗水平或由于医护人员有过不当的言行举止，导致患者的不信任，也可使患者产生焦虑和恐惧。

4. 其他原因　担心手术费用较高难以负担，担心手术影响家庭生活、工作、学习等。

手术类型不同所引起的患者心理反应也不尽相同。严重外伤患者在实施急诊手术时，因面临死亡威胁，出于强烈的求生欲望，对手术的焦虑、恐惧退居次要地位，往往能以合作的态度接受手术。但择期手术的患者，虽入院初期盼望手术，但随着手术日期临近，对手术的恐惧与日俱增，在术前晚到达最高峰。

（二）手术中患者的心理特征

手术中患者的心理反应主要为紧张、恐惧和不安，这与手术室紧张严肃的环境气氛、患者对手术过程的惧怕及对生命安危的担忧有关。如在局部麻醉、椎管内麻醉手术中，由于患者一直处于清醒状态，他们可以清晰地听到手术中金属器械的碰击声、医护人员的谈话声，即使看不到手术情况，也能从身体内脏的牵拉疼痛、手术室工作人员的对话以及电视中的手术场面区猜测自己切口和出血情况，想象病情的严重程度以及手术进展情况，这些往往会使患者惶恐不安，感觉不适，影响手术效果。因此护士应注意术中的微小变化对患者心理状态的影响，尽量减少不适当的话语，避免对患者造成不良的心理暗示。

（三）手术后患者的心理特征

1. 意识障碍　常见于术后 2～5 天。患者表现为理解困难、激动不安、出现错觉或幻觉，甚至可发生意外伤人或自伤等。

2. 轻松感　接受大手术后的患者一旦从麻醉状态清醒后，意识到自己已经安全，会出现病痛解除后的轻松感，并非常渴望从医护人员的话语中得知自己手术效果如何的信息。

3. 抑郁　部分患者度过手术危险期后，可能产生悲观失望、自责自罪的心理反应，尤其是一些患者得知由于手术引起部分机体生理功能丧失和身体形象改变，暂时不能再担任原有社会角色、生活不能自理、经济负担加重、手术效果低于期望值时，会出现一系列不良心理反应，表现为睡眠障碍、食欲减退、易激惹等，这些对手术预后均有负面影响。

4. 感觉异常　主要指持续的疼痛感。在患者手术成功且伤口愈合良好的情况下，如果疼痛持续存在，且不能用躯体情况解释时，则考虑为一种术后不良心理反应。

5. 精神疾病复发　有抑郁症、焦虑症等精神疾病的患者，可能因不能承受手术的应激和压力，导致精神疾病复发。

三、手术患者的心理护理

（一）心理评估

了解患者对所患疾病及手术方式的认知、情绪、社会支持状况、既往心理健康状况以及手术对患者的预后、工作、学习、生活的影响程度。同时评估患者术前、术中、术后的心理状态，有无紧张、焦虑、恐惧、睡眠障碍、抑郁等问题。

（二）心理健康教育

帮助患者分辨常见的负性心理，如紧张、焦虑、恐惧、抑郁等，指导患者利用有效的社会支持系统，提高对负性心理的防御能力，应对手术治疗带来的心理压力。

（三）心理护理措施

1. 手术前患者的心理护理

（1）提供相关信息　手术前主动向患者介绍手术的必要性、术前检查的目的、麻醉方式、手术过程、可能发生的手术并发症及应对措施、主治医生的业务水平，提供以往手术成功的病例信息，尤其需要对手术的安全性作出适当的保证，强调患者的有利条件，减轻其对手术的顾虑。但应避免患者盲目乐观及对手术效果的期望值过高，使其术后产生心理落差。

（2）心理干预　术前焦虑较为严重的患者，可根据具体情况实施心理干预。①放松训练法：这是减轻术前焦虑和术中不适感最常用的方法，包括深呼吸法、渐进式肌肉松弛训练法、想象放松法和自主训练。②示范法：患者通过学习其他患者克服术前恐惧，取得最好手术效果的实例，调动其术前战胜焦虑的积极心理因素。可采用播放视频或现身说法的方式进行，最好在示范前后各安排 1 次护患沟通，以便评估患者对这些方法的掌握程度及效果。③心理暗示法：护士通过正性暗示患者来提高其安全感，降低焦虑及恐惧的程度。④认知行为疗法：患者对手术的认识直接影响到术前焦虑反应的程度，护士应帮助患者正确认识疾病和手术，提高患者治疗的依从性，减轻或消除焦虑。

（3）社会支持　积极了解患者的家庭关系、社会背景及经济状况，向家人及朋友提供相关疾病知识的健康教育，鼓励并指导他们在精神、情感、经济等方面给予大力支持，使患者获得温暖、信息和力量，减轻负性心理反应。同时，护士在接待患者时要热情，应耐心与患者沟通，尽可能多地告知患者有关手术的信息，收集他们的意见和要求，了解其手术动机、心理反应及应对方式，建立良好的护患关系。

（4）创造舒适的环境　保持病房安静，床单整洁、舒适、安全，空气新鲜、光线柔和、温湿度适宜，以保证患者充分休息和放松，减轻心理应激反应程度。必要时按医嘱给予抗焦虑、镇静安眠药物。

2. 手术中患者的心理护理

（1）克服对手术室的恐惧感　患者进入手术室后，护士应热情接待，亲切问候，主动介绍手术室环境、术中配合方法、麻醉师业务水平，并保持室内安静整洁，床单无血迹，还应适当遮挡手术器械，减少对患者的不良刺激。

（2）避免不良语言的刺激　医护人员谈话应轻柔和谐，遇到意外时须沉着冷静，切忌惊慌失措，大喊大叫。对局部麻醉或椎管内麻醉的患者，医护人员应避免说出对患者有消极暗示的话语，如："比想象中的严重""大出血，止血困难""血压怎么这么低"等，更不能谈论与手术无关的闲话或窃窃私语。

（3）适时进行反馈和沟通　手术过程开始、结束或变更手术方式时，应向清醒的患者解释，减轻患者的恐惧心理。护士应始终陪伴患者，发现患者紧张或焦虑时可指导其深呼吸，安慰及鼓励患者。

3. 手术后患者的心理护理

（1）及时反馈手术信息　护士应加强巡视，与患者建立相互信赖的关系。患者麻醉苏醒后，应立即告知手术顺利完成并达到预期目标，让患者得知自己已成功渡过手术难关，并鼓励患者积极配合术后治疗护理及功能锻炼。如果手术不顺利或病灶未切除，必要时可采取保护性医疗措施，减少与患者沟通手术情况的机会，避免患者出现消极、悲观情绪。

（2）积极处理术后不适　护士应从患者的表情、姿势等非语言行为中观察疼痛等不适情况，积极采取措施，如听音乐、数数字、放松技术等方法分散患者注意力，减轻其不适。

（3）心理疏导　了解患者的心理状态，鼓励其合理表达，尽量满足其合理需要。术后出现焦虑、抑郁等负性情绪的患者，护士应积极与患者沟通以查找原因。对于期望值过高而产生心理落差、悲观、失望的患者，护士应指导患者根据自身的病情特点、手术情况、手术后检查情况来正确评价疗效，理解疾病与治疗的个体差异性，通过对比自身手术前后的变化，体会病情改善的愉快感受。

（4）做好出院心理准备　对于即将出院的患者，由于其各方面功能尚未完全恢复，护士应进行出院后饮食、心理调适以及自我锻炼、定期复查等方面的健康教育，帮助患者做好出院的心理准备。对于手术效果较差、预后不佳的患者，不要太早告诉其真实情况，避免给其带来沉重的心理打击。因手术引起身体残缺（如截肢）、部分生理功能丧失（如卵巢切除）、生活习惯改变（如造瘘）的患者，护士要加强心理支持，帮助他们树立生活的信心。角色行为强化者，护士应帮助其正确认识疾病的转归，鼓励其参与自我护理，教育家属不要在患者面前过于关注病情，和患者一起制订活动计划，调动其主动性，帮助患者转换角色，顺利出院。

第四节　特殊患者的心理护理

⇒ 案例引导12-4

案例：患者，董某，男，40岁，汶川地震亲历者。因在家中喝农药自杀未遂入院。董某经常哭泣，喃喃自语："为什么要救我？"。经与家属沟通得知：其唯一的儿子在汶川地震中遇难，这对他的打击很大；平时说到儿子，常常泪流满面，失声痛哭。即使7年过去了，董某还是长时间处于痛失爱子的阴影，不能自拔。

问题：董某出现了什么问题？如何进行心理干预？

一、自杀患者的心理护理

（一）概述

自杀（suicide）是指个体结束自己生命的有计划的行为。自杀为家庭和社会造成的心理和经济的影响无法估量，每1位自杀者或自杀未遂者至少有5位亲近的人受到牵连，使他们为此悲痛和烦恼。因此，护士应通过细心的观察和评估，早期发现有自杀倾向的个体，及时进行干预，防止其发生意外，减轻家庭和社会的负担。

（二）产生原因

自杀原因很复杂，是生物、心理、社会因素共同作用的结果。可概括为以下几个方面。

1. 认知因素　是自杀行为病因学的重要因素。自杀者一般采用非此即彼和以偏概全的思维模式处理问题，易于将遇到的问题归因于命运的安排，对困难常不能正确地估计，对人、对事、对己、对社会均倾向于从阴暗面看问题，心存偏见和敌意。

2. 情感因素　自杀者通常有各种慢性的痛苦、抑郁、焦虑等情绪特征，他们对这种负性情绪体验难于接受，常以冲动性行为如酗酒、过量服药、自伤自残等发泄。

3. 人际关系因素　严重的人际关系危机、冲突与破裂，往往引起严重紧张情绪，甚至导致自杀行为。

4. 负性生活事件　常见的负性生活事件有丧偶、离婚、人际冲突、失业、夫妻矛盾、失恋、经济困难等。患者若遭遇此类负性生活事件，常可导致急性应激，引发心理冲突，若自我调节不良，可能诱发自伤、自杀等后果。

5. 社会文化因素　研究表明：家庭关系和睦，婚姻稳定，自杀率低；从事医生、律师等职业的自杀率较高。

6. 疾病因素　身患严重疾病，治疗前景不乐观，如晚期癌症、高位截瘫等；有的因疾病带来了剧痛、严重形态外观改变或残疾等；有的因患性病、艾滋病、吸毒、药物及酒成瘾，常被人误解、歧视，产生病耻感、无助感，容易形成自杀意念；有的身患精神障碍，如抑郁症、精神分裂症、人格障碍等。

7. 其他　如遗传学因素、精神生物学因素等。

（三）心理过程

采取自杀行动之前，自杀者在心理上要经过以下三个阶段。

1. 第一个阶段：自杀动机或自杀意念的形成阶段　自杀动机包括：① 解脱，当患者遇到挫折或打击时，无法接受所面临问题又无新的计划或构想，无尽的悲观、失望、无助将其压垮，甚至出现精神崩溃，感到生活毫无意义，为摆脱痛苦，逃避现实，可能会自杀；②自罪自责，患者将失误、失败或受到的批评都归结为自己的错误，并产生强烈的罪恶感和自责心理，过度的自罪自责心理会引发抑郁，严重者可能寻求自杀；③报复，患者希望通过自杀引起别人的重视或改变他人态度，目的是为了让他人因此受到良心的谴责，永远感到内疚、后悔，此动机常发生于配偶、家庭成员。

2. 第二阶段：心理矛盾冲突阶段　自杀动机产生后，求生的本能可能使自杀者陷入一种生与死的矛盾冲突之中，难以最终做出自杀决定。自杀者会经常谈论与自杀有关的话题，预言、暗示自杀，或以自杀威胁别人，从而表现出直接或间接的自杀意图。如果在行为方面，患者明显减少同亲人或朋友的交流，退缩或独处日益明显，送出自己珍贵的东西，酗酒或吸毒，或工作、学习成绩下降，常常失眠，食欲减退等。应将其视为自杀者发出的求助信号，此时若能及时得到他人关注，并找到解决问题的办法，自杀者很可能减轻或消除自杀的企图。但若人们秉持"常喊要自杀者其实不会自杀"的观念，忽略欲自杀者发出的信号，将会痛失救助良机。

3. 第三阶段：行为选择或平静阶段　自杀者似乎已从困扰中解脱，不再谈论或暗示自杀，情绪好转，抑郁减轻，显得平静。周围的人以为其心理状态已好转，放松警惕，但这往往是自杀态度已坚定不移的一种表现，需引起高度重视。当然也不完全排除是自杀者心理状态好转的表现。

（四）心理护理

1. 心理评估　评估自杀的风险因素，如自杀家族史，是否曾发生过自杀，经历的重大生活事件，重大心理创伤与疾病等；自杀的征兆，如言语、情绪或行为的异常。

2. 心理健康教育　帮助患者认识到自杀行为给自己和家人带来的伤害，使其摆脱心理压力，正确对待生活中的逆境，教会其正确的生活方式，并教会患者进行自我心理护理。

3. 心理护理措施

（1）解除心理危机　护士应耐心倾听自杀者的诉说，了解其内心感受，以开放包容的态度接受自杀者的抱怨、失望、拒绝和对帮助的矛盾心理，不排斥或试图否认任何自杀念头的"合理性"，共同与患者分析自杀的原因，探讨可以帮助的方法和途径。

（2）观察异常行为　护士要悉心观察患者在自杀前出现的有意或无意的异常行为，如独处、沉默寡言、生活无规律、情绪极度低落等，及时发现并采取果断的措施，如立即实施心理疏导、解救和阻止，安排家属24小时寸步不离地陪伴患者，给予特级护理，使其处于安全环境。

（3）重建社会支持系统　由于患者发生自杀行为与家庭、婚姻、工作等社会文化因素密切关联，因此护士应争取其家庭、社会、单位的理解和支持，鼓励家庭社会支持系统共同给予患者强有力的身心支持、经济支持，可改善其心理状态，增强生活的信心和勇气。若发现有自杀倾向者，可与其讨论自杀问题，让其说出自己的困难及自杀计划，以便疏导其情绪，提前采取预防措施。

二、残障患者的心理护理

(一) 概述

在国际通用的定义中，残障分为三个层次：失常、失能和残障。失常是指身体器官失去一部分或精神不正常，造成不完整；失能是指身体和精神失去功能，使活动受到限制；残障，狭义上指障碍，这些障碍造成生活活动不方便，或无法扮演称职的角色，广义上包括身体、精神、社会、文化残障等。康复心理学认为，人体功能的正常运转，不仅依赖于生物机体功能良好，更有赖于心理社会因素的平衡。因此，要促进残障患者全面康复，应综合考虑残障患者的文化背景、经济情况、职业等因素，促进其心理社会功能的康复。

(二) 残障患者的心理特征

1. 情绪障碍 身体的残缺及功能的障碍使患者易出现自我封闭，不愿参加社交活动，自卑、自责、羞愧、空虚、自身的无价值感、孤独感、焦虑、悲观甚至自暴自弃，从而影响其社会角色适应、家庭地位及社交能力。一些患者情绪抑郁、沮丧、意志活动减退、失去康复信心、对生活没有打算，对未来绝望，严重者会有厌世和轻生的行为。患者还可由于疼痛等躯体不适产生烦躁、绝望情绪。

2. 依赖 过分强调患者身份及角色，可使其产生对医务人员和其家属的过度依赖，表现为患者不重视自我调节训练，在治疗和康复过程中缺乏主动性，不利于其及时康复。

3. 固执 可能受偏见、人格特点、特殊地位等因素影响。固执的患者往往具有敏感、多疑的特点。有的残障患者固执己见，遇事不听他人劝告，打乱医生的康复计划。

4. 宿命观 一些残障患者在疾病或不幸面前表现出自怜、自责或罪孽感，认为疾病或残障是命中注定的，常将疾病或残障与"祖宗不积德""自己做错事"等联系在一起，有的甚至自卑、自责，失去康复的信心及与疾病抗争的勇气。

(三) 残障患者的心理护理

1. 心理评估 评估人际交往、情绪体验、认知效能、适应能力和自我认识等方面。

2. 心理健康教育 帮助残障患者面对现实，重建合理认知；教会患者如何与自己不合理的信念辩论。

3. 心理护理措施

(1) 心理支持 护士应尽快开展心理危机干预，设法转移患者的注意力，鼓励其与病友交流，积极参加一些行之有效的娱乐活动和简单的操作训练，以缓解其负性情绪，使患者看到康复的希望。此外，医护人员在患者面前要保持镇静，与其交流时态度应自然亲切、充满自信心，使患者得到良好暗示，树立康复的信心。

(2) 情绪疏导 向患者讲解伤残的性质及预后，及时提供其疾病好转的良性信息，减轻其心理负担。鼓励患者倾诉心中的苦恼与烦闷，使其感到被理解，改善情绪障碍。此外，向患者及家属提供相关政策和法规，使其了解寻求援助的办法和途径，增强重返社会的信心。

(3) 建立有效的社会支持体系 提倡家属、同事、朋友乃至全社会关心、尊重残障患者，避免对其不闻不问，更不能嘲讽、厌恶和歧视。残障患者生活、就业能力差，非常需要生活必需品和基本的医疗条件以维持正常生活，因此，应完善社会保障及公共设施，为残障患者的生活提供便利。

三、危机事件后创伤患者的心理护理 ⓔ 微课

(一) 概述

危机事件 (critical incident) 是指人们无法预料或难以预测而突发的带有一定危险性的事件，如地

震、海啸、恐怖袭击等，具有突发性、紧急性、高度不确定性、影响的社会性和决策的非程序化的特征。创伤是指物理、化学、机械和生物等因素造成的机体损伤。如果不能得到很快控制和及时缓解，危机事件常常成为非常严重的应激源，导致人们在认知、情感和行为上出现功能失调以及社会功能的混乱，出现心理危机综合征。因此，护士应积极开展危机事件后创伤患者的心理干预，减轻其创伤后的不良心理反应，避免出现创伤后应激障碍。

（二）危机事件后创伤患者的心理特征

1. 早期患者的心理特征

（1）情绪休克　即心因性木僵状态（不言不语、双目视而无睹，对人漠不关心、呆若木鸡）和心因性朦胧状态（茫然，对周围环境不能够清晰地感知）。由严重的应激反应所致。患者若神志清楚，常可表现为出人意料地镇静和冷漠，反应阈值提高，反应速度迟钝，强度减弱，答话简单，对治疗的反应也平淡，有时可以持续数天。情绪休克是一种心理防卫机制，可以减少因焦虑和恐惧而造成的过度心身反应。但注意患者"安静"的行为，并不意味其伤势轻，更不意味其没有心理困扰。

（2）紧张、惊恐　危机事件多为突发性，患者由于缺乏心理准备，无亲属陪伴，加之陌生的环境，严肃紧张的医务人员，外伤所致的剧烈疼痛，易产生紧张不安、惊恐等情绪。

（3）庆幸、自责　在死亡的威胁解除时，患者产生劫后余生的庆幸，但对于目睹亲友死亡，自己却无能为力的患者来说，则常常会感到内疚和自责。

（4）悲痛、无助　面对亲人死亡、躯体受伤、痛失家园等强烈的心理刺激，患者的悲痛情绪往往难以自抑。同时，由于躯体受伤、与家庭成员分离，部分患者必须全部或部分依赖医护人员满足基本生活需求而产生无助感。

（5）焦灼、抑郁　部分患者因躯体功能障碍失去自理能力及工作能力，担心难以支付医疗费用，害怕被家庭和社会抛弃，容易出现焦灼、抑郁等情绪。

（6）愤慨、敌视　患者处于强烈的应激中，可能产生自怨自艾的心理，埋怨上天不公，出现烦躁、不信任医护人员、无端发怒等情绪，严重者甚至毁物、伤人、自伤。

2. 恢复期患者的心理特征

（1）社会功能受损，依赖性增强　处于恢复期的部分患者心理难以恢复正常，表现为生活能力、人际交往能力下降，社会角色功能紊乱等。同时，由于患者希望得到医护人员额外的同情、关注与支持，产生依赖。

（2）自我成熟　患者在创伤的修复过程中若能接受外界的引导，并尝试自我调整，最终可以积极乐观的人生态度获得前所未有的人生体验，接纳自我。

（3）颓废绝望　因受到诸多负面因素的影响，如永久性肢体及面部伤残，患者难以接受，会出现自暴自弃，甚至萌生轻生念头。

（4）创伤后应激障碍　由异乎寻常的威胁性或灾难性心理创伤导致患者延迟出现或长期持续的精神障碍。表现为闯入性的反复重现的创伤体验、噩梦、持续性的警觉状态，为了避免引起相关刺激而产生回避行为，选择性遗忘，对未来失去信心等。

> 💡 **考点提示**
>
> 创伤后应激障碍的三大核心症状为创伤性体验的反复出现、持续性回避、持续性焦虑和警觉水平增高。

（三）危机事件后创伤患者的心理护理

1. 心理评估　包括生理健康水平、心理健康水平和社会资源等。

2. 心理健康教育　教会患者家属正确应对应激相关障碍的方法，帮助其学习疾病知识，使家属理解患者的痛苦和困境。协助患者合理安排工作生活，恰当处理人际关系，并教会家属帮助患者恢复社会功能。

3. 早期患者的心理护理措施

（1）重新建立安全感 危机事件发生后，应使患者尽快脱离现场。提供舒适安静的环境，尊重患者，允许保留自己的空间。为了缓解患者的精神压力，护士在处理问题时，应沉着果断，技术娴熟，态度镇定。同时，护士应严守职业道德，尽量避免社会关注对患者造成的二次伤害。

（2）心理支持 护士要态度和蔼，注意倾听，鼓励患者回忆自己心理创伤所致应激障碍和适应障碍，发作时的感受和应对方法，接纳患者的负性情绪。用支持性言语帮助患者度过困境，并且辅导其有效地应对困难。帮助患者列出可能解决问题的各种方案，并协助分析各方案的优缺点，优化其应对方式。

（3）强化社会支持体系 应鼓励家属、亲友多关心、支持和安慰患者。此外，社会各界的热心援助、心理工作者得当的干预、政府部门的关怀均可缓解患者心理压力，促其早日康复。

4. 恢复期患者的心理护理措施

（1）帮助患者重树生活信心，减轻社会依赖 积极引导患者互相关心、关爱他人，使其意识到自己的社会价值。对于依赖心理明显的患者，护士应冷静客观地对待，鼓励其倾诉想法，使其感受到被理解，认识到过度依赖无益于恢复健康，从而逐步减轻对社会的依赖。

（2）对症护理 ①对于创伤后躯体障碍的患者，护士应为患者提供情感宣泄的条件，与其共同讨论面临的问题及解决方案，发挥其社会支持系统的功能，鼓励其与其他患者进行交流，并指导患者合理使用运动锻炼程序调节心理状态。②对于创伤后应激障碍（post-traumatic stress disorder，PTSD）的患者，护士需配合心理医生或精神科医生应用有效的心理治疗方法，如暴露疗法、认知疗法和小组疗法等，减轻患者的症状，降低其心理困扰。

⊕ **知识链接12-1**

心理弹性

美国心理学会将心理弹性（elastic heart）定义为个体面对逆境、创伤、悲剧、威胁或其他重大压力时的良好适应过程，即对困难经历的反弹能力。正常环境下的成人暴露于隔离和潜在的高破坏性事件，仍能相对稳定，虽然受到失眠、注意力不集中等的干扰，但总体的生理心理功能基本保持正常，能在创伤后体验到一些积极情感变化。护士应从多角度入手，使心理弹性被激发的个体积极应对逆境，变得更坚强，获得成功的幸福体验，达到促进其心理健康的目的。

目标检测

答案解析

一、选择题

A 型题

1. 下列不属于慢性病患者心理特征的是（　　）

　　A. 抑郁　　　　B. 敏感多疑　　　C. 紧张焦虑　　　D. 角色缺如　　　E. 以上都是

2. 急危重症患者初入院的 1~2 天，最典型的心理特点是（　　）

　　A. 焦虑、恐惧　　B. 否认　　　C. 孤独、愤怒　　D. 依赖　　　E. 自我形象紊乱

3. 患慢性疾病的患者易出现沮丧的原因是（　　）

　　A. 久病的折磨　　　　　　B. 家庭的经济负担　　　　　　C. 家人的厌烦

D. 他人的歧视　　　　　　　　E. 以上都是

4. 手术患者术前最常见的心理反应是（　　）

    A. 担忧、焦虑　　　　　　　　B. 抑郁、无望　　　　　　　　C. 敌对

    D. 愤怒　　　　　　　　　　　E. 以上都是

5. 下列关于手术后患者的心理护理说法最全面的一项是（　　）

    A. 及时向患者告诉手术成功的消息，安定患者的情绪，增强恢复阶段的信心

    B. 安慰、解释、疏导

    C. 广泛的社会支持，从个人的、家庭的、团体和社会的不同水平进行

    D. 以上说法均正确

    E. 以上说法均不正确

6. 自杀行为共同的心理特征不包括（　　）

    A. 孤独心理　　　B. 享受心理　　　C. 矛盾心理　　　D. 冲动心理　　　E. 以上都是

7. 残障者的心理特征包括（　　）

    A. 焦虑、恐惧　　　　　　　　B. 自卑、抑郁　　　　　　　　C. 依赖、退化

    D. 自怜、自责　　　　　　　　E. 以上都是

8. 患者，女，59岁，丧偶8年，现独居，办事无主见，常顺从别人。1月前行胃癌切除术，术后出现情绪低落，兴趣下降，独自流泪，有轻生之念。这种情绪反应为（　　）

    A. 焦虑　　　　　B. 抑郁　　　　　C. 恐惧　　　　　D. 痛苦　　　　　E. 以上都是

9. 某神志清醒、正接受紧急救治的急性心肌梗死患者，目睹医护人员镇定自若的神情和井然有序的救治，依然圆睁双目、焦躁不安。此时该患者的最主要情绪反应可能是（　　）

    A. 过度焦虑　　　　　　　　　B. 严重抑郁　　　　　　　　　C. 高度紧张

    D. 极度恐慌　　　　　　　　　E. 创伤应激综合征

10. 患者，女，26岁，因交通事故造成多处骨折，疼痛，出血较多，意识清醒，送入医院急救，对此患者，护士首先要做的是（　　）

    A. 陪伴、鼓励　　　　　　　　　　　B. 启迪疏导、帮助患者摆脱困扰

    C. 创造良好的康复环境　　　　　　　D. 稳定患者情绪，增强患者安全感

    E. 帮助患者适应医院环境

二、问答题

1. 影响慢性病患者心理的影响因素有哪些？

2. 简述手术中患者的心理护理。

3. 简述急危重症患者的心理特征。

（钟志兵　刘　洁）

书网融合……

本章小结　　　　　　　微课　　　　　　　题库

第十三章　护士职业心理的形成与维护

PPT

随着人类健康需求的快速发展，医学发展理念从疾病诊疗提升拓展为预防、诊疗和康养，从"以疾病治疗为中心"转变为"以健康促进为中心"。新的医疗模式下，社会对"好护士"的评价也不再局限于护士的专业知识和技能，而更看重其是否具备良好的职业心理素质，这不仅是护理心理学学科理论的重要组成部分，也是护理专业人才的培养目标，更关系到护士的身心健康维护以及良好护患关系的建立。

探析护士职业人格的形成过程以及影响因素，明确护士职业心理素质培养的要求与途径，维护护士职业心理健康，不仅关乎护理心理学自身的学科发展，也是新时期整体护理模式发展的需要。

第一节　概　述

案例引导13-1

案例：刘护士，女，35岁，在心血管内科工作，性格内向，对工作追求完美，是优秀护士，家中有生病的父亲要照顾，女儿上小学三年级。刘护士在工作的同时坚持护理本科的学习，近期感到工作力不从心、工作效率降低，情绪敏感易怒。

问题：刘护士的职业压力有哪些？影响刘护士心理健康的内在因素是什么？护士心理健康的自我维护方式有哪些？

在特定的职业环境中，个体逐渐形成的较稳定的能胜任该职业的角色人格及行为模式，即职业角色化。护士的职业角色化由护士个体通过与护理环境之间相互作用而实现，并逐渐形成护士职业的角色人格。

一、角色人格与护士角色人格

（一）角色与角色人格

角色人格（role personality）指具有某种社会特定地位的人们，共同具备并能形成相似角色行为的心理特征总和，即指人在某种特定、重复的社会经历中，形成较固定、具有共同性的人格特征，某职业角色特征决定了从业者应具备该职业特定的人格倾向和行为模式。良好的角色人格一经形成，往往有助于个体确立合理的职业观，形成自觉的职业行为，也有利于其在复杂的社会环境中显现积极的处世态度和较强的心理承受能力。

护士职业具有特殊的工作对象、范畴和职责，因而护士角色作为一种特殊的社会角色，相应地，也具有特殊的角色人格。

（二）护士角色人格

1. 护士角色人格（nurse role personality） 特指从事护士职业的群体，共同具备并能形成相似的角色适应性行为的心理特征总和。其中"适应性"要求从事护士职业的个体必须具有适应护士职业的行为特征。

> ⚙️ **考点提示**
>
> 护士角色人格的概念。

2. 护士角色人格的特征

（1）护士角色人格具有职业特异性　不同个体从事护士职业前，可能存在性别、年龄、受教育程度、家庭背景及生活经历等诸多差异，一旦从事护士职业，个体与工作环境的相互作用过程中，会逐渐形成相似的、护士职业所特有的人格，如"耐心、爱心、同情心和责任心""良好的人际交往能力"等。

（2）护士角色人格以职业经历为前提　个体一生中会扮演不同的社会角色，如女性从少女、子女到人妻、人母、祖母，需实现女性不同年龄段角色间的转换，扮演好每个新角色都需有逐渐学习和适应的过程。护士职业角色人格的形成不可能一蹴而就，需要个体在职业实践中不断体验、巩固、发展和完善，且需较长时间。如新护士初到急诊室，面对争分夺秒的紧急抢救，紧急情况下可能因高度紧张而致护理技术操作走样，但参与多次急救历练，便能沉着冷静、行动迅速并操作有序。

（3）护士角色人格与个体人格相辅相成　个体选择职业时，会倾向于选择与自己性格特点相符的职业。如感情丰富、富于想象者倾向于选择作家、艺术家等职业；喜欢冒险、乐于竞争者倾向于选择运动员、企业管理等职业；保守刻板、脚踏实地者选择财会、档案工作等。通常，个体人格与所从事职业人格较接近者，可较快地适应职业角色要求，即护士角色人格与个体人格相辅相成。如女性的温柔、细腻、感情丰富及善解人意等个体人格，都是护士角色人格的基本构架和元素。因此，个体人格是职业角色人格的基础和前提，职业角色人格是个体人格的拓展和完善，两者相辅相成，互为促进。

🜨 **知识链接13-1**

职业兴趣理论

美国著名学者霍兰德首次提出职业兴趣理论，认为最理想的职业选择是使人格类型与职业类型相互协调和匹配。社会中主要存在六种人格类型：现实型、研究型、艺术型、社会型、企业型和常规型。这六种人格类型分别对应六种环境模式：现实型的职业如机械、农林、维修等；研究型的职业如数学、物理等；艺术型的职业如绘画、音乐等；社会型的职业如心理咨询、教育等；企业型的职业如市场营销、保险业等；常规型的职业如秘书、档案等。这六种类型，并非是并列的、有着明晰的边界的。大多数人并非只有一种类型，因此，霍兰德以六边形标示六大类型的相邻、相隔、相对关系。

二、护士角色人格形象的发展

护士角色人格的形象随着时代发展、社会进步及护士职业范围的扩大而演变，主要经历了以下几个阶段。

（一）护士角色人格的历史形象

护士最初的称谓是"看护"，出现于 4 世纪第一所"大教会病院"。随着时间的发展变化，看护、照料患者的人逐渐形成"护士"这个新的职业群体。此后漫长的 10 个多世纪，护士主要经历了三种典型的历史形象。

1. 母亲形象"nurse"　源于希腊文"natricius"，即含有"体贴、保护、照顾"的意思，"nurse"亦可译为"乳母"。战争和瘟疫导致大批伤病员迫切需要关怀和照顾，此期的护士主要是对伤病者生活的照顾和料理，因而在民间具有"母亲"的形象。

2. 宗教形象　中世纪的欧洲受宗教影响，把照顾伤残患者与拯救人的灵魂视为同等重要。受教会的影响，被长期战争和可怕瘟疫折磨的人们便以一种新的信仰欢迎基督教，认为基督是灵魂和肉体的救世主。当时，教会的神父以热情和怜悯献身于患者的护理，众多修女和基督徒直接担负起照料患者的工作。教会倡导"护士应奉行独身，久居修道院，超尘脱俗，严守纪律"，使护士以"宗教的化身"面向公众，并被赋予了"虔诚怜悯""主动热情"的浓厚宗教主义色彩。

3. 仆人形象　此形象主要发生于 16～19 世纪，是护士形象最黯淡的时期。当时的宗教把"病魔"视为"对罪恶的惩罚"，把患病的人看作"罪有应得"，连同对患者的照料、救护也是"非仁慈、卑贱的"行为。从事护士职业者大多家境贫寒，有的甚至为生存无法顾及名声（有些诊所低薪雇佣妓女、酒鬼），其社会、经济地位极其低下，被视为"奴仆"形象。

（二）护士角色人格的现代形象

自 19 世纪 60 年代南丁格尔创办世界上第一所护士学校开始，护士职业逐渐被公众认可，有了明确的职业发展目标。护士角色人格的现代形象经历了三个发展阶段。

1. 护士的早期形象　南丁格尔出生的年代，正值护士的社会声誉处于低潮的时期，然而，她却不顾家人的反对，毅然选择护士职业，并率先向"凡具有女性天赋和才能者，便足以出任护士职业"的世俗观念挑战，认为"护士必须要有同情心和一双愿意工作的手"。随后在克里米亚战争中的"人道"服务使她成为民族英雄，声名远扬。1860 年，她用公众捐助的南丁格尔基金在英国圣托马斯医院内建立了世界上第一所护士学校——南丁格尔护士学校，此举极大地推动了西欧各国乃至世界各地护理工作和护理教育的发展。南丁格尔积极倡导："从事护理工作，要有高尚的品格、相当的专业文化知识、专门的操作技能"等，她所塑造的护士角色人格形象具有以下五个特征。

（1）品格高尚的人　具有高尚的品格是从事护理工作的前提条件。南丁格尔指出："从事护士职业的女性必须正直、诚实、庄重，没有这三条，就将一事无成。"她的誓约中也提到："愿吾一生纯洁忠诚服务，勿为有损无益之事，勿取服或故用有害之药。"

（2）满足患者需求的人　患者在特殊的身体条件下，会有诸多的需求，而护理工作本质上就是要满足患者各种各样的需求。如南丁格尔要求护士在工作中要保持病房的安静，甚至提出要消除护士工作时衣着的声响，强调护士"千万不要有意或无意地惊醒患者，这是护理质量好坏的先决条件"。

（3）具备心理学知识的人　南丁格尔认为护士必须重视患者的心理状态，把患者视为整体的人，护士需知道应通过态度和行为表达对患者的关心与支持。南丁格尔提出："护理应为患者创立良好环境，若让患者躺在床上、两眼直盯天花板，对康复不利。而变化、颜色、鲜花、小动物等，都是很好的治疗形式，因为这些能转移患者对病情的注意力。"

（4）属于专门学科的人才　护理专业应有自身特点，护理工作的本质是为患者服务。南丁格尔特别指出："护理学是内、外科和公共卫生学技术的奴仆，但绝对不是有技术的内、外科医师和卫生官员的奴仆。"两个概念有严格的界限，不能混为一谈。

（5）人类健康的使者　护士把爱心、知识和技能转化为对服务对象的关爱和照护，献身人类健康。南丁格尔指出："护士的服务对象，不仅局限于医院里的患者，要更多地面向整个人类社会，通过社区组织预防医学工作，展开公共卫生护理。"

2. 继承南丁格尔的扩展形象　19世纪末至20世纪40年代，两次世界大战造成了大批伤病员，数以万计的人挣扎于死亡的边缘。社会特殊的需求，将护理工作推至救死扶伤的第一线，造就了大批经验丰富的护士。自此，护理职业重新焕发出生机，并进一步形成了具有现代特色的护理研究及活动领域。同时，医学的高速发展也为护理领域提供了大量的先进技术，如消毒灭菌、无菌操作和生命体征的测量等。

护理学科的理论在实践中逐渐系统化、成熟化，并形成了专门的学科技术。为满足社会的发展，世界各国对护士的需求量逐渐加大，各地的护士学校如"雨后春笋"般建立起来，护士队伍迅速得到壮大，护理的内容不再单纯以照料患者的生活为主，而转向了"科学技术手段服务为主"。护士职业形象进一步获得社会的承认和赞扬，在继承南丁格尔早期形象的同时，又扩展了两种新的职业形象，即专业的"技艺形象"和医师的"助手形象"。

3. 近半个多世纪的现代形象　半个多世纪以来，高等护理教育首先在发达国家普及，并迅速在世界各国推广，护理教育出现全球化的趋势，其培养目标和培养层次也逐渐清晰、明确，新形势下的护士知识掌握更加宽泛，社会职能也更加广泛，从而形成更加鲜明的职业形象。

（1）适应发展的专家型人才　现代职业护士既能适应社会的发展，又能适应医学模式的转变，在积极变革旧式护理体制的基础上，勇于创建护理学科新理论。同时，伴随现代医学的快速进步，医学领域出现了更加精细的分工，护士在掌握医学知识的基础上，更加凸显其专业技能，成为护理学科领域的专家型人才。

（2）结构合理的知识型人才　传统的护理职业教育单纯强调"技能"的培训，这显然不适应医学模式的转变，而在现代医学模式指导下的高等护理教育逐渐摒弃这一观念，着力于培养"全能"的护理人才，在培养层次方面，也健全了从专科到博士的多层次系列化护理教育。1983年天津医科大学率先在国内恢复五年制高等护理教育，自此，百余所学校开设了护理本科教育，数十所高校设有护理学硕士学位授予点，2003年又建立了国内第一个护理学博士学位授予点。新形势下的高等护理教育使护士的职业角色形象呈现了质的飞跃。

（3）开拓创新的研究型人才　不断优化的知识结构加上不断提升的培养目标，极大拓展了护士的视野，在掌握专业理论知识、熟练运用专业技术的基础上，开始逐渐探索学科发展的前沿问题；在工作中尝试创新并研制推广先进技术，以指导和改进护理工作，并不断取得突破性进展；在维护人类身心健康的领域里尽情地施展才华，从而进一步丰富护理学科的内涵建设。

（4）社会保健的管理型人才　护士是健康的使者，现代护理工作已逐渐走出医院，面向社区及全人类，社会保健已成为护士的职能之一，加上高等教育培养下的护士具备了一定程度的管理能力，所以现代护士是集临床护理管理、家庭护理、社区卫生保健及护理管理、社会公益事业管理等为一体的综合职业角色。

三、护士角色人格的要素特质

护士角色人格是适应护士角色的心理特征总和，其中的"核心成分"是个体胜任护士职业所必备的人格特质。特质论认为："特质是构成人格的基本单位，决定着个体的行为。"借鉴特质理论，可以将职业人格中的"核心成分"定义为"要素特质"，清楚认识护士角色人格的要素特质，将有助于护士职业心理素质培养。

（一）护士角色人格要素特质的概念

护士角色人格的要素特质归根结底仍属于"人格"的范畴，因而可以对它下这样的定义：护士角色人格要素特质指在护士角色人格的形成和发展过程中不可缺少、起决定性作用、随时可能影响职业角色行为模式的人格特质。

美国心理学家奥尔波特（Allport G. W.）指出，特质具有可测性、一贯性、动力性、相对独立性、独特性、普遍性，以及特质与道德不能混为一谈等特征。护士角色人格的要素特质是护士角色人格的重要组成部分，同时也具备了护士角色人格的特点，如具有鲜明的职业特异性，并以职业经历为前提。能否具备这些要素特质，直接关系到临床护理服务的质量。

（二）护士角色人格要素特质的主要内容

1. 忠于职守，富有责任心 护理工作关乎人的生命，该职业特异性要求护士无论何时何地，都必须忠于自己的职业守则，忠诚地执行各项工作规程，严守职业法规，维护职业准则。如独立工作时，必须自觉执行"三查七对"，不容有半点敷衍，将"慎独"精神认真贯彻于临床各项护理操作中。护理工作的神圣职责是"治病救人"，因而对患者要有高度的责任心，不允许护士对任何信息有丝毫的迟钝或疏忽，对患者的各种刺激要保持持续的"高敏状态"，能及时、准确地判断并迅速、果断地采取措施。

2. 富有爱心与同情心 护士对患者应有一颗关爱之心，不应以患者的职业、地位等作为护理行为的依据，对任何患者都要一视同仁。护士的情感绝不是一种狭隘的情感，而是一种理性的、具有深刻社会意义的情感活动。如面对临终的患者，不能因患者治愈无望而漠视患者的需求，应尽量满足患者的各种身心需求，使其能平静、安详、舒适地走到生命的终点。新护士初次见到患者的痛苦呻吟或面对生死离别的场面，大多会充满同情和关注，但久而久之则逐渐适应，因司空见惯而变得"麻木不仁"，但特殊的职业使命不允许护士对此情境视而不见，以免造成延误诊治、危及患者生命等严重后果。

3. 良好的情绪调节与自控能力 护士具备积极的情绪特征，对患者及其家属都具有直接的感染作用。由于特殊的工作环境、工作性质的影响，极易使护士产生不良的情绪反应，这是在所难免的，然而"要尊重患者，为患者服务"的工作准则要求护士在患者面前始终要呈现良好的情绪状态，为患者营造积极的情绪氛围，这就要求护士具备较好的情绪调节与自控能力，做到纠缠不怒、悲喜有节、急事不慌，从而为患者营造积极的情绪氛围。《现代护理学》记载着每个护士都应牢牢记取的惨痛教训："一位年轻的心肌炎女患者，在即将病愈出院的一次服药中，突然听护士惊呼其所属床号的药发错了，随即倒地抽搐，继而发生心室颤动，终因救治无效而死亡。"事后，院方确认该患者猝死的直接原因是"心因性恐惧"。该护士在情绪调控方面存在明显的缺陷，不仅自身出现了职业角色的不适应行为，更是直接促成了患者的死亡。

4. 较出色的人际交往与沟通能力 在临床工作中，护士往往周旋于各种复杂的人际关系，如护患关系、医护关系、护士与其他工作人员的关系等，难免会出现一些人际冲突，而人际冲突可以看作是一种应激源，对护士的身心健康会产生非常不利的影响。另外，在临床中，与患者和家属接触最多最密切的就是护士，面对不同性别、年龄、教育层次、社会背景的个体，如自身不具备良好的语言表达能力和沟通技巧，极易出现护患冲突乃至护患纠纷。因而，护士须在工作中逐渐培养并提升自己的人际交往和沟通能力，以"不变应万变"，协调好各方面的相互关系，做到游刃有余，能够因势利导地将患者引入有利于其康复的良好人际氛围中。

5. 良好的社会适应能力 此处适应包含两个方面，即不同工作环境之间与不同角色之间的适应。护士在临床可能会由于工作的科室不同而在工作特点、环境及氛围方面会有诸多不同，如相比较一般科室来讲，急诊室节奏紧张些，而 ICU 任务繁重些，但不管分配到哪个科室工作，护士都应尽快适应，全身投入工作中，不管是常规护理还是抢救患者都能做到沉着冷静、应对自如。另外，从不同角色之间的适应来讲，护士在就业前，扮演的都是子女的角色，一旦成为护士，就需尽快适应职业角色，学会体恤各类患者的病痛，如面对患儿，要扮演好爱幼的长辈；而面对老年人，则要做好敬老的晚辈等。

6. 较适宜的气质与性格类型　护士个体是否具有较适宜的气质和性格类型，直接关系到能否胜任护理工作。非常典型或极端的气质及性格类型都不利于形成较理想的护士角色人格，如易怒、急躁、悲观、刻板、过分腼腆等；而开朗稳重、自尊大方、自爱自强的个体则能较好地适应护理工作。一般认为，多血质、黏液质及各种混合型、一般型气质，稳定外向或内向型的性格类型等，具有谨慎、深思、平静、节制、可信赖、活泼、随和、健谈、开朗、善交际、易共鸣等特征，与护士角色人格要素特质较吻合。

第二节　护理职业心理素质的培养

⇒ **案例引导13-2**

案例：患者，刘某，女，63岁。头晕、恶心2天入院。诊断：脑干梗死。入院治疗2天患者症状没改善，还加重了，意识模糊。家属不理解，在护士站吵闹，谩骂医护人员不负责任，好好的人住院，怎么越治越重。责怪护士没认真观察病情。

问题：护士应该有怎样的心理素质？护士的职业心理素质应怎样培养？

"护士角色人格"更通俗的表述形式便是众人熟知的"护士职业心理素质"。应该承认，在职业角色人格形成与发展中，发挥个体的主观能动性是促使个体职业角色人格形成的内在因素。同时，提供必要的职业心理素质培养是促进个体职业角色发展的外部条件。根据心理素质的结构特征，结合护士职业的特点，对护理实习生进行职业心理素质的培养，能加速合格护士的成长进程。

护士职业心理素质的培养应当根据护士职业的工作性质，结合临床对护士的要求，以心理素质的结构内容为依据，从心理能力、心理品格、心理动力、自我适应能力、环境适应能力五个方面有计划、有目标地进行。

💡 **考点提示**

护士职业心理素质培养的内容。

一、护士职业心理素质的培养内容

（一）心理能力

1. 敏锐的观察力　敏锐的观察力是护士准确掌握患者生理和心理变化的重要条件。临床很多疾病的发生、发展是复杂多变的，在不同患者身上也表现不一，如果护士对患者采取漠视的态度就不能及时发现病情变化，有可能延误救治。另外，临床中的急、危、重症患者因为有特级护理、一级护理要求容易引起护士注意，但是普通患者发生病情突变时，如果护士缺乏敏锐的观察力，就很难抓住抢救时机。

当然，敏锐的观察力需要在临床实践中不断培养，而且也要学会用"心"去看，这就需要专业知识的积累加上经验的总结。护士应通过观察从患者身上获取各种信息。除了对患者生命体征的观察外，还应包括对患者皮肤颜色、面部表情、行为举止、哭泣声、叹息声、呻吟声、咳嗽声等各方面的观察，从而准确判断患者的生理及心理需要，并预计可能会发生的问题，有助于减少护理差错事故，保证护理工作的安全性。

2. 准确的记忆力 护理工作同时面对多个患者，每位患者的治疗方案和护理措施不尽相同，而且随病情的变化也需不断调整，因而护士在临床中经常接触的信息是多种药物的名称、剂量、给药途径、不良反应及患者的姓名、床号、病情、护理操作规程等。如果没有良好的记忆能力，很容易出现护理差错，轻则延误治疗，重则造成严重的医疗事故。

良好记忆能力的培养很重要，护士应该总结护理工作中所涉及的各类记忆内容，分门别类探索规律，寻找记忆窍门，如常用护理操作流程图、常用剂量单位卡片、护士口袋本等都是为方便临床护理工作的好办法。同时，护士要在记忆的准确性上下工夫，护理管理部门要将常用数据、标准、观察内容列为新护士考核标准。

3. 良好的注意力 主要包含广阔性、集中性、稳定性、分配和转移等品质，也是护士应具备的重要的心理能力。从注意的广阔性来讲，要求护士做到"眼观六路，耳听八方"，将复杂的工作环境和繁杂的工作内容"尽收眼底"；从注意的集中性来讲，要求护士能聚精会神地做好各项护理操作，而不被其他无关信息所干扰；从注意的稳定性来讲，要求护士能沉着稳重地长时间为患者做好某项护理；从注意的分配来讲，要求护士在做某些操作时能边处置、边谈话、边观察、边思考，能对患者做好整体的护理；最后从注意的转移来讲，要求护士在做好每一项工作的基础上，做到工作与工作之间分清楚、互不干扰，有些护士一次输液不成功，就会接二连三出现穿刺失败，原因就是不具备灵活的转移能力。

4. 独立的思维能力 现代的护理观认为护士需要独立思维的能力。虽然医嘱是医师思维的结果，一般来说，应该合乎客观规律，但人的思维有局限性，如缺乏临床经验的医师开的医嘱可能并不适合患者，如果护士只是单纯地执行医嘱，很容易在盲目中出现差错。

当然，独立的思维能力也不是以自我为中心的妄自推断，而是在以分析判断医师思维的前提下，考虑到患者的实际情况，在病情动态的变化之中，用评判性的思维方式去看待具体问题，独立分析，然后提出自己的观点。只有具备这一点，才能掌握护理工作的主动权，逐渐提高护士在临床工作中的地位和作用。

5. 坚强的意志力 主要表现为意志的果断性、自制力和坚韧性。护理工作琐碎、繁杂、辛苦，在临床中常常面临各种突发、危急情况，需要护士果断地采取措施；面对复杂的工作与人际环境，如持续高强度的工作、情绪不稳定的患者等，护士要积极调控自己的情绪，自制自律，克己忍耐，胜不骄，败不馁；常规的医疗护理之外，护士常常是救灾救难的一线人员，如地震、洪水、疫情等救灾一线，事态紧急，环境艰苦，时常会面临生命危险，护士只有具备百折不挠、不畏艰险、坚韧不拔的品质，才能克服困难，在抢险救灾中发挥所长。

（二）心理品格

心理品格是指导个体做出正确行为的性格倾向等特性，一个人如果没有良好的心理品格，即便拥有渊博的知识、超常的智力，也会一事无成。而护士品格的塑造，不仅依靠职业教育、榜样示范，还需要在临床护理实践中不断地完善和提高。护士良好的品格表现为忠于职守，对工作有高度的责任心；待人真诚，严于律己，做到自尊、自信、自强；对患者有爱心和同情心，对所有患者一视同仁；脚踏实地、实事求是、办真事、讲真话、清正廉洁、不收红包等。

（三）心理动力

为满足社会对护理工作越来越高的要求，护士应具有进取精神，不断学习，提升自我，在用理论知识武装自己的基础上，逐渐培养顽强的意志力，发挥自身的巨大潜能，这是出色完成护理工作的内在推动力。另外，爱岗敬业、无私奉献、利他精神等积极情感也是必备的心理动力，护士只有真正做到以患者为中心，为患者着想，才能以饱满的热情投入到繁忙而又紧张的护理工作中。

（四）自我适应能力

自我适应能力包括稳定的情绪及协调的身心状态。护士具有稳定的情绪既可以使自身充满活力，又能为患者树立良好的榜样，帮助患者唤起对生活的热爱，增强战胜疾病的信心。协调的身心状态能提高护士承受挫折的能力，合理地应对各种应激事件，做到激情不露、纠缠不怒、急事不慌、危事不惊。自我适应能力的提高需要护士以心理学知识来指导自己，学会换位思考，学会做自我心理的调节，学会控制自己的情绪，这样才能以愉快的心情和饱满的精神状态投入到临床工作中。

（五）环境适应能力

环境适应能力是指个体认识环境及处理个人与环境关系方面的能力。护理环境多变，人际关系亦甚为复杂，这就要求护士不断调适自我，学会放松，不管处于多复杂的环境中都能很快适应。同时，需具备良好的人际交往能力，不断积极和主动地加强与环境之间的融合，建立和谐的人际关系，表现出具有较高适应能力的护理专业行为。

> **⊕ 知识链接13-2**
>
> **让麻风病患者更有尊严地活着：潘美儿**
>
> 潘美儿，女，中共党员，1976年6月出生，浙江德清人，浙江省皮研所麻风病区护士长，第42届南丁格尔奖的金质奖章获得者，全国敬业奉献模范。1996年潘美儿被分配至德清县大山中的浙江省皮肤病医院，20岁的她第一次面对五官不全的麻风病患者，也曾感到害怕、恶心，面对艰苦的条件、世俗的偏见和麻风病患者的特殊性，站在人生十字路口的潘美儿也曾犹豫挣扎过，前辈的言行和与麻风病患者的相处，让她深刻意识到，对麻风病患者来说，药物只能治疗身体上的不适，而爱和尊重，才是更好的良药。最终，她以无私无畏的勇气、爱心与担当，坚守在了守护麻风病患者的岗位上，致力于让他们有尊严地活着，这是一份平凡而又伟大的坚守。

二、护士职业心理素质的培养途径

护理工作的特殊性，对护士的职业心理素质提出了具体要求，职业心理素质的形成不是"一蹴而就"，需要有其适合的培养内容和培养途径，目前护士职业心理素质的培养途径主要落实在职业教育和自我管理两个方面。

（一）职业心理素质的教育

职业心理素质的教育区别于其他教育的显著特点是其目的性、专业性更强，更加强调对未来从业者的职业情感的构建与发展。时代与社会的发展对职业人才素质的要求也不断变化，因而职业心理素质教育的具体培养目标也有所不同。自20世纪初美国率先创立高等护理教育以来，随着社会发展进步，护士的职业心理素质也被注入了更加丰富的内涵，因而护士的职业教育也应紧跟步伐，着力于培养新时代的"好护士"，以充分发挥其社会职能。

1. 职业价值观教育 自从我国恢复高等护理教育以来，护理人才的专业技术、综合素质水平等都得到了显著的提高，然而当今社会对护士的传统观念和社会偏见依然存在。以致出现了"职业的高发展目标"与"社会的低期望值"之间的矛盾，加之市场经济等社会发展的复杂影响，对护士的心态产生不利的导向作用，少数护士对职业前景出现明显的困惑和动摇，个体无法认同护士职业的社会价值，反过来又极易产生消极的职业态度。

价值观是人对客观事物的需求所表现出的评价，属于个性倾向性的范畴，也包含从业者的职业态度。树立正确的价值观可以很好地对从业者的职业行为做出指导。护生在校学习期间正是人生观、价值观确立的关键时期，因而学校应把职业态度与价值观的教育纳入护理专业教育的总体规划中，并作为重中之重来执行。学校的职业价值观教育可从以下三个方面来入手。

（1）教书育人　教师在传授专业知识的同时应把价值观的教育灵活地渗透到教学中，并作为一项必不可少的教学目标，帮助学生树立崇高的职业理想，提高自身道德素质修养，为职业生涯奠定良好的思想基础。

（2）积极引导　要做到正面宣教与目标激励相结合，教师不应单纯重复浅显易懂的道理，这样极易使护生感到枯燥而厌倦，而应采用护理心理学中的榜样示范或奖励、惩罚的方式来激发其职业自豪感，不断探索灵活多样的教育方式。

（3）榜样作用　学校通过组织院校教学活动，请一些临床优秀护士为学生介绍护理工作的意义和个人的职业发展过程，为护生树立榜样，使护生能很好地重新认识护士职业，激励护生的学习动机，培养良好的职业奉献精神。

2. 培养目标的分层教育　目前国内护理教育有大专、本科、硕士、博士的多层次教育，护理人才的培养应该与教育层次相匹配，实施"分层教育与培养"，为不同层次特点的护生提出不同的目标与计划，以减少培养的盲目性。本科护生更容易产生较多的职业价值困惑感，承受的社会压力也较大，单纯的正面宣教反而容易误导护生去过多地关注社会上的负面评价，陷入消极的职业心态。因此，对本科以上层次的护生，要以帮助其更多地认识职业优势，争取更大程度的自我实现为教育的切入点。

3. 可操作性的模拟教育　发达国家的职业行为模拟教育开展得较早且普遍，护生在正式进入护理情境前，一般需反复经过规范的模拟化角色扮演训练，以矫正不良的行为习惯。此类职业行为培训已为我国借鉴并逐步推广，主要形式有以下几种。

（1）职业仪容的强化训练　护士较好的仪容有利于自身时刻保持良好的精神状态，并可在患者面前树立良好的职业形象。职业仪容的强化训练主要包括得体装束、职业微笑等培训，重在护士的表情、妆容、穿着、形体等方面。

（2）言谈举止的规范训练　主要帮助护士熟练掌握与他人交往时的距离保持、礼貌姿态、谈话技巧等，懂得与不同患者相处的基本原则及交往策略，帮助护士个体重点防范言谈举止的"职业禁忌"。

（3）情绪调控的技巧训练　运用心理学的知识培养学生保持良好的心境，学会正确的情绪表达方式，掌握适合自身的情绪调控技术，如放松训练、注意力转移、情绪宣泄等。

（4）模拟情境的适应性训练　可理解为一种角色扮演，关键在于设置一些可能造成护生职业困惑或心理受挫的模拟化情境，通过护生的角色扮演和教师的指导及总结，帮助其增强职业信心，激发内在动力，并提高其对各种复杂多变的应激情境的应对能力。

4. 现实形象与理想目标的符合教育　学校往往倾向于职业教育的正面宣教，护生大多对职业理想充满憧憬，而对职业现状的不足缺乏了解，在进入临床后出现理想与现实的极大反差时，毫无心理准备，有明显的受挫感。因而教师应把理想与现实两种职业形象清晰地呈现在学生面前，因势利导，帮助护生分析出现职业形象反差的主导因素，思考如何以积极的心态接受并适应这种转变。

（二）职业心理素质的自我管理

职业心理素质的发展伴随从业个体职业生涯的全过程，相对于职业心理素质教育这一外在因素，从业者个体的内在因素对护士职业心理素质的影响更加深入和持久，其中很重要的一点就是做好自我管理。自我管理属于管理学的范畴，指个体主动调控和管理自我的心理活动和行为过程。自我管理不仅是一种管理行为的过程，更体现为一种能力，是个体对自身的生理、心理和行为各方面自我认识、自我感受、自我监督、自我控制、自我完善等方面的能力。

个体的自我管理能力虽然受到自身及环境等因素的制约，但总体来看，是随个体年龄的增长、知识水平的增加、社会阅历的不断丰富而逐步提高的。护士的工作性质比较特殊，个体的自我管理能力在工作实践中的提升空间较大，因而掌握恰当的自我管理策略和方法，对其良好职业心理素质的培养起到至关重要的作用。主要涉及以下几个方面。

1. 珍视人生机缘，做好时间管理　人生讲求机缘，个体在就业路上与某个或某些职业的结合，不妨将其理解为一种人生机缘。珍视此人生机缘者，必将以满腔热血投入其工作中，尽最大潜能发挥自己的能力、施展自身的才华，获得成功的概率增加，自尊心和自信心也将得到极大的满足。反之，对职业心生厌烦、心有抵触的个体，不懂得珍惜来之不易的工作，缺乏职业热情和工作动力，难以静心思考本职业的发展空间及个人的职业人生规划，必将在职业生涯中满盘皆输。

2. 设定人生计划，做好目标管理　目标管理是由"现代管理学之父"彼得·德鲁克提出的，是使职业人士变被动为主动的主要手段。确定目标知易行难，制定者必须结合自身实际，仔细揣摩、推敲，尽量将目标制定得具体、可操作性强，才会有实现的可能。护士的教育层次不同，职业经历不同，相应的自我管理目标也应因人而异。

3. 建立职业认同，信守职业承诺　职业认同是人们对职业活动的性质、内容、社会价值和个人意义等熟悉和认可的程度，是个体做好本职工作、达到目标的心理基础，也是自我意识的逐渐发展的过程。职业承诺是基于对职业的情感反应而产生的个体与其职业间的心理联系，反映对职业认同和职业投入的态度。有研究显示，护士的职业承诺包括护士对职业的情感承诺、规范承诺、经济成本承诺、情感代价承诺和机会承诺五个方面，其中前两者属于主动承诺，后三者属于被动承诺。

4. 借助内外资源，做好压力管理　对护士来讲，压力可来自于多方面，如繁重的工作，紧张的生活节奏，复杂的人际关系等，这些压力如果不想办法解决，势必日趋沉重，出现疲劳、倦怠感，影响心理健康。

⊕ **知识链接13-3**

应激的累积损害效应

Mc Ewen 等于1993年描述了变构负荷的概念，即机体偏离机体自身稳态的程度。这种变构的增加，可通过大量的指标来评估，包括细胞调节免疫能力的降低、皮质醇升高、心率变化能力降低、高水平肾上腺素释放、海马体积缩小、血浆纤维蛋白原的升高和血压升高。

变构负荷的观点强调重大的、慢性的、反复的应激能够导致应激系统的功能失调，随着时间的延长，导致疾病的危险可能被逐渐累加起来。

做好压力管理，有效缓解压力带来的不良影响，也有助于良好职业心态的形成，并不断优化职业心理素质。压力管理的方法有很多，首先，应对压力有一个正确的认识，只有适度的压力才能挖掘潜能，提高工作效率，激发创造力；其次，学会换位思考，使自己保持豁达、宽容之心；再次，不要把工作当成生活的一切，不要给自己强加各种压力；最后，压力出现时，学会恰当地倾诉和宣泄，采取注意力转移的方法，运用各种压力管理的技巧，如冥想、放松、生物反馈等。

第三节 护士身心健康的自我维护

⇒案例引导13-3

案例：张护士，女，26 岁，ICU 重症监护室工作，平素性格外向，工作时间性格较内敛，态度严谨，工作表现突出。近日遇一重症患者家属，因无法理解治疗方案与医护人员（包括张护士）发生纠纷，医院领导给予相关医护人员批评教育，张护士顿觉压力倍增。此外，张护士与其男友近期感情出现裂痕，心情较为沮丧，因此其近期感到情绪敏感易怒、工作力不从心、工作效率严重降低。

问题：影响张护士心理健康的内在、外在因素分别是什么？张护士可采取的自我心理健康维护措施有哪些？

护士不仅应具备良好的职业心理素质，并且要有健康的生理和心理状态，这是为患者提供优质护理的前提条件。护士人群身心健康的维护是护理教育者和护理管理者应有的共识和解决的重要课题，更需要护士个体积极参与其中，做好自我维护。

一、影响护士身心健康的因素 [微课]

（一）外在影响因素

1. 工作本身带来的压力 临床护理工作时间相对较长，任务较繁重，尤其是急诊、ICU 等科室，重症患者较多，工作量较大，容易产生疲惫感。另外，护士的工作之一是执行医嘱，需直接与患者接触，必须承担相应的责任，感觉到的压力更大。

2. 工作环境带来的压力 护士在每天的工作中，接触的是形形色色的人群，人际关系甚为复杂，难免出现人际冲突。此外，社会发展的需求对护士的要求越来越高，每天除了繁重的工作外，还要不断学习补充知识，提高教育层次水平，这样在体力劳动的基础上，又无形强加了大量的脑力劳动，导致护士出现精力不足、头晕眼花、精神疲惫等现象。

3. 社会环境带来的压力 当今社会对护士职业仍存在很大的偏见，护士的辛勤劳动往往很难得到社会的尊重和认可，经济收入方面与社会其他阶层相比又存在一定的差距，容易造成心理上的不平衡，难以保持积极的工作情绪。

（二）内在影响因素

1. 职业心态 很多护士经常抱怨"干临床太苦、上夜班太累"，有些护士甚至提前了"不上夜班、脱离临床"的期望年龄，这些都是对护士职业的不良态度。国内外大量的研究表明，护士个体存在程度不同的身心健康不佳，主要源于自身职业心态的偏差。不具备良好的心态，很难全身心投入护理工作并将护理职业作为奋斗终生的事业，也无法以积极的心境面对并解决各种压力。

2. 职业价值 职业价值是对职业付出的回报价值，或者说是对职业付出的满足感。如果个体认同护士职业的社会价值，确立了正确的职业价值观，在临床实践活动中，就能产生满足感，更努力地主动适应护士职业角色。反之，若个体的职业选择是被动的，或者个人不认同护士职业的社会价值，那就无法获得内在的职业发展动力。

3. 认知评价 认知评价是多种应激理论模式共同强调的重要概念，是个体对所遇到的生活事件的性质、程度及危害性作出的估计。不同个体对同一压力事件作出的认知评价不同，产生的应激反应也不同。如面对急诊患者的冲动性言行，护士甲认为患者是存心找茬，便无法自制地与患者争吵，这样非但不利于问题解决，还会殃及护患双方的身心健康；而护士乙则站在患者的角度思考问题并将其视为紧急情况下患者或其家属的一种较正常的反应，因而会以平常心来看待，并有利于问题的解决。

4. 人际适应能力 社会上的个体不是孤立存在的，每个人都需要与他人交往，难免会出现人际冲突或矛盾，或多或少地影响到身心健康。尤其对护士职业来讲，人际关系极为复杂，只有人际适应良好的个体，才能保持和谐的人际关系，广交朋友，并帮助自己解决各种压力。而人际适应能力较差的个体，极易与他人产生冲突，遇到困难时也不得不独自应对，很容易积蓄压力，诱发严重的心理问题。

二、护士身心健康自我维护的策略

💡 考点提示

护士身心健康自我维护的策略。

（一）优化职业心态，优先职业需求

1. 纵横职业比较，优化职业心态 纵向职业比较是与国外同业人员之间的比较，横向职业比较是与其他类职业人员的比较。

有些护士往往与美国等发达国家的同行进行比较，发现国外护士享受较高的福利待遇，而对自身的境遇倍感不满，然而国外护士的收入却显著低于该国其他高级白领人群，如医师、律师等，但她们的民众信任度却数年名列前茅。由此看来，单纯以收入作为职业境遇的衡量标准并不全面，要想提高职业地位，就要充分认同护士职业，满怀热情地投入工作，真正做到为患者着想，这样才能赢得对方的尊重和信任。

2. 积极认知评价，优先职业需求 在满足自身职业需求的同时，难免会出现个人需要与他人需要或整体需要之间的冲突。如同一个科室多个护士同时申请继续教育学历，但科室因工作安排暂时不能满足所有申请者，未申请成功者势必出现失落之感，如果一味强调自身需要未得到满足而无法接受现实，便会产生强烈的挫折感，而若能以平常心看待，便不会因求学不成而深感受挫，同时也会及时查缺补漏，发现自身的问题所在，从而有益身心健康。

（二）主动人际沟通，营造和谐氛围

在医疗机构成员的内部，护士应积极主动地与其他医师、护士、麻醉师、营养师等医疗卫生专业人员进行交流，以达到相互之间的信任、理解和支持，以此营造团结共进的人际氛围。在医疗机构成员外部，护士还需与患者、家属等积极沟通，主动创造"双赢"的氛围，既帮助患者达到适宜的身心状态，又有助于自身的身心健康。

人际沟通能力的提高，不单纯在临床工作中磨炼，还依靠一定的社会活动。护士可定期参加科室及医院举办的集体性娱乐活动，如知识竞赛、演唱会、职工运动会、集体出游等文体活动形式，这种轻松愉快的氛围一方面有助于放松心情、缓解压力。另一方面也有益于增进彼此感情交流。护士个体应把握好机会，积极训练自己的人际交往能力和语言沟通能力，营造和谐的人际关系。

（三）加强自我调节，创设积极心境

保持积极乐观的情绪和愉快开朗的心境是全身心投入护理工作的前提条件，也是有效应对各种压力的重要保证。护士工作面临诸多压力，如不能良好地应对，就会产生焦虑、烦躁等不良情绪甚至危害身体的健康。当一个人无法面对压力时，可适当地寻求社会支持，如向朋友倾诉苦恼，可以达到情绪的宣泄，朋友的安慰和鼓励也可使自身产生安全感和希望。

（四）做好自我评估，寻求专业支持

专业支持是专业人员对自己的帮助，当一个人所面临的问题非常严重，以致产生了剧烈的身心反应，而且不能靠个人的心理调节和有效的社会支持来帮助自己摆脱困境，便应当寻求这种帮助。寻求专

业性心理帮助，要把握好时机，不要等到心理问题成堆、个人陷入崩溃边缘时才去寻求帮助。另外，各种心理咨询机构正在涌现，参差不齐，应对不同机构的专长领域有所了解，选择适合自己的心理咨询机构和咨询专业人员。

目标检测

答案解析

一、选择题

A 型题

1. 角色人格概念元素不包括（　）

    A. 角色人格又称地位人格

    B. 指具有某种社会特定地位的人们，共同具备并能形成相似角色行为的心理特征总和

    C. 指人在某种特定、重复的社会经历中，形成较固定、具有共同性的人格特征

    D. 角色人格等同于人格

    E. 以上都是

2. 护士角色人格的概念元素不包括（　）

    A. 特指从事护士职业的群体，共同具备并能形成相似的角色适应性行为的心理特征总和

    B. 护士角色人格具有职业特异性

    C. 护士角色人格与个体人格无直接关系

    D. 护士角色人格以职业经历为前提

    E. 以上都是

3. 护士角色人格的历史形象不包括（　）

    A. 母亲形象　　　B. 看护形象　　　C. 宗教形象　　　D. 仆人形象　　　E. 以上都是

4. 护士角色人格要素特质的概念定义不正确的是（　）

    A. 由美国心理学家奥尔波特提出

    B. 仍属于"人格"的范畴

    C. 指在护士角色人格的形成和发展过程中不可缺少、起决定性作用、随时可能影响职业角色行为模式的人格特质

    D. 是护士角色人格的重要组成部分，同时也具备了护士角色人格的特点

    E. 以上都是

5. 护士角色人格的要素特质主要内容不包括（　）

    A. 忠于职守，富有责任心

    B. 良好的情绪调节与自控能力

    C. 不能为人所意识到的心理活动部分

    D. 较出色的人际交往与沟通能力

    E. 较适宜的气质与性格类型

6. 以下除哪项外均是护士职业心理素质的培养内容（　）

    A. 心理能力　　　　　　　　　B. 沟通能力　　　　　　　　　C. 心理品格

    D. 心理动力　　　　　　　　　E. 自我适应能力

7. 以下哪项不是护士职业心理素质需要培养的心理能力 （　　）

    A. 敏锐的观察力   B. 准确的记忆力

    C. 良好的适应能力   D. 良好的注意力

    E. 独立的思维能力

8. 有关可操作性的模拟教育，以下论述不正确的是 （　　）

    A. 职业仪容的强化训练   B. 言谈举止的规范训练

    C. 情绪调控的技巧训练   D. 沟通表达的能力训练

    E. 模拟情境的适应性训练

9. 护士身心健康自我维护的策略不包括以下哪项 （　　）

    A. 主动人际沟通，营造和谐氛围   B. 优化职业心态，优化职业需求

    C. 做好自我评估，尊重他人评估   D. 加强自我调节，创设积极心境

    E. 以上都是

二、问答题

护士应具备哪些职业心理素质？如何培养？

（王　垚）

书网融合……

本章小结   微课   题库

参考文献

[1] 王立红，崔焱. 护理学导论 [M]. 南京：南京大学出版社，2014.

[2] 曹新妹，黄乾坤，金小丰. 护理心理学（临床案例版）[M]. 武汉：华中科技大学出版社，2015.

[3] 陈燕. 护理心理学案例版 [M]. 广州：暨南大学出版社，2014.

[4] 杨艳杰，曹枫林. 护理心理学 [M]. 4 版. 北京：人民卫生出版社，2017.

[5] 姚树桥，杨艳杰. 医学心理学 [M]. 7 版. 北京：人民卫生出版社，2018.

[6] 崔焱，仰曙芬. 儿科护理学 [M]. 6 版. 北京：人民卫生出版社，2017.

[7] 杨凤池. 咨询心理学 [M]. 2 版. 北京：人民卫生出版社，2014.

[8] 马辛，赵旭东. 医学心理学 [M]. 3 版. 北京：人民卫生出版社，2015.

[9] 刘瑾，路娜. 乳腺癌患者癌症复发恐惧影响因素的 Meta 分析 [J]. 护理学报，2021，28（14）：1008 - 9969.